中医古籍珍本集成

◎本书出版得到国家古籍整理出版专项经费资助

◎『十一五』、『十二五』国家重点图书出版规划

◎教育部、科技部、国家中医药管理局重点立项

总策划○王国强
总主编○周仲瑛 于文明
常务副总主编○王旭东

中医古籍珍本集成（续）

综合卷

景岳全书（三）

主　编○虞　舜　王旭东
编　者○（按汉语拼音排序）
卞雅莉　黄晶晶　石历闻　王旭东　温雯婷
吴昌国　奚飞飞　衣兰杰　虞　舜　张雷强

湖南科学技术出版社
岳麓书社

《中医古籍珍本集成》编辑小组

组织单位○国家中医药管理局

总策划○王国强

编写单位

主编单位○南京中医药大学

编纂单位○（按汉语拼音排序）

安徽中医药大学　北京中医药大学　福建中医药大学　河南中医学院　湖南中医药大学
江西中医药大学　南阳理工学院　山东中医药大学　上海中医药大学　浙江中医药大学

顾问委员会

总顾问○裘沛然　张灿玾　马继兴　余瀛鳌　宋立人　钱超尘　王洪图

分卷顾问（按汉语拼音排序）

杜　建　段逸山　干祖望　刘道清　彭怀仁　施　杞　唐汉均　田代华
王霞芳　吴贻谷　许敬生　张奇文

指导委员会

主　任○（按汉语拼音排序）高思华　苏钢强　吴勉华

副主任○（按汉语拼音排序）

范永升　李　昱　李灿东　王新陆　夏祖昌　谢建群　杨龙会　左铮云

雜證謨

會稽　張介賓　會卿　著
會稽　魯超　謙菴　訂

心腹痛

經義

舉痛論帝曰願聞人之五臟卒痛何氣使然岐伯對曰經脉流行不止環周不休寒氣入經而稽遲泣而不行客於脉外則血少客於脉中則氣不通故卒然而痛○帝曰其痛或卒然而止者或痛甚不休者或痛甚不可按者或按之而痛止者或按之無益者或喘動應手者或心與背相引而痛者或脇肋與少腹相引而痛者或腹痛引陰股者或痛宿昔而成積者或卒然痛死不知人少間復生者或痛而嘔者或腹痛而

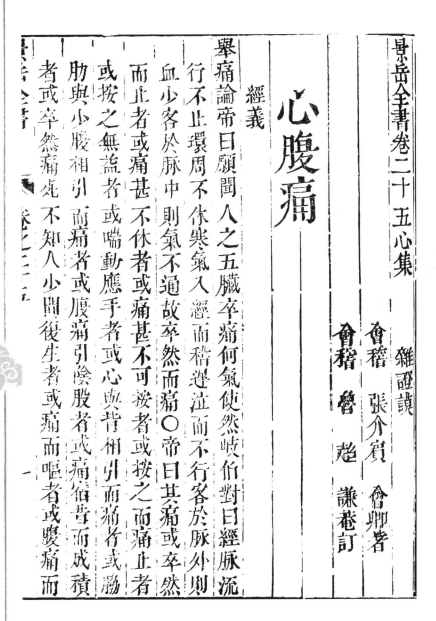

後泄者或痛而閉不通者凡此諸痛各不同形別之奈何○
岐伯曰寒氣客於脉外則脉寒脉寒則縮踡縮踡則脉絀急
絀急則外引小絡故卒然而痛得炅則痛立止因重中於寒則
痛久矣○寒氣客於經脉之中與炅氣相薄則脉滿滿則痛
而不可按也寒氣稽留炅氣從上則脉充大而血氣亂故痛
甚不可按也○寒氣客於腸胃之間膜原之下血不得散小
絡急引故痛按之則血氣散故按之痛止○寒氣客於俠脊
之脉則深按之不能及故按之無益也○寒氣客於衝脉衝
脉起於關元隨腹直上寒氣客則脉不通脉不通則氣因之
故喘動應手矣○寒氣客於背俞之脉則脉泣脉泣則血虛
血虛則痛其俞注於心故相引而痛按之則熱氣至熱氣至
則痛止矣○寒氣客於厥陰之脉厥陰之脉者絡陰器繫於
肝寒氣客於脉中則血泣脉急故脇肋與少腹相引痛矣○

厥氣客於陰股寒氣上及少腹血泣在下相引故腹痛引陰股○寒氣客於小腸膜原之間絡血之中血泣不得注於大經血氣稽留不得行故宿昔而成積矣○寒氣客於五臟厥逆上泄陰氣竭陽氣未入故卒然痛死不知人氣復反則生矣○寒氣客於腸胃厥逆上出故痛而嘔也○寒氣客於小腸小腸不得成聚故後泄腹痛矣○熱氣留於小腸腸中痛癉熱焦渴則堅乾不得出故痛而閉不通矣○帝曰所謂言而可知者也視而可見奈何岐伯曰五臟六腑固盡有部視其五色黄赤爲熱白爲寒青黑爲痛此所謂視而可見者也○帝曰捫而可得奈何岐伯曰視其主病之脉堅而血及陷下者皆可捫而得也

實按本篇論痛總計一十三條所言寒氣與炅氣相薄及熱氣留於小腸閉而不通者止一條爲熱證而其他皆屬於寒

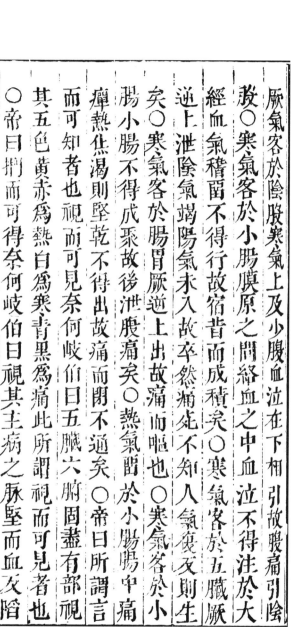

則此證之縣可知學者當思所辨矣

終始篇曰病痛者陰也痛而以手按之不得者陰也深刺之

痺論帝曰內舍五臟六腑何氣使然岐伯曰五臟皆有合病久而不去者內舍於其合也○胞痺者少腹膀胱按之內痛若沃以湯濇於小便上爲清涕○痛者寒氣多也有寒故痛也

骨空論曰眇絡季脇引少腹而痛脹刺譩譆

調經論曰實者外堅充滿不可按之按之則痛○虛者聶辟氣不足按之則氣足以溫之故快然而不痛

平人氣象論曰寸口脉沉而弱曰寒熱及疝瘕少腹痛○寸口脉沉而橫曰脇下有積腹中有橫積痛○脉急者曰疝瘕少

腹痛

邪氣臟腑病形篇曰心脉微急爲心痛引背食不下

衛氣篇曰新積痛可移者易已也積不痛難已也

厥病篇曰：厥心痛與背相控，善瘛，如從後觸其心，傴僂①者，腎心痛也○厥心痛，腹脹胸滿，心尤痛甚，胃心痛也○厥心痛，痛如以錐鍼刺其心，心痛甚者，脾心痛也○厥心痛，色蒼蒼如死狀，終日不得太息，肝心痛也○厥心痛，臥若徒居，心痛間，動則痛益甚，色不變，肺心痛也○真心痛，手足清至節，心痛甚，旦發夕死，夕發旦死○腸中有蟲瘕及蛟蛕，心腸痛，憹作痛，腫聚，往來上下行，痛有休止，腹熱喜渴，涎出者，是蛟蛕也○以上皆有刺法，詳在本經

雜病篇曰：心痛引腰脊，欲嘔，取足少陰○心痛腹脹，嗇嗇然大便不利，取足太陰○心痛引背，不得息，刺足少陰；不已，取手少陽○心痛引小腹滿，上下無常處，便溲難，刺足厥陰○心痛但短氣不足以息，刺手太陰○心痛當九節刺之，按已刺按之，立已；不已，上下求之，得之立已

六元正紀大論曰不遠熱則熱至不遠寒則寒至寒至則堅否腹滿痛急下利之病生矣○土鬱之發甚則心痛脇䐜嘔吐霍亂飲發注下○金鬱之發心脇滿引小腹善暴痛不可反側○水鬱之發民病寒客心痛○木鬱之發民病胃脘當心而痛上支兩脇膈咽不通食飲不下○火鬱之發民病骨痛

腹中暴痛

邪氣臟腑病形篇曰大腸病者腸中切痛而鳴濯濯冬日重感於寒即泄當臍而痛不能久立與胃同候取巨虚上廉○胃病者腹䐜脹胃脘當心而痛上支兩脇膈咽不通食飲不下取之三里也○小腸病者小腹痛腰脊控睪而痛時窘之後取之巨虚下廉○膀胱病者小腹偏腫而痛以手按之即欲小便而不得取委中

五邪篇曰邪在肝則兩脇中痛寒中惡血在內行善掣節時脚

腫○邪在脾胃則病肌肉痛陽氣不足陰氣有餘則寒中腸鳴腹痛○邪在心則病心痛喜悲時眩仆○以上俱有刺法在本經

經脈篇曰脾足太陰之脈入腹屬脾絡胃其支者復從胃別上膈注心中是動則病舌本强食則嘔胃脘痛腹脹善噫心下急痛得後與氣則快然如衰○心手少陰之脈起於心中出屬心系是動則病嗌乾心痛渴而欲飲○腎足少陰之脈其支者從肺出絡心是動則病心如懸若饑狀舌乾咽腫煩心心痛○心主手厥陰之脈起於胸中出屬心包絡是動則胸脇支滿煩心心痛○膽足少陽之脈其直者從缺盆下腋循胸循脇裏是動則病口苦善太息心脇痛不能轉側

論證共四條

凡病心腹痛者有上中下三焦之别上焦者痛在膈上此即胃

脘痛也內經曰胃脘當心而痛者即此時人以此爲心痛不知心不可痛也若病真心痛者必手足冷至節爪甲青旦發夕死夕發旦死不可治也○中焦痛者在中脘脾胃間病也○下焦痛者在臍下肝腎大小腸膀胱病也○凡此三者皆有虛實寒熱之不同宜詳察而治之

一痛有虛實凡三焦痛證惟食滯寒滯氣滯者最多其有因虫因火因痰因血者皆能作痛大都暴痛者多有前三證漸痛者多由後四證但虫痛痰痛多在中焦火痛則三焦俱有之血痛則多在下焦然惟婦人則常有血證而男子則少也諸如此類但察其多滯多逆者方是實證如無滯逆則不得以實論也辨之之法但當察其可按者爲虛拒按者爲實久痛者多虛暴痛者多實得食稍可者爲虛脹滿畏食者爲實痛徐而緩莫得其處者多虛痛劇而堅一定不移者爲實痛在

腸臟中有物有滯者多實痛在脇肋經絡不干中臟而牽連腰背無脹無滯者多虛脉與證參虛實自辨微實者宜調不宜攻大實者或上或下非攻不可純虛者或氣或血非大補不可

痛證有寒熱誤認之則爲害不小蓋三焦痛證因寒者常居八九因熱者十惟一二觀內經舉痛等論義可知矣蓋寒則凝滯凝滯則氣逆氣逆則痛脹由生而熱則流通多不然也雖熱證亦常有痛然熱者必有明辨如內經所言腸中痛而瘅熱焦渴則堅乾不得出閉而不通者此因燥結熱閉故能作痛然必有煩熱等證乃因於火最易見也今之醫家但見心腹痛證無問有無寒熱便云諸痛皆屬於火多用寒凉不知此說出自何典而彼此訛傳無墨無根妄亦甚矣又見丹溪治法云凡心腹痛者必用温散此是鬱結不行阻氣不運

故痛也此說誠是也然又引原病式云若欲行溫散寧無助火添病也由是古方多以山梔為主加熱藥為向導或用二陳湯加川芎蒼朮倍加梔子煎服痛甚者加炒乾薑反佐之君此議論治法余則大有不服夫致病之由熱者自熱寒者自寒病因火邪清利自愈固不必反佐也病因寒滯溫散自愈又何為反助火耶蓋寒者熱之熱者寒之自此正治之正理豈可不論經權不分從逆既宜梔子又宜乾薑藥用反佐而治寒犯寒治熱犯熱乎因致後代醫流凡有見不真者每每借此為成法而藉口反佐誤人於疑似之中者不少矣故余特為反佐論在前二卷中以盡其義宜均察

竊謂當辨有形無形無形者痛在氣分凡氣病而為脹為痛者必或脹或止而痛無常處氣聚則痛而見形氣散則平而無跡此無形之痛也但宜順氣氣順則痛自愈矣○有形者

痛在血分或爲食積凡血癥食積而爲脹痛者必痛有常所而脹無休息不往不來不離其處者是有形之痛也然或食或血察得所因乃可攻而去之此二者之當辨也

論痛脈

凡諸病之虛實辨之於脈者皆易惟心腹痛證則有大有小其脈多有難辨雖滑實有力者固多實邪虛弱無神者固多虛邪此其常也然暴痛之極者每多沉伏細澀最似極虛之候不知氣爲邪逆氣逆則脈道不行而沉伏異常此正邪實之脈然於沉伏之中細察之必有梗梗然弦緊之意此必寒邪阻遏陽氣者多有是脈若火邪作痛則不然也凡見此者不得因其細極微極便認爲虛脫妄用補劑必大誤矣辨此之法但當察其形氣以見平素之强弱問其病因以知新病久病及何所因而起大都暴病痛急而脈忽細伏者多實邪久

痛痛緩而脉本微弱者爲虛邪再以前論虛實之法酌之以理參而診之則萬無一失矣

論治 共十五條

凡心腹痛證必須先辨寒熱如無熱證熱脉則定非火邪不得妄用涼藥

凡治心腹痛證古云痛隨利減又曰通則不痛此以閉結堅實者爲言若腹無堅滿痛無結聚則此說不可用也其有因虛而作痛者則此說更如冰炭

一凡痛在上焦者如因停滯既痛兼脹不易行散而痛極難忍者欲其滯去速效無如吐之之妙宜於新方吐法中擇而用之若無停積脹急而或寒或氣微有凝滯而作痛者但順其氣無有不愈

胃脘痛證多有因食因寒因氣不順者然因食因寒亦無不

皆關於氣蓋食停則氣滯寒留則氣凝所以治痛之要但察其果屬實邪皆當以理氣爲主宜排氣飲加減主之食滯者兼乎消導寒滯者兼乎溫中若止因氣逆則但理其氣病自愈矣其有諸藥不效氣結難解者惟神香散爲妙○若氣有滯逆隨觸隨發者宜用後簡易二方最妙

一下焦小腹痛者或寒或熱或食或虫或血或氣逆皆有之凡閉結者利之下之當各求其類而治之

一寒滯之痛有因内寒者如食寒飲冷之類是也必兼寒兼食隨其宜而治之如上法可也○有因外寒者或觸冒不時之寒邪或犯客令之寒氣或受暴雨沙氣之陰毒以致心腹攪痛或吐或瀉或上不能吐下不能瀉而爲乾霍亂危劇等證總由寒氣犯臟或在上焦或在中下二焦凡痛急在上者用吐最妙在中在下者俱宜解寒行滯以排氣飲爲主加減治

之或不換金正氣散或和胃飲平胃散十香丸之類皆可擇用其有寒逆之甚者宜四逆湯理中湯之類主之又神香散可解三焦之滯當隨證作引以送之

一血積之有腹痛者是即畜血證也而血證之屬有四○一傷寒有畜血證成無已曰邪氣聚於下焦則津液不得通血氣不得行或溺或血留滯於下是生脹滿而鞕痛也若從心下至少腹鞕滿而痛小便利者則是畜血之證此當分而治之其他證治詳義並見傷寒門○一婦人有血痛證詳見婦人門○一跌打損傷有瘀血腹痛證但去其瘀而痛自愈凡氣血和平者宜通瘀煎加減治之○其有血滯便結邪實不通者宜桃仁承氣湯百順丸主之或血虛燥結便閉不通者宜玉燭散主之○一食鬱既久而胃脘有瘀血作痛者生韭飲

一氣血虛寒不能營養心脾者最多心腹痛證然必以積勞積

損及憂思不遂者乃有此痛或心脾肝腎氣血本虛而偶犯勞傷或偶犯寒氣及飲食不調者亦有此證凡虛痛之候每多連綿不止而亦無急暴之勢或按之揉之溫之熨之痛必稍緩其在心脾胸脇之間者則或爲戚戚或爲慌慌或似嘈非嘈或饑勞更甚或得食稍可或懊憹無跡莫可名狀或形色青黄或脉微氣弱是皆虛寒之證此非甘溫養血補胃和中不可也宜大小營煎理陰煎之類加減主之若氣虛者必大加人參陽衰者必佐以桂附乾薑丹溪曰諸痛不可補氣此惟邪實氣滯者當避之而曰諸痛皆然則謬矣不可執以爲辭也○一下虛腹痛必因虛挾寒或陽虛中寒者乃有之察無形迹而喜按喜煖者是也治宜補陰逐寒必宜理陰煎主之然男子則間或有之惟女人則因虛而痛者更多蓋女人有月經帶濁之病所以爲異亦宜理陰煎大劑主之余用

此以活人多矣若虛中挾滯而血有不行者惟决津煎爲最妙諸未盡者詳婦人門○凡治心腹痛證已經攻擊滌蕩愈而復作或再三用之而愈作愈甚或脉反浮弦虛大者皆爲中虛之候此當酌其虛實而或兼治邪氣或專補正氣若用補無礙則當漸進切不可雜亂妄投以自掣其肘但當純用補藥使脾胃氣强得以運行則邪氣自不能犯又何疼痛之有

火邪熱鬱者皆有心腹痛證如火在上焦痛而兼脹者宜於行氣導滯藥中倍加山梔黃芩之屬以治之若有痛無脹者或宜加芍藥生地麥冬以佐之○若火在下焦者宜大分清飲或茵陳飲之類主之○然火在上者必有煩熱焦渴喜冷等證火在下者必有脹熱秘結淋濇等證務兼脉證察其真有火邪方可治以寒凉如無火證火脉則不得妄稱爲火以

誤治也

一虫痛證治詳諸虫門

一痰飲停滯胸膈亦能作痛凡胸脇膨悶漉漉有聲或作醋酸心嘔惡或痛連脇背者皆其證也宜清膈煎二陳湯橘皮半夏湯局方四七湯及括痰丸潤下丸之類並皆治之○又若東垣草豆蔻丸丹溪白螺丸亦皆治痰之劑○若鬱痰凝結消之不去者非用吐法不能除也

一陰寒腹痛者凡男婦有因房室之後中寒而痛極者此陰寒也宜先用葱薑搗爛炒熱或熱磚之屬熨其臍腹以解其寒極凝滯之氣然後用理陰煎或理中湯四逆湯之類加減治之其有痛極至危者須速灸神闕氣海等穴

一凡胸腹之痛有無關於內而在筋骨皮肉之間者此邪之在經不可混作裏證必須詳問的確但當分其或火或寒或氣

或勞傷或血滯或血虛或有涯瘩邪毒留蓄在經辨其所因庶不致謬而治之亦易也

一大人小兒或素因口腹不節致傷脾胃以後或寒或食凡有所觸即爲腹痛屢發不已或爲脹滿食減等證者惟芍藥枳朮丸爲最妙宜加減用之

一凡胸膈大痛連及脇背藥不能納到口即吐者此則無論諸藥皆可發吐因就其勢探而吐之則最易最捷吐出邪滯積痰痛可立止若邪猶未盡痛猶未止則再以前藥與之務盡其邪無不愈者

述古 共二條

陳無擇云十二經絡外感六淫則其氣閉塞鬱於中焦氣與邪爭發爲疼痛足厥陰心痛兩脇急引小腹連陰股相引痛手心主痛徹背心煩掌中熱咽乾目黃赤脇滿足太陰心痛腹

脹滿濟濟然大便不利膈悶咽塞手太陰心痛短氣不足以息季脇空痛遺失無度胸滿煩心足少陰心痛煩極面黑心懸若饑胸滿腰脊痛背俞諸經心痛心與背相引心痛徹背背痛徹心諸腑心痛難以俛仰小腹上衝卒不知人嘔吐泄瀉此皆諸經諸俞諸腑涉邪所致病屬外所因○若五臟內動汨以七情則其氣痞結聚於中脘氣與血搏發爲疼痛肝心痛者色蒼蒼如死狀終日不得太息真心痛者如前經義脾心痛者如錐針刺其心腹蘊蘊然氣滿心痛者若從心間起動作痛益甚色不變腎心痛者與背相控善瘈如物從後觸其心身傴僂胃心痛者腹脹胸滿不下食食則不消皆臟氣不平喜怒憂鬱所致此屬內因○飲食勞逸觸忤非類使臟氣不平痞膈於中食飲遁疰變亂腸胃發爲疼痛或飲啖生冷果實中冷不能消散結而爲積遇食還發名積心痛

及有臟寒生蚘致心痛者所謂九種心痛曰飲曰食曰風曰冷曰熱曰悸曰亟曰注曰去來痛者除風熱寒屬外所因餘皆不內外因〇更有婦人惡血入心脾經發作疼痛尤甚於諸痛更有卒中客忤鬼擊屍疰使人心痛亦屬不內外因

丹溪曰心痛即胃脘痛雖日數多不喫食不死若痛方止便喫物還痛必須三五服藥後方可漸漸喫物〇痛甚者脉必伏用溫藥附子之類不可用參术〇脉弦者是食宜溫散益食得寒則凝得熱則化更用行氣或利藥助之無不愈〇脉滑者是痰痰因氣滯而聚阻碍道路氣不得通而痛宜導痰解鬱〇凡痛必用溫散以其鬱結不行阻氣不運故也〇腹痛以手可重按者屬虛宜參术薑桂之類手不可按者是實宜用硝黃下之〇肥白人腹痛多是氣虛兼濕痰宜半夏人參二术之類〇飲食過傷而腹痛宜木香檳榔丸下之如氣虛

之人傷飲食而腹痛宜調補胃氣并消導藥參朮山查枳實麥芽木香神麯之類○如腹中常有熱而痛此爲積熱宜調胃承氣湯下之○小腹實痛用青皮以行其氣小腹因寒而痛宜桂枝吳茱萸○臍下忽大痛人中黑者多死○心痛用山梔并劫藥止之若又復發前藥必不效可用玄明粉一服立止○脉堅實不大便者下之

食停小腹新按

凡腹痛因食者或因滯物或因冷物皆能停積中脘須用前治食法加減治之此正法也然又有食停小腹者余嘗治一上②舍年及三旬因午刻食水煮麪角將至初更食及小腹下至右角間遂停積不行而堅突如拳大如鵝卵其痛之劇莫可名狀余爲治之察其明係麪積顯而無疑然計其已入大腸此正通則不痛之證也乃與木香檳榔丸連下一二三次其痛

如故因疑藥力之緩猶未及病乃更投神祐丸以瀉之又不效余謂此必藥性皆寒故滯有不行也因再投備急丸雖連得大瀉而堅痛毫不為減斯時也余計窮矣因潛測其由不過因麪豈無所以制之今既逐之不及使非借氣以行之不可也且計麪毒非大蒜不殺氣滯非木香不行又其滯深道遠非精鋭之嚮導不能達乃用火酒磨木香令其嚼生蒜一瓣而以香酒送之一服後覺痛稍減三四服後痛漸止而食漸進方得全愈然雖痛止食進而小腹之塊仍在後至半年許始得消盡由是知欲消食滯即大黄巴豆猶有所不能及而推宜行氣為先也且知飲食下行之道乃必由小腹下右角間而後出於廣腸此自古無人言及者故并筆之用以廣人之聞見

括③沙新按

向予荆人年及四旬於八月終初寒之時偶因暴雨後中陰寒沙毒之氣忽於二鼓時上爲嘔惡下爲胸腹攪痛勢不可當時值昏夜藥餌不及因以鹽湯探吐之痛不爲減遂連吐數次其氣愈升則其痛愈劇因而上塞喉嚨甚至聲不能出水藥毫不可入危在頃刻間矣余忽憶先年曾得秘傳括沙法乃擇一光滑細口磁碗別用熱湯一鍾入香油一二匙卻將碗口蘸油湯內令其煖而且滑乃兩手覆執其碗於病者背心輕輕向下刮之以漸加重碗乾而寒則再浸再刮良久覺胸中脹滯漸有下行之意稍見寬舒始能出聲頃之忽腹中大響遂大瀉如傾其痛遂減幸而得活瀉後得睡一飯頃復通身搔癢之極隨發出疙瘩風餅如錢大者不計其數至四鼓而退愈後細窮其義蓋以五臟之繫咸附於背故向下刮之則邪氣亦隨而降凡毒氣上行則逆下行則順改逆爲順

所以得愈雖近有兩臂刮沙之法亦能治痛然毒滚病急者非治背不可也至若風餅疙瘩之由正以寒毒之氣充塞表裏經臟俱閉故致危劇今其臟毒既解然後經氣得行而表裏俱散也可見寒邪外感之毒凡臟氣未調則表亦不解表邪未散則臟必不和此其表裏相關義自如此故治分緩急權衡在人矣繼後數日一魏姓者亦於二鼓忽患此證治不得法竟至五鼓痛極而斃遇與不遇此其所以爲命也

附按

徐東皐云匡掌科夫人年三十餘病胃脘連胸脇痛日輕夜甚兩寸關脉弦滑有力諸醫以積滯凝寒用發散及攻下藥繼用鐵刷散四磨飲等方俱不效後用湯水皆吐而不納經月不食痛且益甚予謂其爲痰鬱明矣但痛久弱甚不敢行吐法奈何偶一醫謂五靈脂没藥素用有效衆皆哂之曰此藥

用之多矣予謂再用亦無妨何哂之有彼用酒調痢者到口便吐隨吐綠痰兩碗許痛即止遂納飲食此蓋痰在膈上攻下之亦不去必得吐法而後愈經曰有故無殞此之謂歟

簡易方

一胃脘當心而痛或氣或寒觸而屢發者用荔枝核燒微焦每荔枝核一錢加木香七分共爲末以清湯下一錢許數服可以除根屢試神效者

一胸膈胃脘大痛察有邪滯連用排氣飲及諸藥全不見效者但用牙皂角以微火燒烟甫盡即取起爲末用燒酒調送七八分或一錢許其效如神亦余試效者

兵部手集方　治久心痛十年五年者隨手效用小蒜以嚴醋煮熟頓服此後再不發

治脾痛三方歌

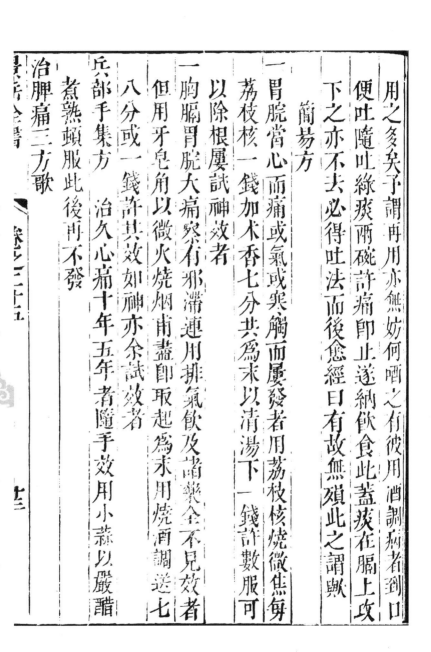

腹脹脾疼急抵當椒薑之外有丁香三般等分羅爲末調入
白鹽與白湯
水磨烏藥治脾疼每服須教一盞濃一片陳皮一蘇葉再煎
濃服有神功
心與脾疼有妙方良薑切碎等檳榔兩般同炒研爲末米飲
同調服亦良

食療方　治五臟冷痛心腹痛以胡椒二十一粒擂碎熱酒服
之

肘後方　治心腹俱脹痛短氣欲死或已絕者用官桂三兩切
碎以水一升二合煮八合去滓頓服無桂用薑亦可

腹痛灸法

內關　中脘　氣海　神闕與臍平灸之
水分　膈俞　脾俞　胃俞

心腹痛論列方

吐法　新攻一
備急丸　攻五二
大分清飲　新寒五
四逆湯　熱十四
排氣飲　新和六
局方四七湯　和九七
大營煎　新補十四
小營煎　新補十五
木香檳榔丸　攻四九
通瘀煎　新因五
神香散　新和二十
桃仁承氣湯　攻四
潤下丸　和百十七
二陳湯　和一
調胃承氣湯　攻三
清膈煎　新寒九
茵陳飲　新寒八
括痰丸　新和十九
橘皮半夏湯　和十三
玉燭散　攻二四
十香丸　新和十五
芍藥枳朮丸　新和十六
平胃散　和十七
生韭飲　和一五一

白螺丸　和百十五
東垣草豆蔻丸　和一六七

和胃飲　新和五
理陰煎　新熱三

神祐丸　攻四八
不換金正氣散　和二一

決津煎　新因二
百順丸　新攻六

理中湯　熱一

論外備用方

荔枝散　新因二八　氣痛
赤金豆　新攻二　堅積

木香順氣散　和四三　氣滞
歸脾湯　補三三

遊山散　和七六　心脾痛
調氣平胃散　和十八

參附湯　補三八
神祐丸　攻五三　聚積痛

附子茴香散　熱一四九　疝
胃和中人參散　和一六二　虛寒

牙皂散　新因二七　結氣
藿香安胃散　熱七二　寒嘔

四磨飲　和五二　行氣
强中湯　熱九一　生冷傷脾

茱萸四逆湯熱十八　小腹痛
蘇合丸和三七一　氣逆心痛
鐵刷散熱百十　寒濕積
八味建中湯補二五
烏藥散和七四　血氣壅滯
益黃散和十九　寒滯
指迷七氣湯和五一　積痛
手拈散和七五　氣痛
七氣湯和四七　鬱
水香調氣散和四四　氣滯
八味湯熱一四二　虛寒氣滯
調痛散和七二　氣逆
丁香止痛散和七三　心痛甚
蟠葱散熱百十一　寒滯
袪痛散和七一　心氣滯
胡椒理中湯脾胃虛寒熱六
胃愛散熱七一　虛寒
玄桂丸和七八　瘀血痛
厚朴溫中湯熱九一　逐寒滯
勝金散熱百九　氣逆
舒筋散和七七　跌閃腹痛
丁香茯苓湯熱六四　溫行滯
大沉香丸熱百十四　冷氣
沉香桂附丸熱百十二　寒氣
附子理中湯熱三　虛寒
吳茱萸散熱百四十　寒濕

木香導氣丸 因二七六 小腹氣痛　金匱大建中湯 補二三 寒痛
大已寒丸 熱一七一 寒病　小建中湯 補二二
事後中寒腹痛 因二七八　椒附丸 熱百十三 小腹痛
溫胃湯 熱十三 寒傷脾　冷香湯 熱八二 生冷

脇痛

經義

藏氣法時論曰肝病者兩脇下痛引少腹令人善怒○心病者胸中痛脇支滿脇下痛

太奇論曰肝雍兩胠滿臥則驚不得小便

邪客篇曰肝有邪其氣流於兩脇

熱論篇曰傷寒三日少陽受之少陽主膽其脉循脇絡於耳故胸脇痛而耳聾

刺熱篇曰肝熱病者熱爭則狂言及驚脇滿痛手足躁不得安卧刺足厥陰少陽○熱病先胸脇痛手足躁刺足少陽補足太陰

舉痛論曰寒氣客於厥陰之脉則血泣脉急故脇肋與少腹相引痛矣

玉機真臟論曰風寒客於人弗治則病入舍肺弗治肺即傳而行之肝名曰肝痺脇痛出食○春脉不及則令人胸痛引背下則兩脇胠滿

五臟生成篇曰青脉之至也長而左右彈有積氣在心下支胠名曰肝痺

脉要精微論曰肝脉搏堅而長色不青當病墜若搏因血在脇下令人喘逆

五邪篇曰邪在肝則兩脇中痛寒中惡血在內行善掣節時脚

腫取之行間以引脇下補三里以溫胃中取血脉以散惡血
取耳間青脉以去其掣

欬論曰肝欬之狀欬則兩脇下痛甚則不可以轉轉則兩胠下
滿

繆刺論曰邪客於足少陰之絡令人卒心痛暴脹胸脇支滿無
積者刺然骨之前出血如食頃而已○邪客於足少陽之絡
令人脇痛不得息欬而汗出刺足小指次指爪甲上與肉交
者各一痏○邪客於足太陽之絡令人拘攣背急引脇而痛
刺之從項如數脊椎俠脊疾按之應手如痛刺之傍三痏立
已

骨空論曰眇絡季脇引小腹而痛脹刺譩譆

邪氣臟腑病形篇曰肝脉微急為肥氣在脇下若覆杯○胃病
者腹䐜脹胃脘當心而痛上支兩脇膈咽不通食飲不下取

之三里也

奇病論曰病脇下滿氣逆二三歲不已病名曰息積此不妨於食不可灸刺積爲導引服藥藥不能獨治也

四時刺逆從論曰　少陽有餘病筋痹脇滿

厥論曰少陽之厥　暴聾頰腫而熱脇痛④胻不可以運

腹中論曰有病胸　脇支滿者妨於食病至則先聞腥臊臭出清液先唾血四支　清目眩時時前後血病名曰血枯此得之年少時有所大脫　血若醉入房中氣竭肝傷故月事衰少不來也治以烏賊魚　骨丸

脉解篇曰少陽所　謂心脇痛者言少陽盛也盛者心之所表也九月陽氣盡而　陰氣盛故心脇痛也

五臟生成篇曰腹　滿䐜脹支鬲胠脇下厥上冒過在足太陰陽明

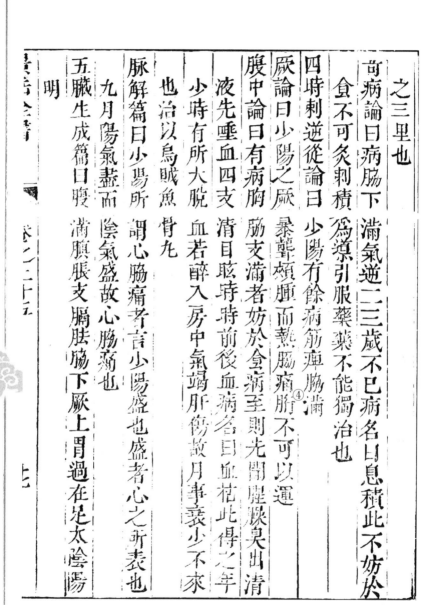

經脈篇曰心所生病者目黃脇痛○心主手厥陰心包絡也是動則病手心熱甚則胸脇支滿心中憺憺大動○膽足少陽也是動則病口苦善大息心脇痛不能轉側

本藏篇曰肝小則藏安無脇下之病肝大則逼胃迫咽迫咽則苦膈中且脇下痛肝高則上支賁切脇悗爲息賁肝下則逼胃脇下空脇下空則易受邪肝堅則藏安難傷肝脆則善病消癉易傷肝端正則和利難傷肝偏傾則脇下痛也○脾小則藏安脾大則苦湊䏚而痛不能疾行脾高則䏚引季脇而痛○胸脇好者肝堅脇骨弱者肝脆脇骨偏舉者肝偏傾也

標本病傳論曰夫病傳者心病先心痛一日而欬三日脇支痛五日閉塞不通身痛體重三日不已死○肺病喘欬三日而脇支滿痛一日身重體痛五日而脹十日不已死○肝病頭目眩脇支滿三日體重身痛五日而脹三日腰脊少腹痛脛

瘦三日不已死○腎病少腹腰脊痛䯒痠三日背䏚筋痛小便閉三日腹脹三日兩脇支痛三日不已死○諸病以次是相傳如是者皆有死期不可刺

氣交變大論曰歲木太過風氣流行民病反脇痛而吐甚○歲火太過炎暑流行甚則胸中痛脇支滿脇痛○歲金太過燥氣流行肝木受邪民病兩脇下少腹痛胠脇不可轉側○歲木不及燥乃大行民病中清胠脇痛○歲火不及寒乃大行民病胸中痛脇支滿兩脇痛○歲土不及復則收政嚴峻名木蒼凋胸脇暴痛下引少腹○木不及其眚東其臟肝其病內舍胠脇外在關節○火不及其眚南其臟心其病內舍膺脇外在經絡○金不及其眚西其臟肺其病內舍膺脇肩背外在皮毛

六元正紀大論曰厥陰所至為脇痛嘔泄○金鬱之發民病欬

逆心脇滿引少腹善暴痛不可反側○木鬱之發民病胃脘當心而痛上支兩

至真要大論曰歲厥陰在泉風淫所勝民病心痛支滿兩脇裏急飲食不下○歲陽明在泉燥淫所勝民病心脇痛不能反側○厥陰司天民病胃脘當心而痛上支兩脇膈咽不通飲食不下○少陰司天熱淫所勝民病胸中煩熱右胠滿○陽明司天民病左胠脇痛心脇暴痛不可反側○厥陰之勝胃脘當心而痛上支兩脇○太陰之勝痛在胠脇○陽明之勝清發於中左胠脇痛○陽明之復清氣大來病生胠脇氣歸於左

論證　共三條

脇痛之病本屬肝膽二經以二經之脈皆循脇肋故也然而心肺脾胃腎與膀胱亦皆有脇痛之病此非諸經皆有此證但

以邪在諸經氣逆不解必以次相傳延及少陽厥陰乃致脇肋疼痛故凡以焦勞憂慮而致脇痛者此心肺之所傳也以飲食勞倦而致脇痛者此脾胃之所傳也以色慾內傷水道壅閉而致脇痛者此腎與膀胱之所傳也傳至本經則無非肝胆之病矣至於忿怒疲勞傷血傷氣傷筋或寒邪在半表半裏之間此自本經之病病在本經者直取本經傳自他經者必拔其所病之本辨得其真自無不愈矣

一脇痛有內傷外感之辨凡寒邪在少陽經乃病爲脇痛耳聾而嘔然必有寒熱表證者方是外感如無表證悉屬內傷但內傷脇痛者十居八九外感脇痛則間有之耳

一脇痛有左右血氣之辨其在諸家之說有謂肝位於左而藏血肺位於右而藏氣故病在左者爲血積病在右者爲氣鬱脾氣亦係於右故濕痰流注者亦在右若執此說則左豈無

氣右豈無血食積痰飲豈必無涉於左乎古無是説此實後世之謬談不足憑也然則在氣在血何以辨之但察其有形無形可知之矣蓋血積有形而不移或堅硬而拒按氣痛流行而無迹或倏聚而倏散若食積痰飲皆屬有形之證第詳察所因自可辨識且凡屬有形之證亦無非由氣之滯但得氣行則何聚不散是以凡治此者無論是血是痰必皆兼氣爲主而後隨宜佐使以治之庶得肯綮之法無不善矣

論治　共三條

一外感證邪在少陽身發寒熱而脇痛不止者宜小柴胡湯三柴胡飲或河間葛根湯之類酌宜用之○若外邪未解而兼氣逆脇痛者宜柴胡疎肝散主之若元氣本虚陰寒外閉邪不能解而脇痛畏寒者非大温中飲不可

一內傷肝胆氣逆不順而脇痛者宜排氣飲推氣散沉香降氣

散木香調氣散之類主之○若鬱結傷肝中脘不快痛連兩脇或多痰者宜香橘湯○若暴怒傷肝氣逆脹滿胸脇疼痛者宜解肝煎○若怒氣傷肝因而動火脇痛脹滿煩熱或動血者宜化肝煎○若氣滯胸脇痛而兼喘者宜分氣紫蘇飲○若男子憂鬱傷肝兩脇疼痛者宜枳實散○若男婦肝腎氣滯自下而上痛連兩脇者宜木通散○若悲哀煩惱肝氣受傷脈緊脇痛者枳殼煮散○若因驚氣逆脇痛不已者桂枝散○若食積作痛但痛有一條扛起者是也大和中飲或用保和丸○若痰飲停伏胸脇疼痛者導痰湯加白芥子○若肝火內鬱二便不利兩脇痛甚者當歸龍薈丸或左金丸○若從高跌墜血流脇下作痛者復元活血湯○若婦人血滯脇腹連痛者芍藥散決津煎○若肝脾血虛或鬱怒傷肝寒熱脇痛者消遥散○若肝腎虧損脇肋作痛頭眩心跳身

痛或婦人經水不調經後作痛者補肝散

一內傷虛損脇肋疼痛者凡房勞過度腎虛羸弱之人多有胸脇間隱隱作痛此肝腎精虛不能化氣氣虛不能生血而然凡人之氣血猶源泉也盛則流暢少則壅滯故氣血不虛則不滯虛則無有不滯者倘於此證不知培氣血而但知行滯通經則愈行愈虛鮮不殆矣惟宜左歸飲小營煎及大補元煎之類主之或有微滯者用補肝散亦可○若憂思過度耗傷心脾氣血病有如前者宜逍遙飲三陰煎七福飲之類主之或歸脾湯亦可○若以勞倦過傷肝脾氣血而病如前者宜大營煎大補元煎之類主之

灸法

治卒脇痛不可忍者用蠟繩橫度兩乳中半屈繩從乳斜趍痛脇下繩盡處灸三十壯更灸 章門七壯 丘墟三壯可鍼入五分

脇痛論列方

三陰煎 新補十
七福飲 新補一七
小柴胡湯 散十九
逍遥散 補九三
歸脾湯 補三三
三柴胡飲 新散三
逍遥飲 新因一
推氣散 和三七七
大温中飲 新散八
枳實散 和三七六
道痰湯 和九一
柴胡疏肝散 散百十
香橘湯 和三七四
解肝煎 新和十一
當歸龍薈丸 寒一六七
桂枝散 散百十一
化肝煎 新寒十
復元活血湯 外二首四十
小營煎 新補十五
決津煎 新因二
左歸飲 新補二
河間葛根湯 散百十二
大營煎 新補十四
芍藥散 婦百三十

補肝散 婦九二
排氣飲 新和六
大補元煎 新補一
左金丸 寒一五四
分氣紫蘇飲 和三七五
枳殼煮散 散百九
沉香降氣散 和四十
木通散 攻百十一
木香調氣散 和四四
大和中飲 新和七
保和丸 小三五

論外備用方

柴胡清肝散 寒五九 肝火
桃仁承氣湯 攻四 瘀血
神保丸 攻五三 寒氣食積
控涎丹 攻八二 痰
加味小柴胡湯 散二一 傷寒
梔子清肝散 寒六十 風熱
神芎丸 攻七三 風痰
大黄附子湯 攻百十二 寒積
白术丸 和三七八 息積
木香順氣散 和四三 肝氣

腰痛

經義

脉要精微論曰：腰者腎之府，轉搖不能，腎將憊矣。○腎脉搏堅而長，其色黃而赤者，當病折腰。

邪氣臟腑病形篇曰：腎脉緩甚爲折脊。

五癃津液別篇曰：五穀之精液和合而爲膏者，內滲入於骨空，補益腦髓，而下流於陰股。陰陽不和，則使液溢而下流於陰，髓液皆減而下，下過度則虛，虛故腰背痛而脛痠。

本神篇曰：腎盛怒而不止則傷志，志傷則喜忘其前言，腰脊不可以俛仰屈伸。

經脉篇曰：足少陰之別，名曰大鍾，當踝後繞跟，別走太陽。實則閉癃，虛則腰痛，取之所別也。○膀胱足太陽也，是動則病衝頭痛，目似脫，項如拔，脊痛，腰似折。○肝足厥陰也，是動則病

腰痛不可以俛仰

脉解篇曰太陽所謂腫腰脽痛者正月太陽寅寅太陽也正月陽氣出在上而陰氣盛陽未得自次也故腫腰脽痛也○少陰所謂腰痛者少陰者腎也十月萬物陽氣皆傷故腰痛也○厥陰所謂腰脊痛不可以俛仰者三月一振榮華萬物一俛而不仰也

骨空論曰督脉爲病脊强反折○腰痛不可以轉摇急引陰卵刺八髎與痛上八髎在腰尻分間

刺腰痛篇曰足太陽脉令人腰痛○以下共十七證各有刺法具詳本篇

雜病篇曰腰痛痛上寒取足太陽陽明痛上熱取足厥陰不可以俛仰取足少陽

終始篇曰刺諸病者其脉皆實故曰從腰以上者手太陰陽明

皆主之從腰以下者足太陰陽明皆主之○病在上者下取之病在下者高取之病在頭者取之足病在腰者取之膕○病痛者陰也痛而以手按之不得者陰也深刺之病在上者陽也病在下者陰也癢者陽也淺刺之

熱論篇曰傷寒一日巨陽受之故頭項痛腰脊强

刺瘧論曰足太陽之瘧令人腰痛○足厥陰之瘧令人腰痛○腎瘧者令人洒洒然腰脊痛○先腰脊痛者先刺郄中出血

論證 共三條

腰痛證舊有五辨一曰陽虛不足少陰腎衰二曰風痺風寒濕著腰痛三曰勞役傷腎四曰墜墮損傷五曰寢臥濕地雖其大約如此然而猶未悉也蓋此證有表裏虛實寒熱之異知斯六者庶乎盡矣而治之亦無難也

一腰痛證凡悠悠戚戚屢發不已者腎之虛也○遇陰雨或久

坐痛而重者濕也○遇諸寒而痛或喜煖而惡寒者寒也○遇諸熱而痛及喜寒而惡熱者熱也○鬱怒而痛者氣之滯也○憂愁思慮而痛者氣之虛也○勞動即痛者肝腎之衰也當辨其所因而治之

一腰為腎之府腎與膀胱為表裏故在經則屬太陽在臟則屬腎氣而又為衝任督帶之要會所以凡病腰痛者多由真陰之不足最宜以培補腎氣為主其有實邪而為腰痛者亦不過十中之二三耳

論治 共七條

一腰痛之虛證十居八九但察其既無表邪又無濕熱而或以年衰或以勞苦或以酒色斲喪或七情憂鬱所致者則悉屬真陰虛證凡虛證之候形色必清白而或見黎黑脉息必和緩而或見細微或以行立不支而臥息少可或以疲倦無力

而勞動益甚凡積而漸至者皆不足暴而痛甚者多有餘內傷稟賦者皆不足外感邪實者多有餘故治者當辨其所因○凡腎水真陰虧損精血衰少而痛者宜當歸地黃飲及左歸丸右歸丸爲最○若病稍輕或痛不甚虛不甚者如青娥丸煨腎散補髓丹二至丸通氣散之類俱可擇用

一腰痛之表證凡風寒濕滯之邪傷於太陽少陰之經者皆是也○若風寒在經其證必有寒熱其脉必見緊數其來必驟其痛必拘急兼痠而多連脊背此當辨其陰陽治從解散凡陽證多熱者宜一柴胡飲或正柴胡飲之類主之若陰證多寒者宜二柴胡飲五積散之類主之其有未盡當於傷寒門辨治

一濕滯在經而腰痛者或以雨水或以濕衣或以坐卧濕地凡濕氣自外而入者總皆表證之屬宜不換金正氣散平胃散

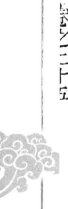

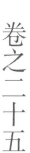

之類主之○若濕而兼虛者宜獨活寄生湯主之○若濕滯腰痛而小水不利者宜胃苓湯或五苓散加蒼朮主之○若風濕相兼一身盡痛者宜羌活勝濕湯主之○若濕而兼熱者宜當歸拈痛湯蒼朮湯之類主之○若濕而兼寒者宜濟生朮附湯五積散之類主之

一腰痛有寒熱證寒證有二熱證亦有二○凡外感之寒治宜溫散如前或用熱物熨之亦可○若內傷陽虛之寒治宜溫補如前○熱有二證若肝腎陰虛水虧火盛者治當滋陰降火宜滋陰八味煎或用四物湯加黃柏知母黃芩梔子之屬主之○若邪火蓄結腰腎而本無虛損者必痛極必煩熱或大渴引飲或二便熱澁不通當直攻其火宜大分清飲加減主之

一跌撲傷而腰痛者此傷在筋骨而血脈凝滯也宜四物湯加

桃仁紅花牛膝肉桂玄胡乳香没藥之類主之○若血逆之甚而大便閉結不通者宜元戎四物湯主之或外以酒糟葱薑搗爛罨之其效尤速

一丹溪云諸腰痛不可用參補氣補氣則疼愈甚亦不可峻用寒凉得寒則閉遏而痛甚此言皆未當也蓋凡勞傷虚損而陽不足者多有氣虚之證何爲參不可用又如火聚下焦痛極而不可忍者速宜清火何爲寒凉不可用但虚中挾實不宜用參者有之雖有火而熱不甚不宜過用寒凉者亦有之若謂槩不可用豈其然乎○余嘗治一董翁者年逾六旬資禀素壯因好飲火酒以致濕熱聚於太陽忽病腰痛不可忍至求自盡其甚可知余爲診之則六脉洪滑之甚且小水不通而膀胱脹急遂以大分清飲倍加黄柏龍膽草一劑而小水頓通小水通而腰痛如失若用丹溪之言鮮不誤矣是以

不可执也　新

一婦人以胎氣經水損陰為甚故尤多腰痛脚痠之病宜當歸地黄飲主之

述古

陳無擇曰腎著之候其體重腰冷如水食飲如故小便自利腰已下冷重如帶五千錢治宜流濕兼用溫散藥腎著湯主之○又滲⑤濕湯亦治腎著

丹溪治法曰腎虛腰痛用杜仲龜板黄柏知母枸杞五味之類猪脊髓丸服○瘀血用補陰丸加桃仁紅花○濕熱蒼朮杜仲黄柏川芎之類○痰積作痛二陳加南星加快氣藥佐之使痰隨氣運○腰曲不能伸　針人中立愈

徐東皐曰腰者腎之外候一身所恃以轉移闔闢者也蓋諸脉皆貫於⑥　而絡於腰脊腎氣一虛腰必痛矣除墜傷之外不

涉於虛其於風寒濕熱雖有外邪多有乘虛相犯而驅邪之中又當有以究其本也舉世之人每每醉以入房欲竭其精耗散其真務快其心恬不知養其不虚者幾希予見房室勞傷腎氣腰脊兼痛久則髓減骨枯發爲骨痿者有矣豈直腰痛已哉養生君子不可以不慎於斯也甫年少時常有腰痛及閃挫之病每服補腎湯丸僅得不甚而易愈尚不知房室之害也予稟性淡於慾事自壬子以來多遊江湖間欲漸稀而腰痛亦稀至辛酉之後集此書兼視病家無暇而欲益寡腰覺强健而絕無痛作之因可見寡欲之功優於補劑多矣併書於此爲君子告焉

簡易方

太平聖惠方　治風冷寒痹腰痛

用川烏頭三個生搗爲末少加鹽水調攤於紙帛上貼痛處

須臾止

又方　治卒患腰脚疼痛

用杜仲一兩製水二鍾煎一鍾再用羊腎四枚細切去脂膜入藥湯煮熟次入韭白鹽花椒薑醬醋作羮空腹食　二一三次飲腰脚倍健

鍼灸法

灸腰痛不可俛仰令患人正立以竹杖柱地平臍點記乃以度背於脊中點記隨年壯灸之

腎俞三壯或七壯　崑崙三壯　委中刺出血治脚腰腫痛

腰痛論列方

青娥丸　補一四五　　煨腎散　和二八二

大分清飲　新寒五　　四物湯　補八

補髓丹　補一四五　　當歸地黄飲　新補二十

補陰丸 寒百六十　二至丸 熱一二九

當歸拈痛湯 寒百三一　左歸丸 新補四

右歸丸 新補五　元戎四物湯 攻二六

二陳湯 和一　五積散 散三九

滋陰八味煎 新寒十七　平胃散 和十七

胃苓湯 和百九十　濟生朮附湯 補四三

五苓散 和一八二　腎着湯 熱百三十

羌活勝濕湯 和一七八　滲濕湯 和一七四

一柴胡飲 新散一　獨活寄生湯 和二百七十

蒼朮湯 熱一三三　二柴胡飲 新散二

不換金正氣散 和二二　通氣散 婦一三一

正柴胡飲 新散六

論外備用方

麋茸丸 補一三六
滋陰大補丸 補一二七
胡桃湯 和二八四 腎虛
生附湯 熱二四 寒濕
沉香桂附丸
加味青娥丸 補一四六
舒筋湯 和七七 跌閃
調營活絡飲 和一八二 損傷瘀血
芍藥散 婦一三一 婦人血滯

校注

①傴僂：据文义当作『伛偻』。
②上舍：监生。
③括沙：即刮痧。
④胻（héng）：脚胫。
⑤温：据文义当为『湿』。
⑥□：藜照楼本此处模糊，四库本作『肾』，可从。

雜證謨

會稽 張介賓 會卿著
會稽 魯 超 謙菴訂

頭痛

經義

五藏生成篇曰頭痛巔疾下虛上實過在足少陰巨陽甚則入腎○心煩頭痛病在膈中過在手巨陽少陰

經脈篇曰膀胱足太陽也是動則病衝頭痛目似脫項如拔

脈解篇曰陽明並於上上者則其孫絡太陰也故頭痛鼻鼽腹腫也

通評虛實論曰頭痛耳鳴九竅不利腸胃之所生也

著至教論曰三陽獨至者是三陽並至並至如風雨上為巔疾

下爲漏病

脉要精微論曰來疾去徐上實下虛爲厥巔疾○推而下之下而不上頭項也

平人氣象論曰寸口之脉中手短者曰頭痛

脉要精微論曰厥成爲巔疾○巔痛刺手陽明與巔之盛脉出血○巔痛刺足陽明曲周動脉見血立已不已按人迎於經立已○項痛不可俛仰刺足太陽不可以顧刺手太陽也

寒熱病篇曰陽迎頭痛胸滿不得息取之人迎○足太陽有通項入於腦者正屬目本名曰眼系頭目苦痛取之在項中兩筋間

雜病篇曰厥挾脊而痛者至頂頭沉沉然目䀮䀮然腰脊强取足太陽膕中血絡

奇病論帝曰人有病頭痛以數歲不已此安得之名爲何病岐

伯曰當有所犯內至骨髓髓者以腦爲主腦逆故令頭痛齒亦痛病名曰厥逆帝曰善

厥病篇曰眞頭痛頭痛甚腦盡痛手足寒至節死不治

論證 共二條

凡診頭痛者當先審久暫次辨表裏蓋暫痛者必因邪氣久病者必兼元氣以暫病言之則有表邪者此風寒外襲於經也治宜疏散最忌淸降有裏邪者此三陽之火熾於內也治宜淸降最忌升散此治邪之法也其有久病者則或發或愈或以表虛者微感則發或以陽勝者微熱則發或以水虧於下而虛火乘之則發或以陽虛於上而陰寒勝之則發所以暫病者當重邪氣久病者當重元氣此固其大綱也然亦有脈病而虛者久病而實者又當因脈因證而詳辨之不可執也

頭痛有各經之辨凡外感頭痛當察三陽厥陰蓋三陽之脈

俱上頭厥陰之脉亦會於巔故仲景傷寒論則惟三陽有頭痛厥陰亦有頭痛而太陰少陰則無之其於辨之之法則頭腦額顱雖三陽俱有所會無不可痛然太陽在後陽明在前少陽在側此又各有所主亦外感之所當辨也○至若內傷頭痛則不得以三陽爲拘矣如本經所言下虛上實過在足少陰巨陽若厥病篇所論則足六經及手少陰少陽皆有之矣奇病論曰腦者陰也髓者骨之充也凡痛在腦者豈非少陰之病乎此內證外證之異所不可不察也厥病篇義詳類經

論治　共六條

一外感頭痛自有表證可察蓋其身必寒熱脉必緊數或多清涕或兼欬嗽或兼脊背痠痛或兼項強不可以左右顧是皆寒邪在經而然散去寒邪其痛自止如川芎細辛蔓荊子柴胡之類皆最宜也若寒之甚者宜麻黃桂枝生薑葱白紫蘇

白芷之類隨其虛實而加減用之

火邪頭痛者雖各經皆有火證而獨惟陽明爲最正以陽明胃火盛於頭面而直達頭維故其痛必甚其脉必洪其證必多内熱其或頭腦振振痛而兼脹而絶無表邪者必火邪也欲治陽明之火無如白虎湯加瀉木通生地麥冬之類以抑其至高之勢其效最速至若他經之火則芎藥天花芩連知栢龍膽梔子之類無不可擇而用之但治火之法不宜佐以升散葢外邪之火可散而去内鬱之火得升而愈熾矣此爲忌也

一陰虛頭痛即血虛之屬也凡久病者多有之其證多因水虧所以虛火易動火動則痛必兼煩熱内熱等證治宜壯水爲主當用滋陰八味煎加減一陰煎玉女煎之類主之〇火微者宜六味地黄丸四物湯三陰煎左歸飲之類主之

一陽虛頭痛即氣虛之屬也亦久病者有之其證必戚戚悠悠或羞明或畏寒或倦怠或食飲不甘脉必微細頭必沉沉遇陰則痛逢寒亦痛是皆陽虛陰勝而然治宜扶陽爲主如理陰煎理中湯十全大補湯補中益氣湯之類皆可擇用或以五福飲五君子煎加川芎細辛蔓荆子之類以升達陽氣則最善之治也

一痰厥頭痛諸古方書皆有此名目然以余論之則必別有所因但以頭痛而兼痰者有之未必因痰頭痛也故兼痰者必見嘔惡胸滿脇脹或欬嗽氣粗多痰此則不得不兼痰治之宜二陳湯六安煎和胃飲平胃散加川芎細辛蔓荆子之類主之○如多痰兼火者宜用清膈煎或二陳湯六安煎加黃芩天花粉之類主之火甚者加石膏亦可○如多痰兼虛而頭痛者宜金水六君煎或六君子湯加芎辛之類酌而用之

○東垣治痰厥頭痛惡心煩悶頭旋眼黑氣短促上喘無力懶言心神顛倒目不能開如在風雲中頭苦痛如裂身重如山四肢厥冷不得安卧如范天騋之妻因兩次下之而致頭痛者用半夏白朮天麻湯

述古 共三條

活人書云頭痛者陽證也太陽證頭痛發熱惡寒無汗麻黄湯有汗桂枝湯若已發汗未發汗頭痛如破者連鬚葱白湯不止者葛根葱白湯○陽明證頭痛不惡寒反惡熱胃實也調胃承氣湯○少陽頭痛小柴胡湯○太陰少陰並無頭痛之證○仲景只有厥陰一證吳茱萸湯

東垣曰金匱眞言論云東風生於春病在肝俞在頸項故春氣者病在頭又諸陽會於頭面如足太陽膀胱之脉起於目内眥上額交巔上入絡腦還出别下項病衝頭痛又足少陽膽

之脉起於目鋭眥上抵頭角病則頭角額痛夫風從上受之風寒傷上邪從外入客於經絡令人振寒頭痛身重惡寒治在風也風府調其陰陽有餘則瀉不足則補汗之則愈此傷寒頭痛也○頭痛耳鳴九竅不利者腸胃之所生乃氣虛頭痛也○心煩頭痛者病在耳中過在手巨陽少陰乃濕熱頭痛也○如氣上不下頭痛巔疾者下虛上實也過在足少陰巨陽甚則入腎寒濕頭痛也○如頭半寒痛者先取手少陽陽明後取足少陽陽明此偏頭痛也○有真頭痛者甚則腦盡痛手足寒至節死不治○有厥逆頭痛者所犯大寒內至骨髓髓者以腦爲主腦逆故令頭痛齒亦痛○凡頭痛每以風藥治之者總其大體而言之也高巔之上惟風可到故味之薄者陰中之陽乃自地升天者也然亦有三陰三陽之異○故太陽頭痛惡風脉浮緊川芎羗活獨活麻黄之類爲主

○陽明頭痛自汗發熱惡寒脉浮緩長實者升麻葛根白芷爲主○少陽經頭痛脉弦細往來寒熱柴胡爲主○太陰頭痛必有痰痰體重或腹痛爲痰癖其脉沉緩蒼朮半夏南星爲主○少陰頭痛三陰三陽經不流行而足寒氣逆爲寒厥其脉沉細麻黄附子細辛爲主○厥陰頭項痛或吐痰沫厥冷其脉浮緩吳茱萸湯主之○血虚頭痛當歸川芎爲主○氣虚頭痛人參黄芪爲主○氣血俱虚頭痛調中益氣湯少加川芎蔓荆子細辛其效如神○半夏白朮天麻湯治痰厥頭痛藥也○清空膏乃風濕熱頭痛藥也○羌活附子治厥陰頭痛藥也○如濕氣在頭者以苦吐之不可執方而治○先師嘗病頭痛發時兩頰青黄眩運目不欲開懶言身體沉重兀兀欲吐潔古曰此厥陰太陰合病名曰風痰以局方玉壺丸治之更灸俠谿穴即愈是知方者體也法者用也徒執

體而不知用者弊體用不失可謂上工矣

立齋曰久頭痛多主於痰痛甚者乃風毒上攻有血虛者有諸經氣滯者有氣虛者有四氣外傷者有勞役所傷者有可吐者有可下者當分虛實寒熱兼變而治之若夫偏正頭風久而不愈乃內挾痰涎風火鬱遏經絡氣血壅滯甚則目昏緊小二便秘澀宜砭出其血以開鬱解表余嘗治尚寶劉毅齋但怒則兩太陽作痛先用小柴胡加茯苓山梔子後用六味丸以生腎水而再不發○譚侍御每頭痛必吐清水不拘冬夏吃薑便止余作中氣虛寒用六君子當歸黃芪炮薑而瘥○商儀部勞則頭痛余作陽虛不能上升以補中益氣湯加蔓荊子而瘥

簡易方

硝石散　治風寒入腦頭痛不可當因九七

一方 用生蘿蔔汁仰臥注兩鼻孔數年之患一注即愈

灸法

神庭 上星 後頂 百會 風池

以上諸穴隨灸一處可愈

頭痛論列方

麻黃湯 散一　　桂枝湯 散九

葛根葱白湯 散三　　白虎湯 寒二

四物湯 補八　　蓮鬚葱白湯 散三三

平胃散 和十七　　和胃飲 新和五

補中益氣湯 補三　　二陳湯 和一

六安煎 新和二　　十全大補湯 補二十

五福飲 新補六　　玉女煎 新寒十二

小柴胡湯 散十九　　六味地黃湯 補一二一

清膈煎 新寒九六　理中湯 熱一
五君子煎 新熱六　滋陰八味煎 新寒十七
理陰煎 新熱三　六君子湯 補五
加減一陰煎 新補九　三陰煎 新補十一
吳茱萸湯 熱一三八　金水六君煎 新和一
左歸飲 新補二　羌活附子湯 熱三五
局方玉壺丸 和百五三　調中益氣湯 補三二
調胃承氣湯 攻三　半夏白术天麻湯 和十五

論外用備方

川芎散 散六二 頭風　川芎散 散六三 風熱
藿香正氣散 和二十 寒滯　十神湯 散四十 感寒
神术湯 散三七 傷寒　川芎茶調散 散四六 風邪上攻
清空膏 散七四 年久風熱①　都梁丸 散七七 傷風

羌活附子湯 散五九 冬月犯寒　玉壺丸 和百五 風痰
上清散 散六六 吹鼻　羌活勝風湯 散六一 風熱
愈風餅子 散七五 頭風　菊花散 散七一 風熱
旋復花湯 散八三 風痰昏悶　如聖散 散七二 搐鼻
透頂散 散七十 搐鼻　八般頭風 散七六 搐鼻
點頭散 散七三 氣逆痛　芎芷散 散六七 風熱
芎辛導痰湯 散六八 痰厥痛　天香散 散六六 年久頭痛
神芎丸 攻七二 腫痛秘結　茶調散 寒七二 風熱上攻
石膏散 寒六九 陽明風熱　雙玉散 寒七一 胃火
荆芥散 寒七十 頭風　芎朮湯 熱五十 寒濕痛
三生散 熱九六 痰厥痛　吹鼻六神散 因四一 風熱
硝石散 因九七 風熱吹鼻　當歸酒 補百五 血虛痛
點錫丹 熱百九十 下元虛寒

面病

經義

邪氣臟腑病形篇帝曰首面與身形也屬骨連筋同血合於氣耳天寒則裂地凌冰其卒寒或手足懈怠然而其面不衣何也岐伯曰十二經脉三百六十五絡其血氣皆上於面而走空竅其精陽氣上走於目而爲睛其別氣走於耳而爲聽其宗氣上出於鼻而爲臭其濁氣出於胃走唇口而爲味其氣之津液皆上燻於面而皮又厚其肉堅故天氣甚寒不能勝之也○帝曰邪氣之中人也奈何岐伯曰邪之中人高也身半已上者邪中之也身半已下者濕中之也諸陽之會皆在於面中人也方乘虛時及新用力若飲食汗出腠理開而中於邪中於面則下陽明中於項則下太陽中於頰則下少陽其中於膺背兩脇亦中其經○面熱者足陽明病

五閱五使篇岐伯曰五官者五臟之閱也脉出於氣口色見於明堂五官以辨闕庭必張乃立明堂明堂廣大蕃蔽見外方壁高基引垂居外五色乃治平博廣大壽中百歲○帝曰願聞五官岐伯曰鼻者肺之官也目者肝之官也口唇者脾之官也舌者心之官也耳者腎之官也○帝曰以官何候岐伯曰以候五臟故肺病者喘息鼻張肝病者眥青脾病者唇黃心病者舌卷短顴赤腎病者顴與顏黑○帝曰其常色殆者何如岐伯曰五官不辨闕庭不張小其明堂蕃蔽不見又埤②其墻墻下無基垂角去外如是者雖平常殆況加病哉

五色篇雷公問於黃帝曰五色獨決於明堂乎帝曰明堂者鼻也闕者眉間也庭者顏也蕃者頰側也蔽者耳門也其間欲方大去之十步皆見於外如是者壽必中百歲○雷公曰官五色奈何帝曰青黑爲痛黃赤爲熱白爲寒是謂五官○雷

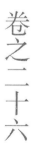

公曰以色言病之間甚柰何帝曰其色麄以明沉夭者爲甚其色上行者病益甚其色下行如雲徹散者病方已○雷公曰病小愈而卒死者何以知之帝曰赤色出顴大如母指者病雖小愈必卒死黑色出於庭大如母指必不病而卒死○雷公曰死有期乎帝曰察色以言時庭者首面也闕者咽喉也闕中者肺也下極者心也直下者肝也肝左者膽也下者脾也方上者胃也中央者大腸也挾大腸者腎也當腎者臍也面王以上者小腸也面王以下者膀胱子處也顴者肩也顴後者臂也臂下者手也目內眥上者膺乳也挾繩而上者背也循牙車以下者股也中央者膝也膝以下脛也當脛以下者足也巨分者股裏也巨屈者膝臏也此五臟六腑肢節之部也能別左右是謂大道男女異位故曰陰陽審察澤夭謂之良工○沉濁爲內浮澤爲外黃赤爲風青黑爲痛白爲

寒黃而膏潤爲膿赤甚者爲血痛甚爲攣寒甚爲皮不仁○男子色在於面王爲小腹痛下爲卵痛其圜直爲莖痛高爲本下爲首狐疝㿉陰之屬也女子在於面王爲膀胱子處之病散爲痛摶爲聚方員左右各如其色形其隨而下至胝爲淫有潤如膏狀爲暴食不潔左爲左右爲右其色有邪聚散而不端面色所白者也○其色上銳首空上向下銳下向在左右如法○以五色命臟青爲肝赤爲心白爲肺黃爲脾黑爲腎肝合筋心合脉肺合皮脾合肉腎合骨也

五臟生成篇曰凡相五色之奇脉面黃目青面黃目赤面黃目白面黃目黑者皆不死也面青目赤面赤目白面青目黑面黑目白面赤目青皆死也

脉要精微論曰夫精明五色者氣之華也　詳後眼目門

刺熱病曰肝熱病者左頰先赤心熱病者顏先赤脾熱病者鼻

先赤肺熱病者右頰先赤腎熱病者頤先赤○太陽之脉色榮顴骨熱病也榮未交曰今且得汗待時而已與厥陰脉爭見者死期不過三日其熱病內連腎少陽之脉色也少陽之脉色榮頰前熱病也榮未交曰今且得汗待時而已與少陰脉爭見者死期不過三日○頰下逆顴爲大瘕下牙車爲腹滿顴後爲脇痛頰上者鬲上也

經脉篇曰心主所生病者面赤目黃喜笑不休煩心心痛掌中熱

論證共三條

形者氣之質色者神之華有諸中必形諸外故但知面中氣色之常變則凡虛實寒熱凶吉死生之兆已可得其七八而再證以脉再察以因則病無遁情矣凡醫之所貴者在必能無差欲能無差在確有真見使不有獨見之明則何以隔垣能

觀而通神明之理經曰神乎神耳不聞目明心開而志先慧然獨見口弗能言俱視獨見昭然獨明若風吹雲故曰神又曰粗守形上守神故上古使僦貸季理色脈而通神明是可見形中之色無難辨也而色中之神不易言也學者於此必能以神會神斯云神矣又安能以筆楮盡哉

一面色之辨經言以詳諸所未盡猶當兼察也○凡病人面赤本皆屬火若滿面微紅而氣盛者此火證無疑也○若病人兩顴鮮赤如指如縷而餘地不赤者此陰虛也仲景曰面戴陽者下虛故也婦人尤多見之○病人面紅不退者邪盛病進爲難愈○病人面白色者氣虛也或曰兼淡黃而氣不足者必失血也○病人面白有枯色者血氣俱敗也若證有痰火則尤爲難治○病人面青或兼白者必陽虛陰勝之病○久病人面轉黃蒼此欲愈也○病人面黃潤而微赤者必主

濕熱○病人面黃而兼青者此木邪犯土多不可治○病人面色青蒼者多主疼痛○病難愈而面色如煤不開者終不吉○平人面色如灰塵眼下青黑者必有病至其病必重○女人面色青者必肝強脾弱多怒少食或經脉不調○女人顴頰鮮紅名曰帶桃花此陰中有虛火多淫而無子

一面腫有虛實腫者爲實浮者爲虛實腫者或熱或寒乃因風火上炎此以邪之有餘也脉必緊數證必寒熱風則散之火則清之壅滯秘結則通之利之邪去而腫自消也○虛浮者無痛無熱而面目浮腫此或以脾肺陽虛輸化失常或以肝腎陰虛水邪泛溢然浮而就上其形虛軟者多由乎氣腫而就下按而成窩者多由乎水治氣者須從脾肺虛則補之實則順之治水者須從脾腎虛則化之實則瀉之然水氣雖分上下而氣即水之母水即氣之質故有相因之化而亦有相

因之治也○凡虛浮在氣者雖曰氣虛然亦有虛實之異不可執也蓋虛而浮者多因於脾此或以勞倦或以色慾或以瀉痢或以中寒而脈必微弱氣必虛餒者是也實而脹者多因於胃或木火熾盛而濕熱上浮或縱酒縱食而陽明壅滯此其脈必滑數證必多熱者縱依然此證雖浮而不痛不腫自與前證有異虛實既辨則或補或瀉或痢或清所當詳酌而爲之治也

論面 共三條

一凡風熱腫痛此必痄腮時毒癰瘍之證論治俱詳外科當察治之或其甚者防風通聖散主之

一面目虛浮有因色慾過度陰虛氣越而致者宜六味地黃湯或八味地黃湯或加減八味丸○若因勞倦傷脾氣虛不斂而面目虛浮者宜參苓白术散歸脾湯或十全大補湯○若

因飲酒過度濕熱上聚而面目浮腫者宜葛花解醒湯或七味白术散○若因瀉痢不止脾腎氣虚而面目浮腫者宜關胃煎或温胃飲○若因食飲不哺陽明壅實二便秘結而頭面滿脹者宜廓清飲惟小兒多有此證甚者宜木香檳榔丸下之○若陽明胃熱有火上浮或煩熱乾渴而頭面浮腫者宜抽薪飲或白虎湯或大分清飲利之

一水腫面浮或眼下有如卧蚕者此水氣之為病也論治詳腫脹門

一面鼻粉刺雀班諸方俱列因陣八七之後

面病論列方

六味湯補一二一　八味湯補一二二

加減八味丸補一二三　歸脾湯補三三

温胃飲新熱五　葛花解醒湯和一七四

胃關煎新熱日一　白虎湯寒二
七味白朮散小兒二　廓淸飲新和十三
大分淸飲新寒七　參苓白朮散補五五
抽薪飲新寒三　十全大補湯散二十
防風通聖散攻十六　木香檳榔丸攻五十

論外備用方

玉容散因三百四雀班　硫黃膏因三百五面瘡赤風
面鼻諸方詳因陣六六至一百止

口舌

經義

金匱真言論曰：中央黃色，入通於脾，開竅於口，藏精於脾，故病在舌本。

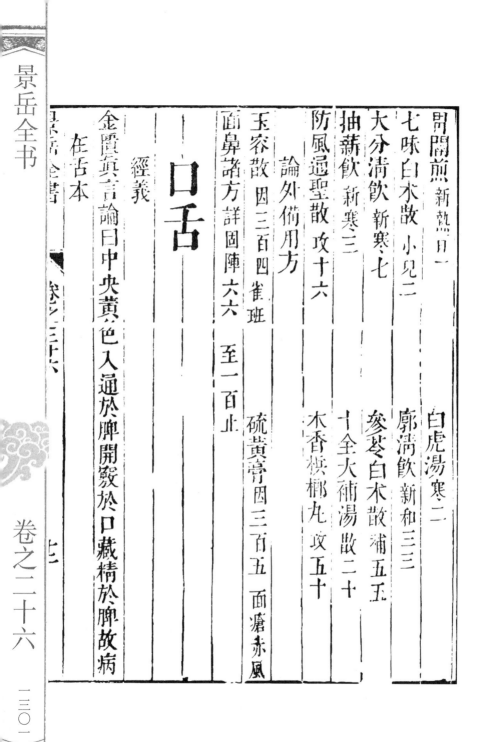

陰陽應象大論曰中央生濕濕生土土生甘甘生脾脾主口在竅爲口○南方生熱熱生火火生苦苦生心心主舌在竅爲舌

脉度篇曰脾氣通於口脾和則口能知五穀矣○心氣通於舌心和則舌能知五味矣

五臟別論曰五味入口藏於胃以養五臟氣

奇病論帝曰有病口甘者病名爲何何以得之岐伯曰此五氣之溢也名曰脾癉（[illegible]消渴）○帝曰有病口苦取陽陵泉病名爲何何以得之岐伯曰病名曰膽癉夫肝者中之將也取決於膽咽爲之使此人者數謀慮不決故膽虛氣上溢而口爲之苦治之以膽募俞

四時氣篇曰膽液泄則口苦胃氣逆則嘔苦故曰嘔膽

邪氣臟腑病形篇曰膽病者善太息口苦嘔宿汁心下澹澹恐

人将捕之嗌中吩吩然数唾在足少阳之本末亦视其脉之陷下者灸之其寒热者取阳陵泉○十二经脉三百六十五络其血气皆上于面而走空窍其浊气出于胃走唇舌而为味

痿论曰肝气热则胆泄口苦筋膜干筋膜干则筋急而挛发为筋痿

总论篇曰伤寒四日太阴受之太阴脉布胃中络于嗌故腹满而嗌干○伤寒五日少阴受之少阴脉贯肾络于肺系舌本故口燥舌干而渴

气厥论曰膀胱移热于小肠鬲肠不便上为口糜

五音五味篇曰冲脉任脉其浮而外者循腹右上行会于咽喉别而络唇口

五常政大论曰备化之纪其主口升明之纪其主舌

五閱五使篇曰口唇者脾之官也舌者心之官也

六節藏象論曰脾胃大腸小腸三焦膀胱者倉廩之本營之居也名曰器其華在唇四白其充在肌其味甘其色黄此至陰之類通於土氣

五藏生成篇曰脾之合肉也其榮唇也

奇病論曰足少陰之脉貫腎繫舌本

經脉篇曰手陽明還出挾口交人中○足陽明還出挾口環唇○足太陰連舌本散舌下○足少陰挾舌本○足太陰氣絶者則脉不榮肌肉唇舌者肌肉之本也脉不榮則肌肉軟肌肉軟則舌萎人中滿人中滿則唇反唇反者肉先死甲篤乙死木勝土也○足厥陰氣絶則筋絶厥陰者肝脉也肝者筋之合也筋者聚於陰器而脉絡於舌本也故脉弗榮則筋急筋急則引舌與卵故唇青舌卷卵縮則筋先死庚篤辛死金

勝木也

診要經終論曰厥陰終者中熱嗌乾善溺心煩甚則舌卷卵上縮而終矣

口問篇曰人之自囓舌者何氣使然此厥逆走上脉氣輩也少陰氣至則囓舌少陽氣至則囓頰陽明氣至則囓唇矣視主病者則補之

經筋篇曰足陽明之筋引缺盆及頰卒口僻急者目不合熱則筋縱目不開頰筋有寒則急引頰移口有熱則筋弛縱緩不勝收故僻

熱病篇曰熱病不可刺者有九六曰舌本爛熱不已者死

論證 共六條

口舌之病有瘡者有臭者有乾有渴者有爲苦爲酸而諸味不同者有重舌木舌而舌間出血及舌胎舌黑者在各方書多

以口病爲熱證然其中亦有似熱非熱及勞傷無火等證是不可盡歸於熱所當察也

一口舌生瘡固多由上焦之熱治宜清火然有酒色勞倦過度脉虛而中氣不足者又非寒涼可治故雖久用清涼終不見效此當察其所由或補心脾或滋腎水或以理中湯或以蜜附子之類反而治之方可全愈此寒熱之當辨也

一口苦口酸等證在原病式則皆指爲熱謂肝熱則口酸心熱則口苦脾熱則口甘肺熱則口辛腎熱則口鹹或口淡者亦胃熱也若據此說則凡以口之五味悉屬火證絕無虛寒之病矣豈不謬哉如口苦者未必悉由心火口淡者未必盡因胃熱蓋凡以思慮勞倦色慾過度者多有口苦舌燥飲食無味之證此其咎不在心脾則在肝腎心脾虛則肝膽邪溢而爲苦肝腎虛則真陰不足而爲燥即如口淡一證凡大勞大

瀉大汗大病之後皆能令人口淡無味亦豈皆胃火使然耶故凡臨此者但察其別無火證火脉則不宜以勞傷作内熱而妄用寒涼此治有不容誤也

口渴口乾大有不同而人多不能辨蓋渴因火燥有餘乾因津液不足火有餘者當以實熱論津液不足者當以陰虚論二者不分反同冰炭矣然渴雖云火而亦有數種當辨者如實熱之渴火有餘也亡陰之渴水不足也故凡於大瀉之後大汗之後大勞之後大病之後新產失血之後癰疽大潰之後過食鹹味之後皆能作渴凡此數者悉由亡陰亡液水虧枯涸而然本非熱證不得誤認爲火總之渴而喜冷脉實便結者固火證也其有冷飲入腹則滯沃不行或口雖作渴而但喜熱飲及脉弱便溏者皆非火證别復有口雖乾苦而全然不欲茶湯者此乾也非渴也尤屬陰虚之候若作渴治能

無誤乎故治此之法凡火盛於上者宜清肺清胃水虧於下者宜補脾補腎若陽虛而陰無以生氣虛而精無以化者使非水火並濟則何益之有首卷十問中有渴論外科有作渴條當並察其治法

一口鼻④雖由胃火而亦有非火之異蓋胃火之臭其氣濁穢亦必兼口熱口乾及別有陽明火證者是也若無火脉火證而臭如餿腐或如酸胖⑤及胃口吞酸飲食噯滯等證亦猶陰濕留垢之臭自與熱臭者不同是必思慮不遂及脾弱不能化食者多有之此則一為陽證宜清胃火一為陰證宜調補心脾不得謂臭必皆熱以致作他病也

醫統曰七情所鬱及心經蘊熱則舌胎滿不得息○心熱則舌裂而瘡○肝熱則舌木而硬○脾熱則舌澁而胎○肺熱則舌强○熱甚則舌燥如鍇○舌卷囊縮者不治厥陰絶也

論治 共七條

一口瘡口苦凡三焦內熱等證宜甘露飲徙薪飲主之○火之甚者宜涼膈散玄參散主之○胃火盛者宜竹葉石膏湯三黃丸之類主之○若心火肝火之屬宜瀉心湯龍膽瀉肝湯之類主之○若勞傷心脾兼火者宜二陰煎清心蓮子飲之類主之○若思慮謀爲不遂肝膽虛而口苦者宜七福飲理陰煎或五君子煎之類主之兼火者以黃芩龍膽草之類隨宜佐之○凡口瘡六脈虛弱或久用寒涼不效者必係無根虛火宜理陰煎理中湯之類反治之或用官桂噙嚥亦可

外治口瘡敷藥陰陽散綠雲散細辛黃柏散白蚕黃柏散皆可選用或臨臥時以川黃蘗嚼口過宿亦妙○若口舌生瘡糜爛者宜冰玉散主之甚爛者冰白散

一口鼻由於胃火者宜清胃飲升麻黃連丸或竹葉石膏湯加

香薷主之或千金口鼻⑦方皆可內清其火此外如丁香丸聖惠口齒方福建香茶餅之類亦可暫解其穢

一舌胎舌黑雖云火證然實火虛火皆能爲之凡治此者但當察脉證以虛實爲主而再以辨色之法參之庶可無誤蓋實熱之黑必兼紅紫乾渴或多芒刺若沉黑少紅而帶潤滑者本非實熱證也若其六脉細弱而形困氣倦則又最爲虛候無一生矣〇此之治法凡裏熱未甚而表⑧散有未解者宜柴是必寒水乘心火不歸原之病此不救本而但知治標則萬胡諸飲之類以解其表〇裏邪熱甚者宜涼膈散犀角地黃湯之類以清其內此治實熱之法也〇若陰虛火盛而兼有表邪未解者宜補陰益氣煎之類兼表裏而治之〇若形氣病氣俱不足寒水乘心而虛陽不歛者必用理陰煎理中湯或大補元煎之類以單救其裏自可保其無虞此治虛火之

法也○若舌有白胎語言蹇澁者以薄荷白蜜同薑片蘸而揩擦之○外傷寒門仍有辨舌正條當與本門參閱

舌上無故出血者謂之舌衄此心火之溢也宜金花煎聖金散黃蘗散主之或用千金口臭方亦妙

一重舌木舌以舌下腫出如舌故曰重舌又謂之子舌忽腫木而硬者謂之木舌皆上焦熱壅故也惟宜砭鍼刺去其血爲上策及内服清胃降火之劑自愈○若舌忽脹起如猪胞或硬如木石不能出聲脹滿塞口則閉悶殺人但看舌下有如螻蛄或如臥蚕者急於腫突處砭去其血仍用釜底煤不拘多少以鹽醋調厚傅之或用井花水調傅亦可脫去更傅如不甚者單以此傅之亦愈

正傳治舌腫大塞口不通飲食經驗方用眞蒲黃一味頻刷舌上其腫自退若能嚥藥即以黃蓮一味煎濃汁細細呷之以

瀉心經之火則愈

醫統治一人舌腫滿口諸藥不效以梅花冰片爲末傅之卽消

鍼灸法

廉泉治舌下腫口瘡舌縱舌根急縮　金津　玉液上二穴可刺出血

天突　少商

口舌論列方

大補元煎新補二　五君子煎新熱六

犀角地黃湯寒七九　大分清飲新寒五

柴胡諸飲新散五方　補陰益氣煎新補十六

甘露飲寒十　二陰煎新補十

清心蓮子飲寒三二　徙薪飲新寒四

七福飲新補七　龍膽瀉肝湯寒六二

理中湯熱一　理陰煎新熱三

竹葉石膏湯 寒六
五花散 和八二
導赤散 寒一二二
升麻黃連湯 因百十七
玄參散 因百一
瀉心湯 寒二七
細辛黃栢散 因一二三
三黃丸 攻六八
清胃飲 寒五六
白蚕黃栢散 因一二四
冰玉散 新因四六
涼膈散 攻十九 痘八三
千金口臭方 因一三三
冰白散 新因四七
黃蘗散 因百十五
金花煎 因百十二
聖惠口齒方 因一三四
聖金散 因百十一
陰陽散 因百二十
福建香茶餅 因三百二
綠雲散 因一二二
丁香丸 因百十八

論外備用方

加減八味丸 補一二三
直指黃芩湯 寒百七 心肺熱

硇砂丸因百十嚼化

景岳全書卷二十六終

校注

①□：藜照楼本此处模糊，四库本作『热』，可从。
②埤（pì）：城上的矮墙，此处指使墙低矮。
③吤（jiè）吤：象声词，喉中哽塞所出声。
④鼻：据文义当作『臭』。
⑤肨：肿胀。
⑥鼻：据文义当作『臭』。
⑦鼻：据文义当作『臭』。
⑧散：据文义疑作『邪』。

雜證謨

會稽　張介賓　會卿著
會稽　魯　超　謙菴訂

眼目

經義 共三十一條

五臟生成篇曰：諸脉者皆屬於目○肝受血而能視

五閱五使篇曰：目者肝之官也○肝病者眥青

金匱真言論曰：東方青色入通於肝，開竅於目

邪氣臟腑病形篇曰：十二經脉三百六十五絡，其血氣皆上於面而走空竅，其精陽氣上走於目而為睛

大惑論曰：五臟六腑之精氣皆上注於目而為之精，精之窠為眼，骨之精為瞳子，筋之精為黑眼，血之精為絡，其窠氣之精

爲白眼肌肉之精爲約束裹擷筋骨血氣之精而與脉並爲系上屬於腦後出於項中故邪中於項因逢其身之虛慈乘深則隨眼系以入於腦入於腦則腦轉腦轉則引目系急目系急則目眩以轉矣邪其精其精所中不相比也則精散精散則視岐視岐見兩物目者五臟六腑之精也營衛魂魄之所常營神氣之所常生也故神勞則魂魄散志意亂是故瞳子黑眼法於陰白眼赤脉法於陽也故陰陽合傳而精明也目者心使也心者神之舍也故神精亂而不轉卒然見非常處精神魂魄散不相得故曰惑也

脉度篇曰蹻脉氣不榮則目不合〇肝氣通於目肝和則目能辨五色矣

寒熱病篇曰足太陽有通項入於腦者正屬目本名曰眼系頭目爲法取之在項中兩筋間入腦乃别陰蹻陽蹻陰陽相交

陽入陰陰出陽交於目銳眥陽氣盛則瞋目陰氣盛則瞑目

衛氣行篇曰平旦陰盡陽氣出於目目張則氣上行於頭夜則氣行於陰而復合於目

口問篇曰心者五臟六腑之主也目者宗脈之所聚也上液之道也口鼻者氣之門戶也故悲哀愁憂則心動心動則五臟六腑皆搖搖則宗脈感宗脈感則液道開液道開故泣涕出焉液者所以灌精濡空竅者也故上液之道開則泣泣不止則液竭①液竭②則精不灌精不灌則目無所見矣故命曰奪精

解精微論曰夫心者五臟之專精也目者其竅也華色者其榮也是以人有德也則氣和於目有亡憂知於色是以悲哀則泣下泣下水所由生○夫水之精為志火之精為神水火相感神志俱悲是以目之水生也○厥則目無所見夫人厥則陽氣並於上陰氣並於下陽並於上則火獨光也陰並於下

則足寒足寒則脹也夫一水不勝五火故目眥盲是以氣衝
風泣下而不止夫風之中目也陽氣內守於精是火氣燔目
故見風則泣下也有以比之夫火疾風生乃能雨此之類也

決氣篇曰氣脫者目不明

癲狂篇曰狂目妄見耳妄聞善呼者少氣之所生也

藏氣法時論曰肝病者虛則目䀮䀮無所見耳無所聞善恐如
人將捕之取其經厥陰與少

熱病篇曰目中赤痛從內眥始取之陽蹻○目不明熱不已者
死

繆刺篇曰邪客於足陽蹻之絡令人目痛從內眥始刺外踝之
下半寸所各二痏左刺右右刺左如行十里頃而已

論疾診尺篇曰目赤色病在心白在肺青在肝黃在脾黑在腎
黃色不可名者病在胸中○診目痛赤脈從上下者太陽病

從下上者陽明病從外走內者少陽病

經筋篇曰足太陽之筋支者爲目上綱○足陽明之筋上合於太陽爲目下綱○足少陽之筋支者結於目眥爲外維○足陽明之筋引缺盆及頰卒口僻急者目不合熱則筋縱目不開

癲狂篇曰目眥外決於面者爲銳眥在內近鼻者爲內眥上爲外眥下爲內眥

評熱病論曰水者陰也目下亦陰也腹者至陰之所居故水在腹者必使目下腫也

脉要精微論曰夫精明五色者氣之華也赤欲如白裹朱不欲如赭白欲如鵝羽不欲如鹽青欲如蒼璧之澤不欲如藍黃欲如羅裹雄黃不欲如黄土黑欲如重漆色不欲如地蒼五色精微象見矣其壽不久也夫精明者所以視萬物別黑白

審長短以長爲短以白爲黑如是則精衰矣

五常政大論曰赫曦之紀其病瘡瘍血流狂妄目赤○陽明司天燥氣下臨肝氣上從脇痛目赤

六元正紀大論曰少陽司天之政初之氣候乃大温其病血溢目赤三之氣炎暑至民病熱中喉痺目赤○少陰司天之政民病目赤眥瘍二之氣陽氣布風乃行其病淋目瞑目赤氣鬱於上而熱三之氣大火行民病目赤○火鬱之發民病目赤心熱甚則瞀悶懊憹善暴死○木鬱之發甚則耳鳴眩轉目不識人

至眞要大論曰少陽之勝目赤欲嘔○太陽司天面赤目黄善噫

氣交變大論曰歲金太過燥氣流行肝木受邪民病兩脇下少腹痛目赤痛眥瘍

師傳篇曰肝者主爲將使之候外欲知堅固視目小大○目下
果大其膽乃横
五藏生成篇曰徇蒙招尤目冥耳聾下實上虛過在足少陽厥
陰甚則入肝○凡相五色之其脉詳前面
海論曰髓海不足則腦轉耳鳴脛痠眩冒目無所見懈怠安臥
風論曰風氣與陽明入胃循脉而上至目內眥其人肥則風氣
不得外泄則爲熱中而目黃人瘦則外泄而寒則爲寒中而
泣出○風氣循風府而上則爲腦風風入係頭則爲目風眼
寒
經脉篇曰五陰氣俱絶則目系轉轉則目運目運者爲志先死
志先死則遠一日半死矣
診要經終論曰太陽之脉其終也戴眼反折詳三十七卷死生門
三部九候論曰目內陷者死○瞳子高者太陽不足戴眼者太

陽已絶此决死生之要不可不察也

論證 共四條

眼目一證雖古有五輪八廓及七十二證之辨余嘗細察之似皆非切當之論徒資惑亂不足憑也以愚論之則凡病目者非火有餘則陰不足耳但辨以虚實二字可盡之矣蓋凡病紅腫赤痛及少壯暫得之病或因積熱而發者皆屬之有餘其有既無紅腫又無熱痛而但或昏或澁或眩運或無光或年及中衰或酒色過度以致羞明黑暗瞪視無力珠痛如摳等證則無非水之不足也虚者當補實者當瀉此固其辨矣然而實中亦有兼虚者此於腫痛中亦當察其不足虚中亦有兼實者又於衰弱内亦當辨其有餘總之虚實殊途自有形氣脉色可診可辨也知斯二者則目證雖多無餘義矣

一眼科有風熱之說今醫家凡見火證無論有風無風無不稱

爲風熱多從散治而不知風之爲義最當辨析夫風本陽邪然必有外感方是眞風因風生熱者風去火自息此宜散之風也若本無外感止因內火上炎而爲癢爲痛者人亦稱爲風熱蓋木屬肝肝主風風因熱極而生風者熱去風自息此不宜散者也如果風由外感必見頭痛鼻塞或爲寒熱或多涕淚或筋骨痠疼而脉見緊數方可兼散如無表證而陰火熾於上者則凡防風荊介升麻白芷細辛川芎薄荷羌活之類皆不宜用雖曰亦有芩連梔栢自能清火然宜升者不宜降用散者是也宜降者不宜升用清者是也若用藥不精未免自相掣肘多致可速者反遲病輕者反重躭視日久而醫瘴損明無所不致又孰能辨其由然哉此不可不察其陰陽升降之道也○外有升陽散火辨在二卷中亦宜參閱

一眼目之證當察色以辨虛實經曰黃赤者多熱氣青白者少

熱氣故凡治黃赤者宜清肝瀉火治青白者宜壯腎扶陽此固不易之法也至於目黃一證尤宜辨其虛實不可謂黃者必由熱也蓋有實熱而黃者有虛寒而黃者實熱之黃如造麴者然此以濕熱內蓄鬱蒸而成熱去則黃自退非清利不可也若虛寒之黃則猶草木之凋此以元陽日剝津液消索而然其爲病也既無有餘之形氣又無煩熱之脉證惟因乾涸所以枯黃凡此類者其衰已甚使非大加溫補何以回生切不可因其色黃槩熱爲熱而再加清利鮮不危矣

一外障當分虛實大都外障者多由赤痛而成赤痛不已則或爲努肉或爲瘢③蹙此皆有餘之證治當內清其火外磨其障○若內障者外無雲翳而內有蒙蔽經曰謂其有翳在黑睛內遮瞳子而然龍木論又云腦脂流下作翳者足太陽之邪也肝風衝上作翳者足厥陰之邪也故治法以鍼言之則當

取三經之俞如天柱風府大衝通里等穴是也又聞有巧手妙心能用金鍼於黑眼内撥去雲翳取效最捷者此雖聞之而實未見其人也○又有所謂内障者察其瞳子則本無遮隔惟其珠色青藍或微兼綠色或瞳人散大別無熱壅等證而病目視不明或多見黑花等證此悉由腎氣不足故致瞳子無光若有所障而内實無障也治當專補腎水氣虚者尤當兼補其氣○又有七情不節肝氣上逆或挾火邪而爲蒙昧不明若有所障者雖其外無赤痛然必睛珠脹悶或口鼻如烟此亦有餘之證氣逆者先當順氣多火者兼宜清火若氣不甚滯火不甚盛必當滋養肝血然有餘者多暴至若因循日積者多不足也又當以此辨之

論治 共六條

一火證眼目赤痛或腫或澀或羞明脹悶凡暴病而火之甚者

宜抽薪飲加減主之○火之微者宜徙薪飲黃芩黃連湯之類主之○若陰虛而火盛者宜加減一陰煎瀉白散滋陰地黃丸之類主之○若久病不已或屢發而多火者宜黃連羊肝丸明目羊肝丸或固本還睛丸之類主之

一真陰不足本無火證而但目視無光及昏黑倦視等證悉由水虧血少而然宜濟陰地黃丸左歸丸之類主之○或兼微火者宜明目地黃丸固本還睛丸之類主之○若陰中之陽虛者宜大補元煎左歸飲人參養營湯十全大補湯之類主之

一風熱腫痛之證察其果有外感方可從散宜芎辛散明目細辛湯助陽和血湯之類擇而用之○若風熱相兼者宜芍藥清肝散當歸龍膽湯蟬花散之類之

一翳障遮睛凡火有未清者宜蟬花散八味還睛散之類主之

○凡退翳諸藥，如白蒺藜、木賊、密蒙花、蛇蛻、蟬蛻、青箱子、草決明、石決明、夜明砂之類，皆所宜用。然欲退翳於已成，終屬費力，不若早杜其源也。

一點眼諸方載者固多，然皆不若金露散之爲妥也。或用丹砂散亦妙。若火連五藏，熱甚深遠，而凡過用寒涼點洗者，多致留邪，大非良法。若火邪不甚而暴爲赤痛者，用雞子黃連膏，其效甚捷。或黃連膏。

一目眶歲久赤爛，俗呼爲赤瞎是也。當以三稜鍼刺目眶外出血，以瀉濕熱而愈。○或用洗爛弦風赤眼方亦妙。

述古共七條

龍木禪師論曰：人有雙眸，如天之有兩曜，乃一身之至寶，聚五藏之精華。其五輪者應五行，八廓者應八卦。凡所患者，或因過食五辛，多啖炙煿，熱餐麪食，飲酒不已，房室無節，極目遠視數看日月頻撓心火夜讀細字月下觀書抄寫多能雕鏤細作博奕不休久被烟火泣淚過多刺頭出血太甚若此者俱散明之本復有馳騁田獵衝冒塵沙日夜不息者亦傷目之由又有少壯之時不自保惜逮至四旬以漸昏蒙故善衛養者纔至中年無事常須冥目勿使他視非有要事不宜輙開則雖老而視不衰大抵營衛順則斯疾無由而生營衛衰則致病多矣且傷風冷則淚出虛煩則昏蒙勞力則眥赤白膜則肺家受毒生瘡則風熱侵肺黃乃酒傷於脾血灌瞳人及赤色俱是心家有熱羞明見紅花爲肝邪黑花則腎虛青花膽有寒五色花爲腎虛有熱不可一槩爲治若虛不補而實不瀉亦難收救然上虛乃肝虛下虛乃腎虛肝虛則頭暈耳聾目眩腎虛則虛壅生花耳作蟬鳴大宜補肝益腎其有熱淚交流兩臉④赤痛乃肝之熱極迎風有淚爲腎虛客熱涼

肝瀉腎必得其宜至於五臟各以類推虛則生寒實則生熱補瀉之用須在參詳毫釐之差千里之謬餘則無非有所觸動或大病之後所患不一至於暴赤一證多因泛熱衝上或眠食失時飽食近火得之加以勞役失於調攝過食毒物變成惡證醫者不源本始但知暴赤屬陽或以散血之劑或五涼心之藥縱使退散遂致脾經受寒飲食不進頭目虛煩五臟既虛因成內障亦有見其不進飲食俾更服熱藥遂致暴燥熱氣上攻昏澁眵淚或犯盛怒辛苦重勞遂生努肉心氣不寧風熱交併變爲攀睛證狀不一是爲外障又加讀書博奕等勞過度名曰肝勞不可但投以治肝之劑及作他證治之終於罔效惟須閉目珍護不可遠視庶乎疾瘳若乎患風疹者必多眼瞕先攻其風則瞕自去婦人胎前產後用藥亦須避忌小兒所患切宜善治惟畧加淋洗若披鐮鍼灸斷不

可施猶戒用手頻揉或因茲睛壞至於莫救以上諸證專是科者宜留意焉

楊仁齋曰眼者五臟六腑之精華如日月麗天而不可掩者也其大眥屬心其白睛屬肺其烏睛屬肝其上下瞼胞屬脾而中之瞳人屬腎是雖五臟各有證應然論其所主則瞳子之關係重焉何以言之夫目者肝之外候也肝屬木腎屬水水能生木子肝母腎也有子母而能相離者哉故肝腎之氣充則精彩光明肝腎之氣乏則昏蒙眩暈若烏輪赤暈刺痛浮漿此肝熱也燥澀清淚枯黃遶睛此肝虛也瞳人開大淡白偏斜此腎虛也瞳人集小或帶微黃此腎熱也一虛一實以此驗之然肝腎之氣相依而行孰知心者神之舍又所以為肝腎之副焉所謂一而二二而一者也何則心主血肝藏血凡血熱衝發於目者皆當清心涼肝又不可固執水生木之

說夫眼以輕膜裹水照徹四方溯源反本非天一生水又孰爲之主宰乎析而論之則拘急牽颺瞳青胞白癢而清淚不赤不痛是謂之風眼烏輪突起胞硬紅腫眵淚濕漿裏熱刺痛是謂之熱眼眼渾而淚胞腫而軟上壅朦朧酸澁微赤是謂之氣眼其或風與熱併則癢而浮赤風與氣搏則癢澁昏沉血熱交聚故生淫膚粟肉紅縷偷針之類氣血不至故有眇視胞垂雀眼盲障之形淡紫而隱紅者爲虛熱鮮紅而妬赤者爲實熱兩眥呈露生努肉者此心熱血旺白睛紅膜如傘紙者此氣滯血凝熱證瞳人內湧白睛帶赤冷證瞳人青綠白睛枯槁眼熱經久復爲風冷所乘則赤爛眼中不赤但爲痰飲所注則作疼肝氣不順而挾熱所以羞明熱氣蓄聚而傷飽所以胞合呀此外證之大槩然爾然五臟不可闕一脾與肺獨無預何也曰白睛帶赤或紅筋者其熱在肺上胞

下胞或目唇間如疥點者其熱在脾脾主味也五味之秀養諸中則精華發見於其外肺主氣也水火升降營衛流轉非氣孰能使之前所謂五臟各有五證應者於此又可推矣雖然眼之爲患多生於熱其間用藥大抵以清心涼肝調血順氣爲先有如腎家惡燥設過慮證亦不過以當歸地黄輩潤養之則輕用溫藥不可也況夫肺能發燥肝亦好潤古方率用杏仁柿乾飴糖沙蜜爲佐果非潤益之意乎○至於退翳一節尤關利害凡翳起於肺家受熱輕則朦朧重則生翳珍珠⑤衣狀如碎米者易散梅花翳狀如梅花瓣者難消雖翳自熱生然治法先退翳而後退熱者去之猶易若先去赤熱則血爲之氷而翳不能去其有赤眼與之涼藥過多又且滌之以水反掌而氷凝眼特一團水耳水性清澄尤不可規⑥規於點洗喜怒失節嗜慾無度窮役目力泣涕過傷衝風凌霧當

暑月日不避烟火飲啖熱多此皆患生於臟腑者也專恃點洗可乎哉惟有靜坐澄神愛護目力放懷息慮心逸日休調和飲食以養之斟酌藥餌以平之明察秋毫斷可必矣

張子和曰聖人雖言目得血而能視然血亦有太過不及也太過則壅閉而發痛不及則目耗竭而失明故年少之人多太過年老之人多不及但年少之人則無不及年老之人間猶有太過者不可不察也夫目之內眥太陽經之所起血多氣少目之銳眥少陽經也血少氣多目之上綱太陽經也亦血多氣少目之下綱陽明經也血氣俱多然陽明經起於目兩旁交頞之中與太陽少陽俱會於目惟足厥陰經連於目系而已故血太過者太陽陽明之實也血不及者厥陰之虛也故出血者宜太陽陽明蓋此二經血多故也少陽一經不宜出血血少故也刺太陽陽明出血則愈明刺少陽出血則愈

昏要知無使太過不及以血養目而已凡血之爲物太多則
溢太少則枯人熱則血行疾而多寒則血行遲而少此常理
也目者肝之外候也肝主目在五行屬木木之爲物太茂則
蔽密太衰則枯瘁矣夫目之五輪乃五臟六腑之精華宗脉
之所聚其氣輪屬肺金肉輪屬脾土赤脉屬心火黑水神光
屬腎水兼屬肝木此世俗皆知之矣及有目疾則不知病之
理豈知目不因火則不病何以言之氣輪變赤火乘肺也肉
輪赤腫火乘脾也黑水神光被翳火乘肝與腎也赤脉貫目
火自甚也能治火者一句可了故內經曰熱勝則腫凡目暴
赤腫起羞明隱澀淚出不止暴寒目瞞皆大熱之所爲也治
火之法在藥則鹹寒吐之下之在鍼則神庭上星顖會前頂
百會血之翳者可使立退痛者可使立已昧者可使立明腫
者可使宜消惟小兒不可刺顖會爲肉分淺薄恐傷其骨然

小兒水在上火在下故目明老人火在上水不足故目昏內經曰血實者宜決之又曰虛者補之實者瀉之如雀目不能夜視及內障暴怒大憂之所致也皆肝主目血少禁出血止宜補肝養腎至於暴赤腫痛皆宜以鈹鍼刺前五穴出血而已次調鹽油以塗髮根甚者雖至於再至於三可也量其病熱以平爲期○子和嘗自病目或腫或翳羞明隱澁百餘日不愈眼科張仲安云宜刺上星百會攢竹絲空諸穴上出血又以草莖內兩鼻中出血約升許來日愈大半三日平復如故此則血實破之之法也

李東垣曰五臟六腑之精氣皆稟受於脾上貫於目脾者諸陰之首也目者血脉之宗也故脾虛則五臟之精氣皆失所司不能歸明於目矣心者君火也主人之神宜靜而安相火代行其令相火者胞絡也主百脉皆榮於目既勞役運動勢乃

妄行又因邪氣所並而損血脉故諸病生焉凡醫者不理脾胃及養血安神治標不治本是不明正理也若槩用辛涼苦寒之劑損傷真氣促成內障之證矣○又東垣曰能遠視不能近視者陽氣不足陰氣有餘也乃氣虛而血盛也血盛者陰火有餘氣虛者氣弱也此老人桑榆之象也能近視不能遠視者陽氣有餘陰氣不足也乃血虛氣盛也血虛氣盛者皆火有餘元氣不足也火者元氣之賊也

王海藏曰目能遠視責其有火不能近視責其無水宜東垣地芝丸主之目能近視責其有水不能遠視責其無火東垣定志丸主之

愚謂此二子之說在東垣以不能近視爲陽不足不能遠視爲陰不足在海藏以能遠視不能近視責其有火無水能近視不能遠視責其有水無火何二子之言相反也豈無是非

之辨哉觀劉宗厚曰陽氣者猶日火也陰氣者金水也先儒爲金水內明而外暗日火外明明暗暗此自不易之理也然則內明者利於近外明者利於遠故凡不能遠視者必陰勝陽也不能近視者必陽勝陰也由此言之則海藏是而東垣非矣若以愚見謂之則但當言其不足不必言其有餘故曰不能遠視者陽氣不足也不能近視者陰氣不足也豈不甚爲明顯若東垣以陰氣有餘陽氣有餘皆謂之火則能視者皆火病也海藏云能近視責其有水能遠視責其有火則當責者亦是病也此等議論余則未敢服膺

王節齋曰眼赤腫痛古方用藥內外不同在內湯散則用苦寒辛涼之藥以瀉其火在外點洗則用辛熱辛涼之藥以散其邪故點藥莫要於冰片而冰片大辛熱以其性辛甚故借以拔出火邪而散其熱氣古方用燒酒洗眼或用乾薑末生薑

汁點眼者皆此意也蓋赤眼是火邪內炎上攻於目故內治用苦寒之藥是治其本如鍋底之去薪也然火邪既客於目從內出外若外用寒凉以阻逆之則火鬱內攻不得散矣故點藥用辛熱而洗眼用熱湯是火鬱則發因而散之從治法也世人不知氷片為劫藥而誤認為寒常用點眼遂致積熱入目而昏暗障翳故云眼不點不瞎者也又不知外治忌寒凉而妄將冷水冷物冷藥挹洗致昏瞎者有之

愚按節齋之論甚屬有理然寒凉點眼之法亦非盡不可所但用之有宜否耳蓋點以寒凉用治火也若火之微者其勢輕其邪淺或偶觸烟火風熱或素有標病邪在膚腠之間而熱不深者即用黄連膏之類暫為清解亦可去熱浮熱去而目自愈無不可也若火之甚者本於五臟而熾及三陽欲以一星之寒凉濟此炎炎之盛勢其果能否此其解熱之功毫

無所及而閉熱之害惟目受之矣故凡病火眼之甚者點以寒凉痛必連珠正由火鬱而然耳所以久點寒凉而不效者未有不致於壞目此王節齋之論有不可不察而凡治雜症外證者亦當並識此義

薛立齋曰前證若體倦少食視物昏花或飲食勞倦益甚者脾胃虛也用補中益氣湯眵多緊澁赤脉貫睛或臟腑秘結者用芍藥清肝散若赤翳布白畏日羞明或痛如刺者上焦風熱也用黃連飲子若久視生花畏日遠視如霧者神氣傷也用神效黃芪湯大凡午前甚而作痛者東垣助陽和血湯午後甚而作痛者黃連天花粉丸午後甚而不痛者東垣益陰腎氣丸主之

鍼灸法

清明　風池　太陽　神庭　上星

顖會　百會　前頂　攢竹　絲竹空
承泣　目窗　客主人　承光

以上諸穴皆可用鍼或以三稜鍼出血凡近目之穴皆禁灸

大骨空 穴在手大指第二節尖灸九壯以口吹火滅　小骨空 穴在手小指第七節尖灸七壯以口吹火滅

上二穴能治迎風冷淚風眼爛弦等證

合谷 治陽明熱鬱赤腫翳障或迎風流淚灸七壯大抵目疾多宜灸此永不再發也亦可針

翳風 灸七壯治赤白翳膜目不明　肝俞 灸七壯治肝風客熱迎風流淚雀目　足三里 灸之可令火氣下降

明目二間 灸　命門 灸　水溝 可針可灸治目睛直視　手三里 灸右取左左取右

八關大刺 治眼痛欲出不可忍者須刺十指縫中出血愈

眼目論列方

抽薪飲 新寒三　大補元煎 新補一
明目羊肝丸 因二七　徙薪飲 新寒四
黄連飲子 因二一　黄連羊肝丸 外四一八

瀉白散 寒四二　十全大補湯 補二十
補中益氣湯 補三一　芎辛散 補十七
人參養營湯 補二一　神效黃芪湯 補四九
左歸丸 新補四　固本還精丸 因十
濟陰地黃丸 因五　右歸飲 新補三
八味還睛散 因十一　滋陰地黃丸 因九
蟬花散 因二五　加減一陰煎 新補九
益陰腎氣丸 因四　金露散 新因四四
助陽和血湯 因十六　明目地黃丸 因七
丹砂散 因三七　當歸龍膽湯 因二三
明目細辛湯 因十八　黃連膏 因三三 三六
芍藥清肝散 寒六一　洗爛眼赤眼方 因四四
黃連天花粉丸 因二九　黃芩黃連湯 因二二

鷄子黄蓮膏 新因四三 不能近視

論外備用方

逍遙散 補九三 目暗　羌活勝風湯 散六一 風熱

定志丸 補百十七　上清散 散六九 畜鼻

諸眼目方 共五十二方 俱在因陣

耳證

經義

陰陽應象大論曰北方生寒在臓爲腎在竅爲耳

五閲五使篇曰耳者腎之官也

金匱真言論曰南方赤色入通於心開竅於耳

生氣通天論曰故聖人傳精神服天氣而通神明失之則内閉九竅外壅肌肉衛氣解散○陽不勝其陰則五臟氣爭九竅

不通

玉機眞藏論曰脾不及則令人九竅不通名曰重強

脉度篇曰五臟不和則七竅不通○腎氣通於耳腎和則耳能聞五音矣

口問篇黃帝曰人之耳中鳴者何氣使然岐伯曰耳者宗脉之所聚也故胃中空則宗脉虛虛則下溜脉有所竭者故耳鳴補客主人手大指爪甲上與肉交者也○上氣不足腦爲之不滿耳爲之苦鳴頭爲之苦傾目爲之眩

決氣篇曰精脫者耳聾液脫者耳數鳴

海論曰髓海不足則腦轉耳鳴脛痠眩冒目無所見懈怠安臥

師傳篇曰腎者主爲外使之遠聽視耳好惡以知其性

癲狂篇曰狂目妄見耳妄聞善呼者少氣之所生也

藏氣法時論曰肝病者虛則目䀮䀮無所見耳無所聞善恐如

人將捕之取其經厥陰與少陽○氣逆則頭痛耳聾不聰頰腫取血者○肺病者虛則少氣不能報息耳聾嗌乾取其經太陰足太陽之外厥陰內血者

通評虛實論曰暴厥而聾偏塞閉不通內氣暴薄也○頭痛耳鳴九竅不利腸胃之所生也

藏生成篇曰徇蒙招尤目瞑耳聾下實上虛過在足少陽厥陰甚則入肝

經脉篇曰小腸手太陽也是主液所生病耳聾目黃頰腫○手陽明質則齲聾○三焦手少陽也是動則病耳聾渾渾焞焞⑦嗌腫喉痺

脉解篇曰太陽所謂耳鳴耳者陽氣萬物盛上而躍故耳鳴也○所謂浮而聾者皆在氣也

熱論篇曰傷寒三日少陽受之少陽主膽其脉循脇絡於耳故

胸脇痛而耳聾○兩感者三日則少陽與厥陰俱病則耳聾
囊縮而厥水漿不入不知人六日死
本藏篇曰黑色小理者腎小粗理者腎大高耳者腎高耳後陷
者腎下耳堅者腎堅耳薄不堅者腎脆耳好前居牙車者腎
端正耳偏高者腎偏傾也
氣交變大論曰歲火太過耳聾中熱○歲金太過目赤痛耳無
所聞
至眞要大論曰歲太陰在泉民病耳聾渾渾焞焞嗌腫喉痺○
少陰司天客勝則耳聾目瞑○厥陰司天客勝則耳鳴掉眩
○少陽司天客勝則嗌腫耳聾
六元正紀大論曰少陽所至爲喉痺耳鳴○木鬱之發爲耳鳴
眩轉目不識人
診要經終論曰少陽終者耳聾百節皆縱目睘絕系絕系一日

半死

邪氣臟腑病形篇曰十二經脉三百六十五絡其血氣皆上於面而走空竅其別氣走於耳而爲聽

衛氣篇曰足少陽之標在窻籠之前窻籠者耳也

寒熱病篇曰暴聾氣蒙耳目不明取天牖

雜病篇曰聾不痛者取足少陽聾而痛者取手陽明

繆刺論曰邪客於手陽明之絡令人耳聾時不聞音刺手大指次指爪甲上去端如韭葉各一痏立聞不已刺中指爪甲上與肉交者立聞其不時聞者不可刺也耳中生風者亦刺之如此數左刺右右刺左○耳聾刺手陽明不已刺其通脉出耳前者○邪客於手足少陰太陰足陽明之絡此五絡者皆會於耳中上絡左角五絡俱竭令人身脉皆動而形無知也其狀若尸或曰尸厥刺其足大指內側爪甲上去端如韭葉

後刺足心後刺足中指爪甲上各一痏後刺手大指內側去端如韭葉後刺手心主少陰銳骨之端各一痏立已不已以竹管吹其兩耳鬄其左角之髮方一寸燔治飲以美酒一杯不能飲者灌之立已

厥病篇曰耳聾無聞取耳中（聽宮也手太陽穴）○耳痛不可刺者耳中有膿若有乾耵聹耳無聞也○耳聾取小指次指爪甲上與肉交者先取手後取足○耳鳴取手中指爪甲上左取右右取左先取手後取足

刺熱篇曰熱病先身重骨痛耳聾好瞑刺足少陰病甚爲五十九刺

熱病篇曰熱病不知所痛耳聾不能自收口乾陽熱甚陰頗有寒者熱在髓死不治

論疾診尺篇曰嬰兒病耳間青脉起者掣痛

論證　共六條

耳聾證諸家所論雖悉然以余之見大都其證有五曰火閉曰氣閉曰邪閉曰竅閉曰虛閉○凡火閉者因諸經之火壅塞清道其證必閧閧熇熇⑧或脹或悶或煩或熱或兼頭面紅赤者是也此證治宜清火火清而閉自開也○氣閉者多因肝膽氣逆其證非虛非火或因恚怒或因憂鬱氣有所結而然治宜順氣氣順心舒而閉自開也○邪閉者因風寒外感亂其營衛而然解其邪而閉自開也○竅閉者必因損傷或挖傷者或雷炮之震傷者或患聤耳潰膿不止而壞其竅者是宜用開通之法以治之也○虛閉者或以年衰或以病後或以勞倦過度因致精脫腎虧漸至聾閉是非大培根本必不可也○凡此數者有從外不能達者其病在經有從內不能通者其病在臟當各隨其宜而治之自無不愈者然暴聾者

多易治久聾者最難爲力也

一耳聾證總因氣閉不通耳蓋凡火邪風邪皆令氣壅壅則閉也怒則氣逆逆則閉也竅傷則氣窒窒則閉也虛則氣不充不充則閉也凡邪盛氣逆而閉者實閉也氣有不及而閉者虛閉也然實閉者少而虛閉者多且凡屬實邪固令耳竅不通使果正氣強盛斷不至此惟經氣不足然後邪氣得以奪之此正邪之所湊其氣必虛之謂也故即係實邪而病至聾閉者亦無不有挾虛之象所以凡治此證不宜峻攻如古法之用通聖散神芎丸涼膈散木香檳榔丸之屬皆不可輕用蓋恐攻之未必能愈耳而反傷脾胃則他變踵至矣至若治此之法凡火壅於上者自宜清降兼陰虛者亦宜補陰此陽證之治也若無火邪止由氣閉則或補或開必兼辛溫之劑方可通行此陰證之治也然此二者皆當以漸調理但無欲

速庶乎盡善

一耳鳴當辨虛實凡暴鳴而聲大者多實漸鳴而聲細者多虛少壯熱盛者多實中衰無火者多虛飲酒味厚素多痰火者多實質清脉細素多勞倦者多虛且耳爲腎竅乃宗脉之所聚若精氣調和腎氣充足則耳目聰明若勞傷血氣精脫腎憊必至聾聵故人於中年之後每多耳鳴如風雨如蟬鳴如潮聲者是皆陰衰腎虧而然經曰人年四十而陰氣自半半即衰之謂也又以易義參之其象尤切易曰坎爲耳蓋坎之陽居中耳之聰在内此其所以相應也今老人之耳多見聰不内居而聲聞於外此正腎元不固陽氣漸渙之徵耳欲求來復其勢誠難但得稍緩即已幸矣其惟調養得宜而日培根本乎

論治　共五條

一火盛而耳鳴耳閉者當察火之微甚及體質之强弱而清之降之火之甚者宜抽薪飲大分清飲當歸龍薈丸之類主之○火之微者宜徙薪飲主之○兼陰虛者宜加減一陰煎清化飲之類主之○兼痰者宜清膈飲主之

一氣逆而閉者宜六安煎加香附丹皮厚樸枳殼之類主之○氣逆兼火者宜加山梔龍膽草天花粉之類主之○氣逆兼風寒者加川芎細辛蘇葉菖蒲蔓荊子柴胡之類主之

一傷寒外感發熱頭痛不解而聾者當於傷寒門察證治之邪解而耳自愈也但傷寒耳聾雖屬少陽之證然必因虛所以有之故仲景亦以為陽氣虛也是以凡遇此證必當專顧元氣有邪者兼以散邪且可因耳之輕重以察病之進退若因治而聾漸輕者其病將愈聾漸甚者病必日甚也其有聾閉至極而絲毫無聞者此其腎氣已絕最是大凶之兆

一虛閉證凡十三經脉皆有所主而又惟肝腎爲最若老年衰弱及素禀陰虛之人皆宜以大補元煎或左歸右歸丸肉蓯蓉丸或十全大補湯之類主之○若憂愁思慮太過而聾者宜平補鎮心丹辰砂妙香散之類主之○若陽虛於上者宜補中益氣湯歸脾湯之類主之凡諸補劑中或以川芎石菖蒲遠志細辛升麻柴胡之類皆可隨宜加用但因虛而閉或已久者終不易愈耳

一竅閉證非因氣血之咎而病在竅也當用法以通之○外臺秘要治聾法用芥菜子搗碎以人乳調和綿裹塞耳數易之即聞○千金方治耳聾久不效用大蒜一瓣中剜一孔以巴豆一粒去皮膜慢火炮極熟入蒜內用新綿包定塞耳中三次效○又方川骨碎補削⑨作條火炮乘熱塞耳中○又方治耳聾用巴豆一粒去心皮斑猫一枚去翅足二物合搗膏綿

裹塞耳中再易甚驗○經驗方用巴豆一粒蠟裹以針刺孔令透塞耳中○又古法以酒浸針砂一日至晚去砂將酒含口中用活磁石一塊綿裹塞耳左聾塞右右聾塞左此導氣通閉法也○凡耳竅或損或塞或震傷以致暴聾或鳴不止者即宜以手中指於耳竅中輕輕按捺隨捺隨放隨放隨捺或輕輕搖動以引其氣捺之數次其氣必至氣至則竅自通矣凡值此者若不速爲引導恐因而漸閉而竟至不開耳

述古

薛立齋曰按前證若血虚有火用四物加山梔柴胡○若中氣虚弱用補中益氣湯○若血氣俱虚用八珍湯加柴胡○若怒便聾而或鳴者屬肝膽經氣實用小柴胡加芎歸山梔虚用八珍加山梔○若午前甚者陽氣實熱也小柴胡加黄連山梔陽氣虚用補中益氣湯加柴胡山梔○午後甚者陰氣

虛也四物加白朮伏苓○若腎虛火動或痰盛作渴者必用地黃丸經云頭痛耳鳴九竅不利腸胃之所生也脾胃一虛耳目九竅皆爲之病

簡易方

一停耳膿出　明礬散 因五八

紅玉散 因五八　流膿方 因五九

一百蟲入耳方 因六一

灸法

上星灸二七壯 治風聾　翳風 灸七壯治 耳聾痛

合谷灸七壯 治耳聾　外關

聽宮　偏歷

腎俞

耳證論列方

抽薪飲 新寒三　　徙薪飲 新寒四

十全大補湯 補二十　　清化飲 新因三

清膈煎 新寒九　　補中益氣湯 補三一

地黃丸 補一二一　　歸脾湯 補三三

大分清飲 新寒五　　加減一陰煎 新補九

左歸丸 新補四　　大補元煎 新補一

平補鎮心丹 補百十一　　四物湯 補八

右歸丸 新補五　　肉蓯蓉丸 補一五五

辰砂妙香散 因十五　　八珍湯 補十九

六安煎 新和一　　小柴胡散 十九

當歸龍薈丸 寒一六七湯

論外備用方

柴胡清肝散 寒五九 肝胆火逆　　梔子清肝散 寒六十 肝胆風熱

耳病諸方　新因陣五一　至六八止

鼻證

經義

金匱真言論曰西方白色入通於肺開竅於鼻

脈度篇曰肺氣通於鼻肺和則鼻能知臭香矣

五閱五使篇曰鼻者肺之官也○以候五臟故肺病者喘息鼻張

邪氣臟腑病形篇曰十二經脈三百六十五絡其血氣皆上於面而走空竅其宗氣上出於鼻而爲臭

本神篇曰肺藏氣氣舍魄肺氣虛則鼻塞不利少氣實則喘喝胸盈仰息

五藏別論曰五氣入鼻藏於心肺心肺有病而鼻爲之不利也

經脉篇曰足太陽實則鼽窒虛則鼽衄
氣厥論曰膽移熱於腦則辛頞鼻淵鼻淵者濁涕下不止也傳爲衄衊瞑目
憂恚無言論曰人之鼻洞涕出不收者頏顙不開分氣失也
五色篇曰明堂者鼻也○雷公曰官五色奈何黃帝曰青黑爲痛黄赤爲熱白爲寒是爲五官○面王以上者小腸也面王以下者膀胱子處也鼻準爲面王　詳前面病門
解精微論曰泣涕者腦也腦者陰也髓者骨之充也故腦滲爲涕
刺熱篇曰脾熱病者鼻先赤
口問篇曰人之嚏者何氣使然岐伯曰陽氣和利滿於心出於鼻故爲嚏補足太陽榮眉本　一曰眉上也○口鼻者氣之門戶也

熱論篇曰傷寒二日陽明受之陽明主肉其脉俠鼻絡於目故
身熱目疼而鼻乾不得臥也
遺篇刺法論帝曰余聞五疫之至皆相染易天牝從來復得其
往氣出於腦即不干邪天牝鼻也鼻受天之氣故曰天牝詳十三卷瘟疫門
五常政大論曰審平之紀其主鼻○少陽司天欬嚏鼽衄鼻窒
瘡瘍太陽司天鼽嚏喜悲○少陰司天嚏鼽衄鼻窒
六元六紀大論曰陽明所至爲鼽嚏
至眞要大論曰少陰司天民病鼽衄嚏嘔○少陽司天甚則鼽
衄○太陽司天鼽衄善悲○少陰之復煩燥鼽嚏甚則入肺
欬而鼻淵

論證

鼻爲肺竅又曰天牝乃宗氣之道而實心肺之門戶故經曰心
肺有病而鼻爲之不利也然其經絡所至專屬陽明自山根

以上則連太陽督脈以通於腦故此數經之病皆能及之若其爲病則窒塞者謂之鼽時流濁涕而或多臭氣者謂之鼻淵又曰腦漏或生瘜肉而阻塞氣道者謂之鼻齆⑩及有噴嚏鼻衄酒皶赤鼻之類各當辨而治之然總之鼻病無他也非風寒外感則內火上炎耳外感者治宜辛散內熱者治宜清涼知斯二者則治鼻大綱盡乎是矣

論治 共六條

一鼻塞證有二凡由風寒而鼻塞者以寒閉腠理則經絡壅塞而多鼽嚏此證多在太陽經宜用辛散解表自愈如川芎散神愈散及麻黃紫蘇荆芥葱白之類皆可擇用○若由火邪上炎而鼻塞者單宜清火火之微者多近上焦出自心肺宜清化飲黄芩知母湯之類主之○火之甚者多出陽明或微兼頭痛宜竹葉石膏湯涼膈散之類主之○若風寒兼火者

即防風通聖散之類亦可用大都常塞者多火暴塞者多風寒當以此辨之

一鼻涕多者多由於火故曰肺熱甚則鼻涕出由此觀之則凡無故多淚及多口涎者亦多屬肝脾之火皆其類耳

一鼻淵證總由太陽督脉之火甚者上連於腦而津津不已故又名爲腦漏此證多因酒醴肥甘或久用熱物或火由寒鬱以致濕熱上熏津汁溶溢而下離經腐則有作臭者有大臭不堪聞者河間用防風通聖散一兩加薄荷黄連各二錢以治之古法有用蒼耳散治之者○然以余之見謂此炎上之火而治兼辛散有所不宜故多不見效莫若但清陰火而兼以滋陰久之自寧此即高者抑之之法故常以清化飲加白蒺藜五錢或一兩蒼耳子二三錢若火之甚者再以清涼等劑加減用之每獲全愈或用宣明防風湯之意亦可但此證

一見即宜節戒早治久則甚難爲力也○凡鼻淵腦漏雖爲熱證然流滲既久者即火邪已去流亦不止以液道不能扃固也故新病者多由於熱久病者未必盡爲熱證此當審察治之若執用寒涼未免別生他病其有漏泄既多傷其髓海則氣虛於上多見頭腦隱痛及眩運不寧等證此非補陽不可宜十全大補湯補中益氣湯之類主之○又醫學正傳有腦漏秘方亦可檢用

一鼻齆瘜肉阻塞清道雖鼻爲肺竅而其壅塞爲患者乃經絡肌肉之病此實陽明熱滯留結而然故內治之法宜以清火清氣爲主外治之法宜以黃白散及千金瘜肉方雄黃散或簡易瘜肉方之類主之

一酒皶赤鼻多以好酒之人濕熱乘肺薰蒸面鼻血熱而然亦以肺經素多風熱色爲紅黑而生皶癤者亦有之內宜涼血

清火外宜硫磺散白礬散之類主之

一鼻衄證詳見血證門

灸法

顖會 灸七壯治鼻齆鼻痔　上星 三壯七壯治濁涕

通元 灸七壯灸後鼻出鼻積方愈　迎香 治鼻塞多涕

人中　風府

百會　風池

大椎　曲差

合谷 並治鼻流臭穢

鼻證論列方

川芎散 因六九　雄黃散 因八四

宣明防風湯 因七七　涼膈散 攻十九 痘八三

琥黃散 因八九　防風通聖散 攻十六

蒸耳散 因七三　清化飲 新因十三
補中益氣湯 補三一　神愈散 因七四
傳正腦漏秘方 因七九　十全大補湯 補二十
黃白散 因八十　千金瘜肉方 因八五
竹葉石膏湯 寒五六　白礬散 因八七
簡易瘜肉方 因八六　黃芩知母湯 寒五一

論外備用方

川芎茶調散 散四六 傷風鼻塞　羌活勝風湯 散六 風熱鼻塞
硇鼻諸方 詳因陣六九至一百止

校注

①渴：据文义当作『竭』。
②渴：据文义当作『竭』。
③曮（yǎn）：疮痂。
④臉：四库本作『睑』，据文义当从。
⑤衣：据文义当作『医』。
⑥規規：浅陋拘泥貌。
⑦焞（tūn）焞：无光貌，此处指模糊不清。
⑧鬨鬨熇（hè）熇：『鬨鬨』，喧闹的样子；『熇熇』，火势旺盛的样子。『鬨』，『哄』的异体字。
⑨斑猫：即斑蝥。
⑩齆（wèng）：鼻道阻塞，呼吸不畅，发音不清。

欽定四庫全書①

景岳全書卷二十八

明 張介賓 撰

聾瘖

經義

脈解篇曰：所謂入中爲瘖者，陽盛已衰，故爲瘖也。內奪而厥，則爲瘖俳，此腎虚也。少陰不至者，厥也。

經脈篇曰：手少陰之别，名曰通里，循經入於心中，繫舌

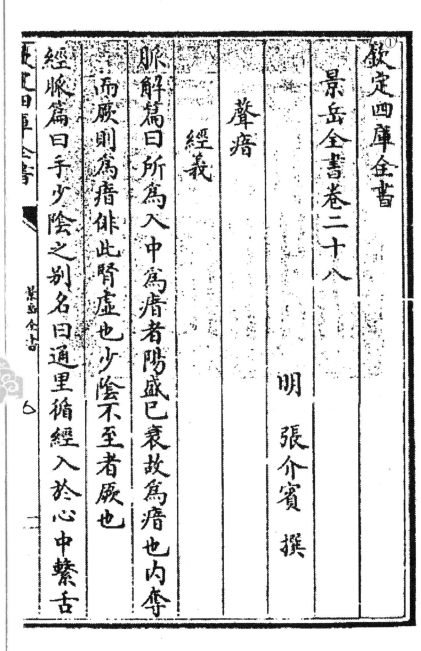

本屬目系其實則支膈虛則不能言取之掌後一寸別走太陽也○足陽明之別名曰豐隆其別者循脛骨外廉上絡頭項合諸經之氣下絡喉嗌其病氣逆則喉痺瘁瘖實則狂巔虛則足不收脛枯取之所別也

腹中論帝曰人有重身九月而瘖此爲何也岐伯對曰胞之絡脈絶也胞絡者繫於腎少陰之脈貫腎繫舌本故不能言帝曰治之柰何岐伯曰無治也當十月

復○帝曰有病膺腫頸痛胸滿腹脹此爲何病何以得之岐伯曰名厥逆帝曰治之柰何岐伯曰灸之則瘖石之則狂須其氣並乃可治也帝曰何以然岐伯曰陽氣重上有餘於上灸之則陽氣入陰入則瘖石之則陽氣虚虚則狂

大奇論曰胃脉沈鼓濇胃外鼓大心脉小急堅皆膈偏枯男子發左女子發右不瘖舌轉可治三十日起其從者瘖三歲起年不滿二十者三歲死○肝脉鶩暴

有所驚駭脈不至若瘖不治自已

憂恚無言篇帝曰人之卒然憂恚而言無音者何道之

塞何氣出行使音不彰願聞其方少師曰咽喉者水

穀之道也喉嚨者氣之所以上下者也會厭者音聲

者氣之所以上下者也會厭者音聲之戶也口唇者音聲之扇也舌者音聲之機也懸雍垂者聲音之關也頏顙者分氣之所泄也橫骨者神氣所使主發舌者也故人之鼻洞涕出不收者頏顙不開分氣泄也足故厭小而疾薄則發氣疾其開闔利其出氣易其厭大而厚則開闔難其出氣遲故重言也○人卒然無音者寒氣客於厭則厭不能發發不能下至其開闔不致故無音○帝曰刺之奈何岐伯曰足之少陰上繫於舌絡於橫骨終於會厭兩瀉其血脉濁氣乃辟會厭之脉上絡任脉取之天突其厭乃發也

逆調論曰不得卧而息有音者是陽明之逆也足三陽者下行今逆而上行故息有音也○夫起居如故而息有音者此肺之絡脉逆也絡脉不得隨經上下故留經而不行絡脉之病人也微故起居如故而息有音也

宣明五氣篇曰五邪所亂邪入於陽則狂邪入於陰則痺搏陽
則爲巔疾搏陰則爲瘖陽入之陰則靜陰出之陽則怒是謂
五亂
脉要精微論曰心脉搏堅而長當病舌卷不能言其耎而散者
當消環自已
生氣通天論曰陽不勝其陰則五臟氣爭九竅不通
脉度篇曰五臟常內閱於上七竅也五臟不利則七竅不通
邪氣臟腑病形篇曰心脉濇甚則爲瘖
寒熱病篇曰暴瘖氣鞕取扶突與舌本出血
寶命全形論曰夫鹽之味鹹者其氣合器津泄絃絶者其音嘶
敗木敷者其葉發病深者其聲噦人有此三者是謂壞府毒
藥無治短鍼無取此皆絶皮傷肉血氣爭黑
熱病篇曰痱之爲病也身無痛者四肢不收智亂不甚其言微

知可治甚則不能言不可治也

陰陽應象大論曰東方生風在地爲木在臟爲肝在音爲角在聲爲呼南方生熱在地爲火在臟爲心在音爲徵在聲爲笑中央生濕在地爲土在臟爲脾在音爲宮在聲爲歌西方生燥在地爲金在臟爲肺在音爲商在聲爲哭北方生寒在地爲水在臟爲腎在音爲羽在聲爲呻

論證 共二條

聲音出於臟氣凡臟實則聲弘臟虛則聲怯故凡五臟之病皆能爲瘖如以憂思積慮久而至瘖者心之病也驚恐憤鬱猝然致瘖者肝之病也或以風寒襲於皮毛火燥刑於金臟爲欬爲嗽而致瘖者肺之病也或以飢飽或以疲勞致敗中氣而喘促爲瘖者脾之病也至於酒色過傷欲火燔爍以致陰虧而盜氣於陽精竭而移[3]稿於肺肺燥而嗽嗽久而瘖者此

腎水枯涸之病也是五臟皆能爲瘖者其槩如此然舌爲心之苗心病則舌不能轉此心爲聲音之主也聲由氣而發肺病則氣奪此氣爲聲音之戶也腎藏精精化氣陰虛則無氣此腎爲聲音之根也經曰言而微終日乃復言者此氣之奪也而況於無聲者乎是知聲音之病雖由五臟而實惟心之神肺之氣腎之精三者爲之主耳然人以腎爲根蔕元氣之所由生也故由精化氣由氣化神使腎氣一虧則元陽寢弱所以聲音之標在心肺而聲音之本則在腎觀之經云陽盛已衰故爲瘖也內奪而厥則爲瘖俳此腎虛也然則腎爲聲音之根信非謬矣

一瘖啞之病當知虛實實者其病在標因竅閉而瘖也虛者其病在本因內奪而瘖也竅閉者有風寒之閉外感證也有火邪之閉熱乘肺也有氣逆之閉肝滯強也風閉者可散而愈

火閉者可清而愈氣閉者可順而愈此皆實邪之易治者也至若痰凝之閉雖曰有虛有實然非治節不行何致痰邪若此此其虛者多而實者少當察邪正分緩急而治之可也內奪者有色慾之奪傷其腎也憂思之奪傷其心也大驚大恐之奪傷其膽也飢餓疲勞之奪傷其脾也此非各求其屬而大補元氣安望其嘶敗者復完而殘損者復振乎此皆虛邪之難治者也然難易之辨固若此而猶有難易之辨者則辨其久暫辨其病因乃可悉焉蓋暫而近者易漸而久者難脈緩而滑者易脈細而數者難素無損傷者易積有勞怯者難數劑即開者易久藥罔效者難此外復有號叫歌唱悲哭及因熱極暴飲冷水或暴吸風寒而致瘖者乃又其易者也若此者但知養息則弗藥可愈是皆所當辨者

論治 共七條

一風寒襲於皮毛則熱鬱於內肺金不清而閉塞喉竅欬嗽甚而聲瘖者宜參蘇飲二陳湯小青龍湯金水六君煎三拗湯之類以散之

一火邪侵肺上焦熱甚而聲瘖者宜四陰煎麥門冬湯主之○心火盛者二陰煎○胃火上炎者竹葉石膏湯○肝膽火盛者柴胡清肝散之類主之○勞瘵痰嗽挾火者竹衣麥門冬湯主之

一肝邪暴逆氣閉爲瘖者宜小降氣湯潤下丸七氣湯之類主之

一痰氣滯逆而爲瘖者如二陳湯六安煎貝母丸潤下丸之類皆治標之可用者或用鹽湯探吐之亦可○其有虛痰或痰火之甚者當於痰飲門參酌治之

一虛損爲瘖者凡聲音之病惟此最多當辨而治之○凡色慾

傷陰病在腎者宜六味丸八味丸左歸丸右歸丸人參平肺湯大補元煎之類主之或兼肺火者宜一陰煎四陰煎人參固本丸之類擇而用之○凡大驚大恐猝然致瘖者肝膽受傷也宜七福飲五福飲十味溫膽湯平補鎮心丹定志丸之類主之○凡飢餒疲勞以致中氣大損而爲瘖者其病在脾宜歸脾湯理陰煎補中益氣湯補陰益氣煎溫胃飲之類主之○凡憂思過度致損心脾而爲瘖者宜七福飲歸脾湯之類主之○凡病人久嗽聲啞者必由元氣大傷肺腎俱敗但宜補肺氣滋腎水養金潤燥其聲自出或略加訶子百藥煎之類兼收斂以治其標務宜先本後末庶可保全若見其假熱而過用寒涼或見其痰盛而妄行消耗則未有一免者矣

一凡患風毒或病喉癰病既愈而聲則瘖者此其懸雍已損雖瘖無害也不必治之

一久病人不語者心氣已絶不治

簡易方

一方　治失聲不出用蘿蔔擣自然汁入薑汁少許時時細飲之

一方　用皂角一條去皮子同蘿蔔三箇煎服數次聲卽出

一方　治無故咽喉聲音不出用橘皮五兩水三升煑一升頓服效

一方　治猝啞用杏仁三分去皮尖熬別杵桂末一分和擣如泥每用杏核大一丸綿裹噙口中細細嚥之日三夜五

一方　用密陀僧爲極細末每服一錢熟茶飲之聲卽出

按右方皆治標之法凡猝瘖輕淺者亦可取效若係根本之病不得槩以爲用

聲瘖論列方

一陰煎 新補八
二陰煎 新補十
大補元煎 新補一
五福飲 新補六
七福飲 新補七
補中益氣湯 補三一
歸脾湯 補三三
溫胃飲 新熱五
補陰益氣煎 新補十六
六味丸 補一二一
八味丸 補一二二
金水六君煎 新和一
左歸丸 新補四
右歸丸 新補五
人參固本丸 補百七
定志丸 補百十七
六安煎 新和二
柴胡清肝散 寒五九
二陳湯 和一
參蘇飲 散三四
平補鎮心丹 補百十一
三拗湯 散七八
七氣湯 和四七
竹葉石膏湯 寒六
四陰煎 新補十二
潤下丸 和百十七

人參平肺湯 因一八七　理陰煎 新熱三
麥門冬湯 寒四四　十味溫膽湯 和一五三
華蓋散 散七九　小青龍湯 散八
竹衣麥門冬湯 因一八九　貝母丸 新和十八
小降氣湯 和四二

論外備用方

百合丸 因一八八 肺燥失聲　杏仁煎 因一八三 欬嗽失聲
訶子甘桔湯 因一七八 火盛失音　鐵笛丸 因一九 謳歌失音
靛花丸 因一八二 喉風失音

咽喉

經義

憂恚無言篇曰：咽喉者，水穀之道也；喉嚨者，氣之所以上下者

也詳前聲瘖門

陰陽別論曰：一陰一陽結，謂之喉痺。

厥論曰：手陽明少陽厥逆，發喉痺，嗌腫。

經脈篇曰：足陽明之別，上絡頭項，合諸經之氣，下絡喉嗌。其病氣逆則喉痺瘁瘖。○三焦手少陽也，是動則病嗌腫喉痺。○小腸手太陽也，是動則病嗌痛頷腫。○腎足少陰也，是所生病口熱舌乾，咽腫上氣，嗌乾及痛。

骨空論曰：督脈爲病，嗌乾。

五音五味篇曰：衝脈任脈皆起於胞中，上循背裏，爲經絡之海。其浮而外者，循腹右上行，會於咽喉，別而絡唇口。

脈解篇曰：厥陰所謂甚則嗌乾熱中者，陰陽相薄而熱，故嗌乾也。

奇病論曰：肝者，中之將也，取決於膽，咽爲之使。

厥病篇曰嗌乾口中熱如膠取足少陰
雜病篇曰喉痺不能言取足陽明能言取手陽明
雜病篇曰喉痺舌卷口中乾煩心心痛臂內廉痛不可及頭取手小指次指爪甲下去端如韭葉
繆刺論曰邪客於手少陽之絡令人喉痺舌卷口乾心煩刺手中指次指爪甲上去端如韭葉各一痏○邪客於足少陰之絡令人嗌痛不可內食無故善怒氣上走賁上刺足下中央之脉各三痏○嗌中痛不能內唾時不能出唾者刺然骨之前出血立已左刺右右刺左
六元正紀大論曰少陽司天三之氣喉痺目赤善暴死○少陰司天嗌乾腫上
至真要大論云歲太陰在泉嗌腫喉痺○太陽在泉寒淫所勝民病嗌痛頷腫○太陰之勝喉痺項強○少陽司天客勝則

丹胗外發喉痺頭𤺋嗌腫

論證 共三條

喉痺一證在古方書雖有十八證之辨而古人悉指爲相火然此證雖多由火而復有非火證者不可不詳察也蓋火有眞假凡實火可清者卽眞火證也虛火不宜清者卽水虧證也且復有陰盛格陽者卽眞寒證也故內經曰太陽在泉寒淫所勝民病嗌痛頷腫其義卽此何後人之弗究也

一喉痺所屬諸經凡少陽陽明厥陰少陰皆有此證具列如前但其中虛實各有不同蓋少陽厥陰爲木火之臟固多熱證陽明爲水穀之海而胃氣直透咽喉故又惟陽明之火爲最盛欲辨此者但察其以情志鬱怒而起者多屬少陽厥陰以口腹肥甘辛熱太過而起者多屬陽明凡患此者多宜以實火論治至若少陰之候則非此之比蓋少陰之脉絡於橫骨

終於會厭繫於舌本凡陰火逆衝於上多爲喉痺但少陰之火有虛有實不得類從火斷若果因實火自有火證火脉亦易知也若因酒色過度以致眞陰虧損者此腎中之虛火上也非壯水不可又有火虛於下而格陽於上此無根之火即腎中之眞寒證也非溫補命門不可凡此諸經不同而虛實大異皆後人所罕知者獨褚氏遺書有上病察下之說誠見道之言也

一咽喉證總謂之火則名目雖多似有不必盡辨者然亦有不可不辨者如單雙蛾雙乳蛾及纏喉風之有不同也蓋腫於咽之兩旁者爲乳蛾腫於一邊者爲單蛾此其形必圓突如珠乃癰癤之類結於喉間故多致出毒或宜刺出其血而愈者若纏喉風則滿片紅腫多不成膿亦不必出血但使火降其壅自消此其所以有異而治之當有法也

論治共九條

一火證喉痺悉宜以抽薪飲主之○火不甚者宜徙薪飲主之○凡肝膽之火盛者宜以芍藥梔子草龍膽爲主○陽明胃火盛者宜以生石膏爲主若大便秘結不通則宜加大黃芒硝之屬通其便而火自降○凡火浮於上而熱結於頭面咽喉者最宜清降切不可用散風升陽等劑蓋此火由中得升愈熾經曰高者抑之正此之謂非火鬱宜發及升陽散火之義學者於此最當體察勿得誤認其面目○凡外治火證腫痛之法宜以木別子磨醋用鵞翎蘸攪喉中引去其痰或另少和清水免其大酸時時呷嗽喉中不可嚥下引吐其痰爲更善漱後以代匙散吹之仍內服煎藥自無不愈○凡火壅於上而食物之治最宜雪梨漿綠豆飲之屬爲妙若南方少梨之處或以好蘿蔔杵汁和以清泉少加玄明粉攪匀徐徐

飲之既可消痰亦可清火○凡單雙乳蛾若毒未甚膿未成者治之自可消散若勢甚而危者必須砭出其血庶可速退此因其急亦不得已而用之也又古法用三稜鍼刺少商穴出血云治喉痺立愈

一陰虛喉痺其證亦內熱口渴喉乾或唇紅頰赤痰涎壅盛然必尺脉無神或六脉雖數而浮軟無力但察其過於酒色或素稟陰氣不足多倦少力者是皆腎陰虧損水不制火而然火甚者宜滋陰八味煎加減一陰煎之類主之○火微而不喜冷物及大便不堅小便不熱者宜六味地黃湯一陰煎之類主之○若因思慮焦勞兼動心火者宜二陰煎主之

一格陽喉痺由火不歸元則無根之火客於咽喉而然其證則上熱下寒全非火證凡察此者但診其六脉微弱全無滑大之意且下體絕無火證腹不喜冷即其候也蓋此證必得於

色慾傷精或泄瀉傷腎或本無實火而過服寒凉以傷陽氣者皆有此證速宜用鎮陰煎爲上八味地黃湯次之或用蜜附子含嚥亦妙若再用寒凉必致不救

一陽虛喉痺非喉痺因於陽虛乃陽虛因於喉痺也蓋有因喉痺而過於攻擊致傷胃氣者有艱於食飲倉廩空虛亦傷胃氣者又有氣體素弱不耐勞倦而傷胃氣者凡中氣內虛疼痛外逼多致元陽飛越脉浮而散或若而濇以致聲如鼾睡痰如拽鋸者此肺胃垂絕之候速宜挽回元氣以人參一味濃煎放心徐徐飲之如痰多者或加竹瀝薑汁亦可如遲多致不救如作實火治之則禍如反掌

一喉癬證凡陰虛勞損之人多有此病其證則滿喉生瘡紅痛久不能愈此實水虧虛火證也宜用前陰虛喉痺之法治寒〇若多欬嗽肺熱宜以四陰煎之類主之〇若滿喉生瘡破

爛而痛者宜用牛黄益金散吹敷之仍内服滋補真陰之劑
自可全愈

一瘟毒喉痺乃天行瘟疫之氣其證則咽痛項腫甚有頸面頭項俱腫者北方尤多此病俗人呼爲蝦蟆瘟又名顱鷀瘟亦名大頭瘟此濕熱壅盛最凶之候宜清諸經之火或瀉陽明之熱當察緩急而治之東垣有普濟消毒飲專治瘟毒喉痺百發百中

一鎖喉風證時人以咽喉腫痛飲食難入或痰氣壅塞不通者皆稱爲鎖喉風而不知有真正鎖喉風者甚奇甚急而實人所未知也余在燕都嘗見一女子年已及笄忽一日於仲秋時無病而喉窍緊澁息難出入不半日而緊澁愈甚及延余視診其脉無火也問其喉則無腫無痛也觀其貌則面青瞠目不能語也聽其聲則喉窍之細如鍼抽息之窘如線伸頸

拚命求救不堪之狀甚可憐也余見而疑之不得其解然意謂風邪閉塞喉竅非用辛溫不能解散遂以二陳湯加生薑煎而與之毫忽無效意復用獨參湯以救其肺然見其勢危若此恐滋怨謗終亦未敢下手他醫見之亦但束手而已如此者一日夜而殁後又一人亦如此而殁若此二人者余至今莫識其所以病此終身之疑實深自愧也然意必肺氣竭絶而然倘再有値此者恐非獨參湯決不能救故筆諸此以俟後之君子虛心詳酌焉

一楊梅結毒有喉間潰爛作痛久而不愈者此非喉痺之屬乃楊梅瘡毒也宜仙遺糧湯甚者宜以上茯苓煎湯吞五寶丹

一諸物哽於喉中或刺或骨必有鋒芒之逆所以刺而不下凡下而逆者反而上之則順矣故治此者當借飲食之勢涌而吐之使之上出則如拔刺之捷也若芒刺既深必欲推下非

惟理勢不能必且延遲或食飲既消無可推送以致漸腫則爲害非細矣○凡諸骨鯁或以餳糖一大塊滿口吞而嚥之或用韭菜煑畧熟勿切吞下一束即裹而下亦妙

述古 共二條

張子和曰喉痹病大槩痰火所致急者宜吐痰後復下之上下分消而愈又甚者以鍼刺去血然後用藥吐下此爲治之上策若人畏懼而委曲旁求瞬息喪命治喉痺之火與救火同不容少待內經曰火鬱發之發散也吐中有發散之義出血者亦發散之端也治斯疾者毋執緩方小方而藥之曰吾藥乃王道不動臟腑若幸遇疾之輕者而獲愈疾之重者循死矣豈非誤殺也耶

龐氏曰伏氣之病古方謂之腎傷寒謂非時有暴寒中人毒氣伏於少陰經始初不病旬月乃發脉微弱法當以傷寒治之

非喉痺之病也次必下利○愚按此證亦所嘗有是必以少陰少陽之火合太陽之寒合太陰之濕合而復兼風寒之邪者皆有此證故治此者不必治喉痺但治外邪其喉自愈即如新方諸柴胡飲及散陣諸方皆可隨宜酌用

格陽喉痺新按

余友王蓬雀年出三旬初未識面因患喉痺十餘日延余診視見其頭面浮大喉頸粗極氣急聲啞咽腫口瘡痛楚之甚一婢倚背坐而不卧者累日矣及察其脈則細數微若之甚問其言則聲微似不能振者詢其所服之藥則無非芩連梔栢之屬此葢以傷陰而起而復爲寒涼所逼以致寒盛於下而格陽於上即水飲之類俱已難入而尤畏煩熱余曰危哉再遲半日必不救矣遂與鎮陰煎以冷水頓冷徐徐使嚥之用畢一煎過宿而頭項腫痛盡消如失余次早見之則癯然一

瘦質耳何昨日之巍然也遂繼用五福飲之類數劑而起疑
者始皆駭服自後感余再生遂成莫逆

虛損喉癬 新按

一來宅女人年近三旬因患虛損更兼喉癬疼痛多醫罔效余
診其脉則數而無力察其證則大便溏泄問其治則皆退熱
清火之劑然愈清火而喉愈痛察之既確知其本非實火而
且多用寒涼以致吐腹不實總亦格陽之類也遂專用理陰
煎及大補元煎之類出入間用不半月而喉痛減不半年而
病全愈

小兒吞釘 新按

一王氏子甫周歲其母以一鐵釘與之玩弄不覺納之口中吞
入喉間其父號呼求救余往視之但見其母倒提兒足以冀
其出口鼻皆血危劇之甚余曉之曰豈有倒懸可以出釘而

能無傷命者哉因速令抱正遂聞喀聲余曰釘已下咽不在喉矣其父曰嬌嫩之臟安能堪此但因其哀求之切不得不允姑以慰之然計無從出而逼索方藥頃刻數四余只得靜坐齋頭潛思熟計亦無所得乃取本草一玩④覬啟其幾見所載曰鐵畏樸硝遂得一計乃用活磁石一錢樸硝二錢並研爲末付其父令以熬熟豬油加蜜和調藥末與之於申末之頃盡吞之至次早其父匍匐階前曰昨於三鼓時忽解下一物大如芋子瑩如蓴菜潤滑無稜藥護其外撥而視之則釘在其中矣持以視余乃京中釘鞋所磨用磨釘也其父索其方並問其故余曰所用者芒硝磁石耳蓋硝非磁石不能使藥附釘磁石非硝不能逐釘速出非油則無以潤非蜜則未必吞合是四者則着者着逐者逐潤者潤同功合力裹護而出矣公亦以爲然否其父手額稱謝曰神哉不可泯也宜筆

記之以貣後人之識焉

附按

薛立齋治一婦人咽間作痛兩月後始潰而不斂遍身筋骨亦痛諸藥不應先以上萆薢湯數劑而斂更以四物湯倍加上茯苓黃芪二十餘劑諸證悉愈○又一彌月小兒先於口內患之後延於身年餘不愈以土茯苓爲末乳汁調服母以白湯調服月餘而愈○又一男子以生廣瘡服輕粉稍愈後復發又服輕粉稍愈繼後大發喉腭潰爛與鼻相通臂腿數枚如桃大潰年餘不斂虛證悉具投以萆薢湯爲主佐以健脾諸藥月餘而安○又一婦人臉鼻俱蝕半載不斂治以前藥而愈○按此方本治淫瘡味甘而利善去濕熱和血脈所以凡諸瘡毒皆宜用之其效未可盡述

咽喉論列方

抽薪飲 新寒三　徙薪飲 新寒四
土萆薢湯 外九九　一陰煎 新補八
二陰煎 新補七　仙遺糧湯 外一九八
五福飲 新補六　獨參湯 補三六
六味地黄湯 補一二一　四物湯 補八
二陳湯 和一　滋陰八味煎 新寒十七
綠豆飲 新寒十四　理陰煎 新熱三
加減一陰煎 新補九　雪梨漿 新寒十六
鎮陰煎 新熱十三　普濟消毒飲 寒十三
五寶丹 外二百五　四陰煎 新補十二
牛黄蒸金散 因一八五　蜜附子 因一八四
代匙散 新因四八　大補元煎 新補七
八味地黄丸 補一二二

論外備用方

甘露飲 寒十　加減八味丸 補一三三

直指黄芩湯 寒百七 新肺熱　咽喉諸方 詳因陣一七五至二百一十

齒牙

經義

上古天真論曰女子七歲腎氣盛齒更髮長三七盛氣平均故真牙生而長極○丈夫八歲腎氣實髮長齒更三八腎氣平均筋骨勁强故真牙生而長極五八腎氣衰髮墮齒槁八八則齒髮去

邪客篇曰天有列星人有牙齒

五味論帝曰苦走骨多食之令人變嘔何也少俞曰苦入於胃五穀之氣皆不能勝苦苦入下脘三焦之道皆閉而不通故

變嘔齒者骨之所終也故苦入而走骨故入而復出知其走骨也

經脉篇曰手陽明之脉其支者從缺盆上頸貫頰入下齒中○足陽明之脉下循鼻外入上齒中還出挾口環唇下交承漿

寒熱篇曰臂陽明有入鼽徧齒者名曰大迎下齒齲取之臂惡寒補之不惡寒瀉之○足太陽有入鼽徧齒者名曰角孫上齒齲取之在鼻與鼽前方病之時其脉盛盛則瀉之虛則補之○骨寒熱者病無所安汗注不休齒未槁取其少陰於陰股之絡齒巳槁死不治骨厥亦然

雜病篇曰齒痛不惡清飲取足陽明惡清飲取手陽明

論證 共四條

齒牙之病有三證一曰火二曰蟲三曰腎虛凡此三者病治各有不同辨得其眞自無難治之齒病矣○凡火病者必病在

牙床肌肉間或爲腫痛或爲糜爛或爲臭穢脫落或牙縫出血不止是皆病在經絡而上牙所屬足陽明也止而不動下牙所屬手陽明也嚼物則動而不休此之爲病必美酒厚味膏粱甘膩過多以致濕熱蓄於腸胃而上壅於經乃有此證治宜戒厚味清火邪爲主○蟲痛者其病不在經而在牙亦由肥甘濕熱化生牙蟲以致蝕損蛀空牙敗而痛治宜殺蟲爲主濕熱勝者亦宜兼清胃火○腎虛而牙病者其病不在經而在臟蓋齒爲骨之所終而骨則主於腎也故曰腎衰則齒豁精固則齒堅至其爲病則凡齒脆不堅或易於搖動或疏豁或突而不實凡不由蟲不由火而齒爲病者必腎氣之不足此則或由先天之禀虧或由後天之斵喪皆能致之是當以專補腎氣爲主

一齒有傷於外因者或以擊損或以跌撲或勉强咬嚼堅硬等

物久之無不損齒此豈藥之可療知者自當防也

一種齒法古有晨昏叩齒之説雖亦可行然而谷谷震動終非盡善之道余每因勞因酒亦嘗覺齒有浮突之意則但輕輕咬實務令漸咬漸齊或一二次或日行二三次而根自固牢又凡於小解時必先咬定牙根而後解則腎氣亦賴以攝非但固精亦能堅齒故余年逾古稀而齒無一損亦大得此二方之力

一金丹全書云今人漱齒每以早晨是倒置也凡一日飲食之毒積於齒縫當於夜晚刷洗則垢穢盡去齒自不壞故云日漱不如夜漱此善於養齒者今觀智者每於飯後必漱則齒至老堅白不壞斯存養之功可見矣

論治 共六條

一陽明熱壅牙痛宜清胃散清胃飲之類主之○若火之甚者

宜抽薪飲太清飲之類主之皆所以清其源也○若腎陰本虚胃火復盛上實下虚而爲熱渴腫痛者玉女煎爲最妙

一牙痛外傳之藥惟辛温可以散熱宜細辛煎丁香散薑黄散赴筵散之類主之然惟二辛煎三香散爲尤妙

一虫牙蛀空疼痛宜瑞竹堂方韭子湯巴豆丸藜蘆散皆可擇而用之

一牙縫出血不止無非胃火所致宜以前清胃等藥主之○亦有陰虚於下格陽於上則六脉微細全非實熱火證牙縫之血大出不能止而手足厥冷者速宜以鎮陰煎主之若誤用寒凉必致不救

一腎虚牙齒不固或摇動或脆弱浮突者雖宜以補腎爲主然亦當辨其寒熱凡左歸丸六味丸可壯腎中之陰右歸丸八味丸可補腎中之陽須逼加骨碎補丸服尤妙○若齒牙浮

動脫落或牙縫出血而口不臭亦無痛者總屬陰中之陽虛宜安腎丸之類主之

一走馬牙疳牙床腐爛齒牙脫落謂之走馬者言其速也此蓋熱毒蘊蓄而然凡病此者大凶候初見此證速宜內瀉陽明之火兼以綠豆飲常服之外用冰白散三仙散射礬散北棗丹之類傳之○丹溪法曰用乾北棗燒存性同枯白礬為末敷之神效

述古 共二條

聖惠方云熱者怕冷水宜用牙硝薑黃雄黃荊芥等治之○心者怕熱湯宜用乾薑蓽撥等治之○不怕冷熱乃風牙以猪牙皂角殭蚕蜂房草烏治之○有孔者爲蛀牙宜雄黃石灰沙糖等治之○用藥了皆以溫水漱之

薛立齋曰齒痛若因手足陽明經濕熱用東垣清胃散○若因

風寒入腦腦痛齒亦痛用羌活附子湯○若因思慮傷脾用歸脾湯○若因鬱火所致用越鞠丸○若因酒麵炙煿而發用清胃散○若因飲食傷脾用六君子湯○若因勞傷元氣用補中益氣湯○若因脾胃素弱用六君子當歸升麻○若因腎經陰虛用六味丸○若因腎經陽虛用八味丸○若陰陽俱虛用十補丸○若脾腎虛寒用安腎丸○徐用誠先生云凡齒痛惡寒熱等證屬足手陽明經齒搖斷脫屬足少陰經齒齦腫痛出血皆胃火所致也亦有諸經錯雜之邪與外因爲患者

附按

醫統云宋汪承相之寵好食厚味一日熱大作齒間壅出有肉漸大脹滿口不能開水漿不入一醫用生地黄汁一碗牙皂角數挺火上炙熱蘸汁令盡爲末敷壅肉上隨即消縮不日

而愈

鍼灸法

足内踝二尖治上牙痛灸之　足三里治上齒痛灸四十九壯　手三間治下齒痛灸七壯

列缺灸七壯永不發　合谷齒齲灸之　内庭下牙痛齦灸皆可　陽谷治上牙痛在手外踝骨尖左灸右右灸左十一壯灸驗神效　太淵治牙屈　肩髃七壯隨左右灸之　耳垂下盡骨上穴灸三壯痛即止如神

法治一切牙痛以草量手中指至掌後横紋止將草折作四分去三留一於横紋後量臂中隨痛左右灸三壯即愈

一經驗法於耳前鬓髮尖内有動脉處隨痛左右用小艾炷灸五七壯神效亦不必貼膏藥如再發再灸即可斷根

齒牙論列方

清胃飲寒五六　清胃散寒五四

補中益氣湯補三一　抽薪飲新寒三

氷玉散　新因四六
大清飲　新寒十三
六君子湯　補五
藜蘆散　因一五一
歸脾湯　補三三
韭子湯　因一四八
六味丸　補一二一
丁香散　因一四二
鎮陰煎　新熱十三
左歸丸　新補四
赴筵散　因一四五
二辛煎　新因四五
十補丸　熱一七四
羌活附子湯　散五九　四七
三仙散　因　五四
綠豆飲　新寒十四
瑞竹堂方　用一四九
三香散　新因四九
麝礬散　因一五五
玉女煎　新寒十二
八味丸　補一二二
雄黃散　因一六四
細辛煎　因百四十
右歸丸　新補五
越鞠丸　和一五四
北棗丹　因一五二

巴豆丸 因百五十　安腎丸 因一三八
論外備用方
良方蘆薈丸 寒一六八 痢五　齒牙諸方 詳因陣一三五至一七四止

校注

①：底本该页缺失，以四库本相关内容补出。见第一三六九页至一三七二页。
②颃颡（gāng sǎng）：咽喉。
③稿：疑为『熇』，四库本作『槁』。
④觊（jì）：希望得到。

會稽　張介賓　會卿著
會稽　魯　超　謙菴訂

遺精

經義

上古天眞論曰上古有眞人者提挈天地把握陰陽呼吸精氣獨立守神肌肉若一故能壽敝天地無有終時○中古有至人者淳德全道和於陰陽調於四時去世離俗積精全神游行天地之間視聽八遠之外此蓋益其壽命而強者也亦歸於眞人○其次有聖人者處天地之和從八風之理適嗜慾於世俗之間無恚嗔之心行不欲離於世舉不欲觀於俗外不勞形於事內無思想之患以恬愉爲務以自得爲功形體

不敝精神不散亦可以百數○今時之人不然也以酒為漿以妄為常醉以入房以欲竭其精以耗散其真不知持滿不時御神務快其心逆於生樂起居無節故半百而衰也○夫上古聖人之教下也皆謂之虛邪賊風避之有時恬惔虛無真氣從之精神內守病安從來○腎者主水受五臟六腑之精而藏之故五臟盛乃能寫

生氣通天論曰蒼天之氣清淨則志意治順之則陽氣固雖有賊邪弗能害也此因時之序故聖人傳精神服天氣而通神明失之則內閉九竅外壅肌肉衛氣解散此謂自傷氣之削也○陰者藏精而起亟也陽者衛外而為固也○凡陰陽之要陽密乃固兩者不和若春無秋若冬無夏因而和之是謂聖度故陽強不能密陰氣乃絕陰平陽秘精神乃治陰陽離決精氣乃絕○陰之所生本在五味陰之五宮傷在五味○

味過於辛筋脉阻弛精神乃央
金匱眞言論曰夫精者身之本也故藏於精者春不病温
本神篇曰天之在我者德也地之在我者氣也德流氣薄而精者也故生之來謂之精兩精相搏謂之神隨神往來謂之魂並精而出入者謂之魄○是故怵惕思慮者則傷神神傷則恐懼流淫而不止○恐懼而不解則傷精精傷則骨痠痿厥精時自下是故五臟主藏精者也不可傷傷則失守而陰虛陰虛則無氣無氣則死矣
本藏篇曰人之血氣精神者所以奉生而周於性命者也○志意者所以御精神收魂魄適寒温和喜怒者也○志意和則精神專直魂魄不散悔怒不起五臟不受邪矣
經脉篇曰人始生先成精精成而腦髓生
邪客篇曰心者五臟六腑之大主也精神之所舍也其藏堅固

邪弗能容也容之則心傷心傷則神去神去則死矣

平人絕穀篇曰血脉和則精神乃居故神者水穀之精氣也

調經本神等論曰心藏神肺藏氣肝藏血脾藏肉腎藏精而成

此形志意通內連骨髓而成身形五臟

六節藏象論曰心者生之本神之變也○腎者主蟄封藏之本

精之處也

痿論曰肺主身之皮毛心主身之血脉肝主身之筋膜脾主身

之肌肉腎主身之骨髓

衛氣篇曰五藏者所以藏精神魂魄者也六腑者所以受水穀

而行化物者也其氣內干五藏而外絡肢節其浮氣之不循

經者爲衛氣其精氣之行於經者爲營氣陰陽相隨外內相

貫如環之無端

疏五過論曰常貴後賤雖不終邪病從內生名曰脫心常富後

貧名曰失精五氣流連病有所並○暴樂暴苦始樂後苦皆傷精神精氣竭絕形體毀沮○故貴脫勢雖不中邪精神內傷身必敗亡

論證 共三條

夢遺精滑總皆失精之病雖其證有不同而所致之本則一蓋遺精之始無不病由乎心正以心爲君火腎爲相火心有所動腎必應之故凡以少年多欲之人或心有妄思或外有妄遇以致君火搖於上相火熾於下則水不能藏而精隨以泄初泄者不以爲意至再至三漸至不已及其久而精道滑則隨觸皆遺欲遏不能矣斯時也精竭則陰虛陰虛則無氣以致爲勞爲損去死不遠可無畏乎蓋精之藏制雖在腎而精之主宰則在乎心故精之蓄泄無非聽命於心凡少年初省人事精道未實者苟知惜命先須惜精苟欲惜精先宜淨心但

見伶俐乖巧之人多有此病而田野愚魯之夫多無此病其故何也亦總由心之動靜而已此少年未病之前所當知也及其既病而求治則尤當以持心爲先然後隨證調理自無不愈使不知求本之道全恃藥餌而欲望成功者蓋亦幾希矣

一遺精之證有九凡有所注戀而夢者此精爲神動也其因在心○有欲事不遂而夢者此精失其位也其因在腎○有值勞倦即遺者此筋力有不勝肝脾之氣弱也○有因用心思索過度①輒遺者此中氣有不足心脾之虛陷也○有因濕熱下流或相火妄動而遺者此脾腎之火不清也○有無故滑而不禁者此下元之虛肺腎之不固也○有素稟不足而精易滑者此先天元氣之單薄也○有久服冷利等劑以致元陽失守而滑泄者此誤藥之所致也○有壯年氣盛久節房

慾而遺者此滿而溢者也○凡此之類是皆遺精之病然心主神肺主氣脾主濕肝主疎泄腎主閉藏則凡此諸病五臟皆有所主故治此者亦當各求所因也○至若盛滿而溢者則去者自去生者自生勢出自然固無足爲意也

一因夢而出精者謂之夢遺不因夢而精自出者謂之滑精夢遺者有情有火有虛有溢有因情動而夢者有因精動而夢者情動者當清其心精動者當固其腎滑精者無非腎氣不守而然若暴滑而兼痛者則當從赤白濁門論治

論治共八條

一精道滑而常夢常遺者此必始於慾念成於不謹積漸日深以致腎氣不固而然惟苓术菟絲丸爲最佳其次則小菟絲子丸金鎖思仙丹之類皆可擇用

一君火不清神搖於上則精遺於下火甚者宜先以二陰煎之

類清去心火火不甚者宜先以栢子養心丸天王補心丹或人參丸遠志丸之類收養心氣然後用苓朮兎絲丸之類固之

一相火易動肝腎多熱而易於疎泄者宜經驗猪肚丸爲最或固精丸之類主之然須察其火之微甚宜清者亦當先清其火

一凡思慮勞倦每觸即遺者但當培補心脾勿得誤爲清利惟壽脾煎或歸脾湯減去木香或用秘元煎主之皆其宜也其有氣分稍滯不堪芪朮者宜兎絲煎主之或以人參湯吞苓朮兎絲丸亦妙

一先天素禀不足元陽不固每多遺滑者當以命門元氣爲主如左歸右歸六味八味等丸或五福飲固陰煎兎絲煎之類隨宜用之或經驗秘真丹亦可酌用

一濕熱下流火伏陰中而遺者宜四苓散或大小分清飲之類主之

一過服寒涼冷利等藥以致陽氣不固精道滑而遺泄不止者速當温補脾腎宜五君子煎壽脾煎或右歸丸八味地黃丸家韭子丸之類主之

一治遺精之法凡心火盛者當清心降火相火盛者當壯水滋陰氣陷者當升舉滑泄者當固澁濕熱相乘者當分利虚寒冷利者當温補下元元陽不足精氣兩虚者當專培根本今人之治遺泄動以黃栢知母爲君或專用固本丸坎離丸之類不知苦寒之性極能沉降瀉水腎虚者尤非所宜腎有補而無瀉此輩亦何裨於腎而凡用治於非火滑泄者適足爲腎之害耳

述古

丹溪曰夢遺精滑專主乎熱熱則流通宜滋陰降火勞神思者安神養心久而虛脫者須兼補藥及收澁之藥無有不愈

薛立齋曰按前證若腎氣不足用益志湯金鎖正元丹肝腎虛熱者用六味丸加味逍遙散脾虛熱者用六味丸補中益氣湯凡此悉屬不足之證宜用十全大補湯或用萆薢分清飲送八味丸○又曰按前證屬足三陰虧損所致若肝腎虛熱者用四物加柴胡山梔山茱萸山藥脾胃氣虛者用補中益氣加山茱萸山藥思慮傷脾者兼用歸脾湯加山茱萸山藥肝腎虧損者六味丸真陽虛敗者八味丸心腎不交用萆薢分清飲心氣虛熱者清心蓮子飲

與全善綱目云一壯年夢遺白濁與澀精藥益甚知其鬱滯改用導赤散大劑服之遺濁皆止○又一中年夢遺與澀藥勿效改與神芎丸下之下後與豬苓丸遂愈

徐東皐云夢遺因心經有火神思不寧所以夢與人交而精泄治當用清心安神温膽等劑加黄連生地人參遠志茯神棗仁羚羊角之類○有自遺者乃氣血虚而下脱有因熱而流遁者當分虚實須用八物湯加龍骨牡蠣樗根皮之類○有小便後精出不可禁者或不小便而自出者或莖中出而痒痛常如欲小便者並宜先服辰砂妙香散或威喜丸或分清飲別以綿裹龍骨同煎或加五棓子牡蠣白茯苓五味子之屬煎服

王宇泰曰凡病精泄不禁自汗頭眩虚極或寒或熱用補澁之藥不效其脉浮軟而散蓋非虚也亦非房室過度此無他心有所覬因有所慕意有所樂慾想方興不遂所欲而致斯疾既以藥補且固不效將何以治之緣心有愛則神不歸意有想則志不寧當先和營衛營衛和則心安次調其脾脾氣和

則志舍定心腎交媾精神內守其病自愈其法用人參三錢當歸一錢洗焙為末作三服糯米飲調下服畢自汗出而寒熱退若頭眩未除用川芎三錢人參一錢焙為末作三服沸湯調下頭眩瘥而精不禁者用芎藭半兩丁香三錢木香三錢剉散每服用生薑五片棗二枚以水同煎空心服即心安神定精固神悅

遺精論列方

小菟絲丸　固三五　　家韭子丸　固三四
五君子煎　新熱六　　人參丸　補百六
歸脾湯　補三三　　大分清飲　新寒五
菟絲煎　新固三　　壽脾煎　新熱十六
小分清飲　新和十　　遠志丸　補百十四
固精丸　固三十　　苓术菟絲丸　新固五

秘元煎 新固
秘真丹 固二五
金鎖思仙丹 固十九
固陰煎 新固二
二陰煎 新補十
金鎖正元丹 固十八
左歸丸 新補四
右歸丸 新補五
補中益氣湯 補三
五福飲 新補六
八物湯 補十九
十全大補湯 補二十
六味丸 補一二一
八味丸 補一二二
天王補心丹 補百九
益志湯 熱一六六
經驗猪肚丸 固四十
逍遥散 補九三
四物湯 補八
辰砂妙香散 固十五
安神丸 寒一四二
溫膽湯 和一五三
栢子養心丸 補百十二
威喜丸 固四五
導赤散 寒一二二
清心蓮子飲 寒三二

豬苓丸 固四八　　四苓散 和一八七

萆薢分清飲 熱一六五　　神芎丸 攻七二

論外備用方

還少丹 補一三七　　心腎丸 補百十三

枸杞子丸 補一四四　　金櫻膏 補百一

安腎丸 熱一六七 精寒不禁　　小安腎丸 熱一六八 陰虛夢遺

玉鎖丹 固二一 不禁　　金鎖丹 固十七

金鎖匙丹 固二十 鬼交夢遺　　固真散 固二八 煖下元

三仙丸 固四一 遺滑　　金櫻丸 固二四

固真丸 固二七　　九龍丸 固四二

水陸二仙丹 固二三　　韭子丸 固三三 虛寒滑精

茯菟丸 固三八 思慮傷精　　王荊公妙香散 固卅六 安神固精

淋濁

經義

至真要大論曰：諸轉反戾，水液渾濁，皆屬於熱。○太陽之勝，陰中廼瘍，隱曲不利，互引陰股。

痿論曰：思想無窮，所願不得，意淫於外，入房太甚，宗筋弛縱，發爲筋痿，及爲白淫。

口問篇曰：中氣不足，溲便爲之變。

五癃津液別篇曰：陰陽不和，則使液溢而下流於陰，髓液皆減而下，下過度則虛，虛故腰背痛而脛痠。

氣厥論曰：胞移熱於膀胱，則癃溺血。

評熱病論曰：小便黃者，少腹中有熱也。

玉機真藏論曰：冬脉不及，則令人少腹滿，小便變。

經脉別論曰：飲入於胃，遊溢精氣，上輸於脾，脾氣散精，上歸於

肺通調水道下輸膀胱水精四布五經並行合於四時五臟陰陽揆度以爲常也

論證 共四條

便濁證有赤白之分有精溺之辨○凡赤者多由於火○白者寒熱俱有之○由精而爲濁者其動在心腎○由溺而爲濁者其病在膀胱肝脾

一赤濁之證有溺之赤色者有帶血而赤者若見鮮血則當從血證門溺血條下治之○若溺之黃赤者此固多有火證然必赤而痛澁及別有火脉火證方以火證赤濁論治○若或以勞倦過傷或以久病或以酒色耗傷真陰或以素服清涼等藥愈服愈赤愈見短少而且無痛澁等證者此係水虧液涸全非赤濁之比經曰中氣不足溲便爲之變即此類也但當溫補下元使之氣化水必自清切不可因小便黃赤一

男皆從火治

一白濁證有濁在溺者其色白如泔漿凡肥甘酒醴辛熱炙煿之物用之過當皆能致濁此濕熱之由內生者也又有炎熱濕蒸主客時令之氣侵及臟腑者亦能致濁此濕熱之由外入者也然自外而入者少自內而生者多總之必有熱證熱脈方是火證清去其火則濁無不愈矣○有濁在精者必由相火妄動淫慾逆精以致精離其位不能閉藏則源流相繼淫溢而下移熱膀胱則溺孔澀痛清濁並至此皆白濁之因熱證也及其久也則有脾氣下陷土不制濕而水道不清者有相火已殺心腎不交精滑不固而遺濁不止者此皆白濁之無熱證也有熱者當辨心腎而清之無熱者當求脾腎而固之舉之治濁之法無出此矣

淋之為病小便痛澀滴瀝欲去不去欲止不止者是也是亦便

景岳全書　卷之二十九

濁之類而實濁之甚者但濁出於暫而久而不已則爲淋證其證則或有流如膏液者或出如砂石而痛不可當者或有如筋條者或時爲溺血血條者此淋之與濁誠有不同故嚴氏有五淋之辨曰氣石血膏勞也○氣淋爲病小便澁常有餘瀝○石淋莖中痛溺如砂石不得卒出○膏淋溺如膏出○勞淋勞倦即發痛引氣衝○血淋遇熱即發甚則溺血候其鼻頭色黃者小便難也大抵此證多由心腎不交積蘊熱毒或酒後房勞服食燥熱七情鬱結所致此嚴氏之說固已盡之然淋之初病則無不由乎熱劇無容辨矣但有久服寒涼而不愈者又有淋久不止及痛澁皆去而膏液不已淋如白濁者此惟中氣下陷及命門不固之證也故必以脉以證而察其爲寒爲熱爲虛庶乎治不致誤

論治共六條

一熱蓄膀胱溺赤熱甚而或痛或澁者必當專去其火宜先用抽薪飲大分清飲七正散之類主之若小水不利而煩熱難解者惟綠豆飲爲最妙若兼大便燥結者宜八正散主之○若微熱不甚或熱勞稍退者宜加減一陰煎或導赤散火府丹清心蓮子飲之類主之○若小水不利者宜清肺飲子主之

一溺白證凡如疳如漿者亦多屬膀胱水道之熱宜導赤散徙薪飲之類以清之若無內熱而溺白者多由飲食濕滯宜小分清飲或苓朮二陳湯減去乾薑以燥之利之大都濕在腸胃或在膀胱者宜二陳湯或半夏丸或固元丹之類皆可擇用○若胞氣不固而液濁不清者此亦敗精之屬也宜秘元煎或水陸二仙丹以固之

一濁在精分者必因相火妄動或逆精而然以致精溺並至若

兼澁痛之甚者亦宜抽薪飲大分清飲之類先去其火然後再安精氣○及其稍久痛澁俱去而惟精濁不止者當用寧心固腎等劑宜秘元煎菟絲煎或人參丸定志丸心虛白濁歌之類主之

一命門虛寒陽氣不固則精濁時見而久不能愈者但當培補命門宜右歸丸益志湯石刻安腎丸八味地黃丸之類主之○若虛本不甚而胞氣微寒不攝者宜萆薢分清飲主之

一治淋之法大都與治濁相同凡熱者宜清澁者宜利下陷者宜升提虛者宜補陽氣不固者宜溫補命門但當以前法通用無他技也

血淋證若在男子則凡便血不痛者即爲溺血血來而痛者即曰血淋然無非逆血證耳治法具詳血證門○惟婦人之血淋則多由衝任經脉之病大與男子者不同婦人門另有

正條

述古 共六條

河間曰小便渾濁皆屬於熱如夏月天氣熱則水液渾濁冬月天氣寒則水清潔水體清而火體濁故也如清水火煎自濁

東垣曰淋證當分在氣在血而治之以渴與不渴爲辨如渴而小便不利熱在上焦氣分肺金主之宜用淡滲之藥以伏苓澤瀉琥珀燈心通草車前瞿麥萹蓄之類而清肺金之氣瀉其火以滋水之上源也○不渴而小便不利者熱在下焦血分腎與膀胱主之宜用氣味俱陰之藥如知母黃栢滋腎丸是也陰其熱泄其閉塞以滋膀胱腎水之下元也

丹溪曰淋雖有五皆屬於熱治宜解熱利水以山梔子之類不可發汗汗之必便血

又曰濁主濕熱○有痰○有虛○赤屬血○白屬氣○大率

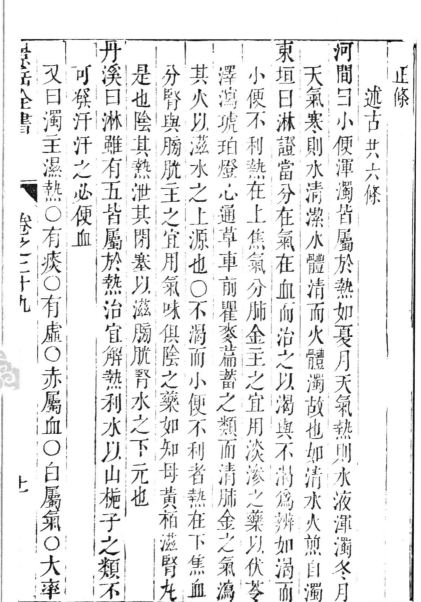

皆是濕痰流注宜燥中宮之濕用二陳加蒼术白术燥去其濕○去熱宜黃栢青黛滑石山梔○痰盛者以二陳加南星蛤粉神麯糊丸青黛爲衣○虛勞者不宜峻用寒涼當用補陰滋腎氣○胃弱者兼用人參以柴胡升麻升其胃中之氣

附錄云人之五臟六腑俱各有精然腎爲藏精之府而聽命乎心貴乎水火升降精氣內持若調攝失宜思慮不節嗜慾過度水火不交精元失守由是而爲赤白濁之患○赤濁是心虛有熱因思慮得之○白濁腎虛有寒過於淫慾而得之其壯澁白如油光彩不定漩脚澄下凝如膏糊治法赤者當清心調氣白者溫補下元又須清上使水火既濟陰陽②叶和精氣自固矣

薛立齋曰按前證脾肺虛熱者用補中益氣湯送六味丸肺腎虛熱者用黃芩清肺飲送六味丸肝腎虛熱者用加味逍遥

散送六味丸勞傷心腎者清心蓮子飲鬱結湯脾者歸脾湯若鬱怒傷肝脾者加味逍遥散若心腎虛弱者小温金散若思慮傷心腎者茯兎丸夢遺精滑赤白二濁治法當互參用之

徐東皋曰淋證初作者主於實熱當利之八正散之屬是也既利之而不愈久久而氣下陷者虛也宜升其氣氣升而水自下升而不愈必用吐法吐之而氣自升也痰多者用二陳湯先服後吐痰氣閉塞者用二陳湯加木通香附探吐

趙氏曰肝主小便若肝經血虛用四物山梔○若小便澁滯或莖中作痛屬肝經濕熱用龍膽瀉肝湯○若小便頻數或勞而益甚屬脾氣虛弱用補中益氣湯加山藥五味○若小便無度或淋瀝不禁乃陰挺痿痺也用六味地黄丸○若小便澁滯或補而益甚乃膀胱結熱也用五淋散○若脾肺燥熱

不能化生者黃芩清肺湯○膀胱陰虛陽無所生者滋腎丸○膀胱陽虛陰無所化者六味丸○若陰痿思色精不出莖道澁痛如淋用加减八味丸料加車前牛膝○若老人精竭復耗大小便牽痛如淋亦用前法溫之如不應急加附子多有生者

淋濁論列方

大分清飲 新寒五　小分清飲 新和十
小溫金散 固四三　抽薪飲 新寒三
徙薪飲 新寒四　加减一陰煎 新補九
七正散 寒百十六　八正散 寒百十五
清心蓮子飲 寒三二　導赤散 寒一二二
火府丹 寒百二十　苓朮二陳煎 新和四
綠豆飲 新寒十四　三淋散 寒百十七

水陸二仙丹 固二三
四物湯 補八
瀉肺飲子 和一五三
萆薢分清飲 熱一六五
二陳湯 和一
滋腎丸 寒一六三
心虚白濁歌 補百二
六味丸 補一二一
八味丸 補一二二
黃芩清肺飲 寒三八
右歸丸 新補五
半夏丸 和三五二
補中益氣湯 補三一
歸脾湯 寒三三
益智湯 熱一六六
加減八味丸 補一二三
人參丸 補百六
兎絲煎 新固三
加味逍遙散 補九四
遠志丸 補百十七
茯兎丸 固三八
石刻安腎丸 熱一六九
秘元煎 固三一
固元丹 新固一
龍膽瀉肝湯 寒六三

論外備用方

還少丹 補一三七　金櫻膏 補百一 虛帶濁

人參固本丸 補百七　琥珀散 和三四七 氣虛淋濁

地髓湯 和三四五 淋痛　海金砂散 寒一七二 膏淋

五淋散 寒百十七 熱淋　牛膝湯 寒一二五 砂淋

直指黃芩湯 寒百七 心肺熱　秘真丹 固二五

五子丸 固四六 濁　蓮子六一散 固四四 赤濁

鎖精丸 固二六 帶濁　威喜丸 固四五

家韭子丸 固三四 陽虛久濁　固精丸 固二九 虛滑帶濁

遺溺

經義

宣明五氣篇曰膀胱不利爲癃不約爲遺溺

五癃津液別篇曰天寒則腠理閉氣濕不行水下留於膀胱則
爲溺與氣○陰陽不和則使液溢而下流於陰髓液皆減而
下下過度則虛虛故腰背痛而脛痠

骨空論曰督脈爲病癃痔遺溺

經脈篇曰肝所生病者遺溺閉癃

痺論曰淫氣遺溺痺聚在腎

氣厥論曰心移寒於肺肺消肺消者飲一溲二死不治

脈要精微論曰倉廩不藏者是門戶不要也水泉不止者是膀
胱不藏也得守者生失守者死

本輸篇曰三焦者足少陰太陽之所將實則閉癃虛則遺溺

論證 共二條

遺溺一證有自遺者以睡中而遺失也有不禁者以氣門不固
而頻數不能禁也又有氣脫於上則下焦不約而遺失不覺

者此虛極之候也總之三者皆屬虛證但有輕重之辨耳若夢中自遺者惟幼稚多有之俟其氣壯而固或少加調理可愈無足疑也惟是水泉不止膀胱不藏者必以氣虛而然蓋氣爲水母水不能蓄以氣不能固也此失守之兆大非所宜甚至氣脫而遺無所知覺則尤其甚者也此惟非風證及年衰氣弱之人或大病之後多有之仲景曰下焦竭則遺溺失禁此之謂也

一古方書論小便不禁者有屬熱屬虛之辨不知不禁之謂乃以小水大利者爲言皆屬虛寒何有熱證若因熱而小水頻數其證則淋瀝點滴不能禁止而小水必不利且或多痛澁方是熱證若然則自有淋濁門正治之法蓋此非遺失之謂也倘以虛寒誤認爲熱而妄投瀉火之藥無不殆矣

論治 共六條

凡治小便不禁者古方多用固澁此固宜然然固澁之劑不過固其門戶此亦治標之意而非塞源之道也蓋小水雖利於腎而腎上連肺若肺氣無權則腎水終不能攝故治水者必須治氣治腎者必須治肺宜以參芪歸术桂附乾薑之屬爲之主然後相機加以固澁之劑爲之佐庶得治本之道而源流如度否則徒障狂瀾終無益也余制有鞏隄丸方治無論心脾肺腎之屬皆宜以此爲主治

一脾肺氣虛不能約束水道而病爲不禁者此其咎在中上二焦宜補中益氣湯理中湯温胃飲歸脾湯或四味回陽飲之類加固澁等劑主之如不見效當責之腎

一肝腎陽氣虧敗則膀胱不藏而水泉不止此其咎在命門宜右歸飲大補元煎六味回陽飲甚者以四維散之類主之或加固澁爲佐亦可或用集要四神丸或八味地黄丸去澤瀉

亦可用

一凡睡中遺溺者此必下元虛寒所以不固宜大兎絲子丸家韭子丸五子丸縮泉丸之類主之○其有小兒從幼不加檢束而縱肆常遺者此慣而無憚志意之病也當責其神非藥所及或因縱以致不固者亦當治之如前宜用猪羊溲脬灸脆煎湯送下前藥更妙

一凡因恐懼輙遺者此心氣不足下連肝腎而然宜大補元煎歸脾湯五君子煎之類主之

一古方壯陽固濇等劑如茴香益智丸二氣丹固脬丸秘元丹牡蠣丸濟生兎絲子丸固眞散皆可隨宜擇用

述古

薛立齋曰經云膀胱不約爲遺溺小便不禁常常出而不覺也人之漩溺賴心腎二氣之所傳送蓋心與小腸爲表裏腎與

膀胱爲表裏若心腎氣虧傳送失度故有此證治宜温煖下元清心寡慾又有産育不順致傷膀胱若内虚寒者秘元丹韭子丸之類若内虚濕熱者六味地黄丸或加五味杜仲補骨脂年老者八味丸産育收生不謹損破尿胞者參术補胞湯加猪羊胞煎之竊謂肝主小便若肝經血虚用四物山梔若小便澁滯或莖中作痛屬肝經濕熱用龍膽瀉肝湯若小便頻數或勞而益甚屬脾氣虚弱用補中益氣湯加山藥五味子若小便無度或淋瀝不禁乃陰挺痿痺也用六味地黄丸若小便澁滯或補而益甚乃膀胱熱結也用五淋散其脾肺燥不能化生者黄芩清肺飲膀胱陰虚陽無所生者滋腎丸膀胱陽虚陰無所化者六味丸若陰痿思色精不出莖道澁痛如淋用加減八味丸料加車前牛膝若老人精竭復耗大小便牽痛如淋亦用前藥不應急加附子多有生者

遺溺論列方

理中湯　熱一
四味回陽飲　新熱一
八味丸　補一二二
四維散　新熱十二
補中益氣湯　補三一
固脬丸　固六三
二氣丹　熱一八七
濟生兎絲丸　固三七
五淋散　寒百十七
秘元丹　固三二
茴香益智丸　固六五
大補元煎　新補一
温胃飲　新熱五
右歸飲　新補三
六味回陽飲　新熱二
滋腎丸　寒一六三
歸脾湯　補三三
大兎絲子丸　固三六
五子丸　固四六
縮泉丸　固六一
參术補脬湯　未收
牡蠣丸　固六四
固真散　固二八
加減八味丸　補一二三

家韭子丸 固三四　五君子煎 新熱六
黄芩清肺飲 寒八三　龍膽瀉肝湯 寒六三
集要固脬丸 補百六十　鞏隄丸 新固九

論外備用方

朮附湯 補四三 虛寒　鹿茸丸 補一三五 腎虛多溺
小安腎丸 熱一六八　椒附丸 熱百十三 小便頻
威喜丸 固四五　局方安腎丸 熱一六七 頻數
腎著湯 熱百三十 腰冷多溺　猪苓丸 固四八 頻數
石刻安腎丸 熱一六九 頻數　猪肚丸 固三九 小便頻數
肉蓯蓉丸 固六二 不禁　鎖精丸 固二六
雞內金散 固二九二 氣虛遺尿

校注

①徹：疑为『辄』之误。
②叶：同『协』，和洽。

雜證謨

會稽　張介賓　會卿著

會稽　魯　超　謙菴訂

血證

經義

決氣篇帝曰何謂血岐伯曰中焦受氣取汁變化而赤是謂血○血脫者色白夭然不澤

痿論曰心主身之血脉

五臟生成篇曰諸血者皆屬於心○人臥血歸於肝肝受血而能視足受血而能步掌受血而能握指受血而能攝○臥出而風吹之血凝於膚者爲痺凝於脉者爲泣凝於足者爲厥此三者血行而不得反其空故爲痺厥也

調經論曰肝藏血○血有餘則怒不足則恐○孫絡外溢則經有留血○氣血以并陰陽相傾氣亂於衛血逆於經氣血離居一實一虛血并於陰氣并於陽故爲驚狂血并於陽氣并於陰乃爲炅中血并於上氣并於下心煩悗善怒血并於下氣并於上亂而喜忘○血氣者喜溫而惡寒寒則泣不能流溫則消而去之○氣之所并爲血虛血之所并爲氣虛○帝曰血并爲虛氣并爲虛是無實乎岐伯曰有者爲實無者爲虛故氣并則無血血并則無氣今血與氣相失故爲虛焉絡之與孫脉俱輸於經血與氣并則爲實焉○血之與氣并走於上則爲大厥厥則暴死氣復反則生不反則死

平人絕穀篇曰血脉和則精神乃居

營衛生會篇帝曰夫血之與氣異名同類何謂也岐伯曰營衛者精氣也血者神氣也故血之與氣異名同類焉故奪血

者無汗奪汗者無血故人有兩死而無兩生
百病始生篇曰卒然多食飲則腸滿起居不節用力過度則絡脉傷陽絡傷則血外溢血外溢則衄血陰絡傷則血內溢血內溢則後血
六元正紀大論曰不遠熱則熱至血溢血泄之病生矣
生氣通天論曰陽氣者大怒則形氣絶而血菀於上使人薄厥
舉痛論曰怒則氣逆甚則嘔血及飧泄故氣上矣
氣厥論曰脾移熱於肝則爲驚衄○胞移熱於膀胱則癃溺血
刺志論曰脉實血實脉虛血虛此其常也反此者病○脉盛血少此謂反也脉少血多此謂反也○穀入多而氣少者得之有所脫血濕居下也○脉小血多者飲中熱也○脉大血少者脉有風氣水漿不入此之謂也
脉要精微論曰肺脉搏堅而長當病唾血○肝脉若搏因血在

脇下令人喘逆○腎脉耎而散者當病少血
邪氣藏府病形篇曰心脉微濇爲血溢○肺脉微急爲肺寒熱
怠惰欬唾血○肺脉微滑爲上下出血濇甚爲嘔血○肝脉
大甚爲內癰善嘔衄○脾脉微濇爲內㿉多下膿血○腎脉
微濇爲不月
示從容論曰血泄者脉急血無所行也
玉機眞藏論曰秋脉不及則令人喘呼吸少氣而欬上氣見血
下聞病音
平人氣象論曰臂多青脉曰脫血○安臥脉盛謂之脫血
陰陽別論曰陰虛陽搏謂之崩
痿論曰悲哀太甚則胞絡絶胞絡絶則陽氣內動發則心下崩
數溲血也
經脉篇曰腎足少陰也是動則病饑不欲食欬唾則有血喝喝

而喘

脉解篇曰少陰所謂欬則有血者陽脉傷也陽氣未盛於上而脉滿滿則欬故血見於鼻也

厥論曰陽明厥逆喘欬身熱善驚衄嘔血

至真要大論曰陽明司天欬不止而白血出者死

陰陽別論曰結陰者便血一升再結二升三結三升

五音五味篇曰婦人之生有餘於氣不足於血以其數脱血也

○夫人之常數太陽常多血少氣少陽常多氣少血陽明常多氣多血厥陰常多氣少血少陰常多血少氣太陰常多血少氣此天之常數也

評熱病論曰月事不來者胞脉閉也胞脉者屬心而絡於胞中今氣上迫肺心氣不得下通故月事不來也

宣明五氣篇曰鹹走血血病無多食鹹曰陽病發於血曰久視

傷血○九鍼論曰苦走血病在血無食苦○五味論曰鹹走
血多食之令人渴
至真要大論曰凡太陽太陰少陽少陰司天在泉之年皆有見
血等證○又氣交變等論凡歲火太過及歲金太過不及之
年亦有見血等證

論證 共四條

萬物生成之道惟陰與陽非陽無以生生者神其化也非陰無
以成成者立其形也人有陰陽即爲血氣陽主氣故氣全則
神王陰主血故血盛則形強人生所賴惟斯而已然人之初
生必從精始精之與血若乎非類而丹家曰涕唾精津汗血
液七般靈物總屬陰由此觀之則凡屬水類無非一六所化
而血即精之屬也但精藏於腎所蘊不多而血富於衝所至
皆是盖其源源而來生化於脾總統於心藏受於肝宣布於

怖施泄於腎藏溉一身無所不及故凡爲七竅之靈爲四肢之用爲筋骨之和柔爲肌肉之豐盛以至滋臟腑安神魂潤顏色充營衛津液得以通行二陰得以調暢凡形質所在無非血之用也是以人有此形惟賴此血故血衰則形萎血敗則形壞而百骸表裡之屬凡血虧之處則必隨所在而各見其偏廢之病倘至血脫則形何以立氣何所歸亡陰亡陽其危一也然血化於氣而成於陰陽虛固不能生血所以血宜溫而不宜寒陽亢則最能傷陰所以血宜靜而不宜動此盈虛性用之機苟能察其精義而得養營之道又何血病之足慮哉

一血本陰精不宜動也而動則爲病血主營氣不宜損也而損則爲病蓋動者多由於火火盛則逼血妄行損者多由於氣氣傷則血無以存故有以七情而動火者有以七情而傷氣

者有以勞倦色慾而動火者有以勞倦色慾而傷陰者或外邪不解而熱鬱於經或縱飲不節而火動於胃或中氣虛寒則不能收攝而注陷於下或陰盛格陽則火不歸原而泛溢於上是皆動血之因也故妄行於上則見於七竅流注於下則出乎二陰或壅瘀於經絡則發爲癰疽膿血或鬱結於腸臟則留爲血塊血癥或乘風熱則爲斑爲疹或滯陰寒則爲痛爲痺此皆血病之證也若七情勞倦不知節潛消暗鑠不知養生意本虧而耗傷形覺則爲營氣之羸爲形體之敝此以真陰不足亦無非血病也故凡治血者當察虛實是固然矣然實中有虛則於疼痛處有不宜攻擊者此似實非實也熱中有寒則於火證中有速宜溫補者此似熱非熱也夫正者正治誰不得而知之反者反治則吾未見有知之者矧反證甚多不可不罝之忽略也

一失血於口者有咽喉之異蓋上焦出納之門戶惟咽喉二竅而已咽為胃之上竅故由於咽者必出於胃喉為肺之上竅故由於喉者必出於肺然喉連於肺而實總五臟之清道咽連於胃而實總六腑之濁道此其出於肺者人知病在五臟而不知出於胃者亦多有由乎臟者也何也觀內經曰五臟者皆禀氣於胃胃者五臟之本也然則五臟之氣皆禀於胃而五臟之病獨不及於胃乎今見吐血之證古人云嘔血者出於胃而豈知其亦由乎臟也蓋凡胃火盛而大吐者此本家之病無待言也至若怒則氣逆甚則嘔血者亦必出於胃脘此氣逆在肝木邪乘胃而然也又如慾火上炎甚則嘔血者亦出於胃脘此火發源泉陰邪乘胃而然也由此觀之則凡五志之火皆能及胃而血出於咽者豈止胃家之病但欬而出者必出於喉出於喉者當察五臟嘔咯而出者必出於

咽出於咽者則五臟六腑皆能及之且胃以水穀之海故爲多氣多血之府而實爲衝任血海之源故凡血枯經閉者當求生血之源源在胃也而嘔血吐血者當求動血之源源在臟也於此不明濟者鮮矣

一凡失血等證身熱脈大者難治身涼脈靜者易治若喘欬急而上氣逆脈見弦緊細數有熱不得臥者死

論治　共八條

凡治血證須知其要而血動之由惟火惟氣耳故察火者但察其有火無火察氣者但察其氣虛氣實知此四者而得其所以則治血之法無餘義矣詳列如左

一凡諸口鼻見血多由陽盛陰虛二火逼血而妄行諸竅也悉宜以一陰煎加清降等劑爲主治蓋血隨氣上則有升無降故惟補陰抑陽則火清氣降而血自靜矣此治陽盛動血之

大法也

一火盛逼血妄行者或上或下必有火脈火證可據乃可以清火爲先火清而血自安矣宜芩連知柏玄參梔子童便犀角天花粉生地芍藥龍膽草之屬擇而用之如陽明火盛者須加石膏三焦熱極或閉結不通者須加大黄如熱壅於上火不能降者於清火藥中須加澤瀉木通梔子之屬導之泄之則火可降血可清也然火有虚實或宜兼補或宜兼清所當酌也若以假火作真火則害不旋踵矣

一氣逆於臟則血隨氣亂而錯經妄行然必有氣逆喘滿或胸脇痛脹或尺寸弦強等證此當以順氣爲先宜陳皮青皮杏仁白芥子澤瀉之屬主之有火者宜梔子芍藥之類兼以平肝無火者宜香附烏藥乾薑鬱金之屬用行陰滞然此必氣實多逆者乃堪用此蓋氣順則血自寧也其或實中有虚不

堪消耗者則或宜暫用或酌其佐使不可拘也

一凡火不盛氣不逆而血動不止者乃其元陰受損營氣失守病在根本而然經曰起居不節用力過度則絡脉傷陽絡傷則血外溢血外溢則吐衄陰絡傷則血內溢血內溢則後血此二言者最得損傷失血之源故凡治損傷無火無氣而血不止者最不宜妄用寒凉以伐生氣又不宜妄用辛燥以動陽氣蓋此二者大非真陰虧損者所宜而治此之法但宜純甘至靜之品培之養之以完固損傷則營氣自將寧謐不待治血而自安矣且今人以勞傷而病者多屬此證若不救根本終必敗亡方列後條用宜詳酌

一吐血失血等證凡見喘滿欬嗽及左右脇肋間有隱隱脹痛者此病在肺也○若胸膈膻中之間覺有牽痛如縷如絲或懊憹嘈雜有不可名狀者此病在心主包絡也○若胸腹膨

脹不知饑飽食飲無味多涎沫者此病在脾也○若脇肋牽痛或躁擾喘急不寧往來寒熱者此病在肝也○若氣短似喘聲啞不出骨蒸盜汗咽乾喉痛動氣忡忡者此病在腎也○若大嘔大吐煩渴頭痛大熱不得卧者此病在胃也於此而察其兼證則病有不止一臟者皆可參合以辨之也○其於治法凡肺病者宜清降不宜升浮心主病者宜養營不宜耗散脾病者宜溫中不宜酸寒肝病者或宜疏利或宜甘緩不宜秘滯腎病者宜壯水宜滋陰不宜香燥剋伐胃病者或宜大瀉或宜大補當察兼證虛實勿謂陽明證盡可攻也

一治血之藥凡爲君爲臣或宜專用或宜相兼病有淺深方有輕重其間參合之妙固由乎人而性用之殊當知其類故兹條列於左

血虛之治有主者宜熟地當歸枸杞鹿膠炙甘草之屬

血虛之治有佐者宜山藥山茱萸杜仲棗仁兔絲子五味子之屬

血有虛而爲熱者宜涼補之以生地麥冬芍藥沙參牛膝雞子清阿膠之屬

血有因於氣虛者宜補其氣以人參黃芪白朮之屬

血有因於氣實者宜行之降之以青皮陳皮枳殼烏藥沉香木香香附瓜蔞杏仁前胡白芥子海石之屬

血有虛而滯者宜補之活之以當歸牛膝川芎熟地醇酒之屬

血有寒滯不化及火不歸原者宜溫之以肉桂附子乾薑薑汁之屬

血有亂動不寧者宜清之和之以茜根山查丹皮丹參童便貝母竹瀝竹茹百合茅根側柏藕汁荷葉蒂柿霜桑寄生

韭汁蘿蔔汁飛羅麵黑墨之屬

血有大熱者宜寒之瀉之以黃連黃芩黃栢知母玄參天花粉梔子石膏龍膽草苦參桑白皮香薷犀角青黛童便槐花之屬

血有畜而結者宜破之逐之以桃仁紅花蘇木玄胡三稜蓬朮五靈脂大黃芒硝之屬

血有陷者宜舉之以升麻柴胡川芎白芷之屬

血有燥者宜潤之以乳酪酥髓蜂蜜天門冬栢子仁蓯蓉當歸百合胡桃肉之屬

血有滑者宜濇之止之以棕灰髮灰白芨人中白蒲黃松花百草霜百藥煎訶子五味子烏梅地榆文蛤川續斷椿白皮之屬

血有濇者宜利之以牛膝車前茯苓澤瀉木通瞿麥益母草

滑石之屬

血有病於風濕者宜散之燥之以防風荊芥葛根秦艽蒼朮白朮半夏之屬

一治血之劑古人多以四物湯爲主然亦有宜與不宜者蓋補血行血無如當歸但當歸之性動而滑凡因火動血者忌之因火而嗽因濕而滑者皆忌之行血散血無如川芎然川芎之性升而散凡火載血上者忌之氣虛多汗火不歸原者皆忌之生血涼血無如生地斂血清血無如芍藥然二物皆涼凡陽虛者非宜也脾弱者非宜也脉弱身涼多嘔便溏者皆非宜也故凡用四物以治血者不可不察其宜否之性

吐血論治 共十三條 以下凡諸見血皆當於此類求其義

一吐血之病當知輕重凡偶有所傷而根本未摇者輕而易治但隨其所傷而宜清則清宜養則養隨藥可愈無足慮也惟

積勞積損以致元氣大虛真陰不守者乃爲危證此惟不慎其初所以致病於前倘病已及身而猶不知慎則未有能善其終者凡患此者非加意慎重而徒恃藥力以求免者難矣

一吐血咯血凡因勞損而氣虛脈靜或微弦無力既非火證又非氣逆而血有妄行者此真陰內損絡脈受傷而然惟用甘醇補陰培養脈絡使營氣漸固而血自安矣宜一陰煎左歸飲六味地黃湯小營煎之類酌宜用之○若虛在氣分者宜五福飲或大補元煎爲最佳○此等證候最忌寒涼亦忌行散皆非虛損所宜也

一吐血咯血凡兼口渴咽痛躁煩喜冷脈滑便實小水赤熱等證此水不濟火陰虛陽勝而然治當滋陰壯水微佐清涼宜二陰煎四陰煎或加減一陰煎生地黃飲子天門冬丸之類察其臟氣隨宜用之○若熱不甚者惟一陰煎左歸飲或六

味地黃湯之類爲宜○凡此證候大忌辛溫如芎歸芪朮杜仲破故香附砂仁薑桂之屬皆所當避

一吐血全由火盛而逼血上行者宜察火之微甚火微者宜局方犀角地黃湯或清化飲主之○火暴盛而根本無傷者宜抽薪飲徙薪飲或黃連解毒湯三黃丸之類主之○若胃火熱甚而煩熱作渴頭痛脈滑氣壅而吐血不止者宜白虎湯或抽薪飲○若胃火熾盛而兼陰虛水虧者宜玉女煎○若陽明實熱之甚而兼便結腹脹氣壅不降者宜拔萃犀角地黃湯或涼膈散或桃仁承氣湯之類主之然此證不多見必審知的確乃可用之毋孟浪也○凡屬火證皆宜童便

一飲酒過多而吐血者宜徙薪飲清化飲或葛花解酲湯加黃連丹皮主之

怒氣傷肝動肝火則火載血上動肝氣則氣逆血奔所以皆

能嘔血○凡肝火盛者必有煩熱脈證宜芍藥生地黄丹皮梔子澤瀉芩連之屬降其火而血自清○若肝氣逆者必有胸脇痛滿等證宜芍藥生地黄青陳枳殼貝母澤瀉之屬行其氣而血自清○若火因氣逆者惟化肝煎爲宜○其有病雖因怒而或逆氣已散者不得再加行散以傷眞氣或肝火已平勿得過用苦寒再損元陽且凡肝氣爲邪每多傷土故常致脾胃受傷及營血失守等證若察其無脹無火脈虚神困而血有妄行者此其病傷在脾治當專理中氣宜五陰煎五福飲之類主之或兼火不生土則理中湯理陰煎之屬皆不可少勿謂始因怒氣而專意伐肝也

一憂思過度損傷心脾以致吐血咯血者其病多非火證或常見氣短氣怯形色憔悴或胸懷鬱然食飲無味或腹雖覺饑而不欲食或神魂驚困而卧不安是皆中氣虧損不能收攝

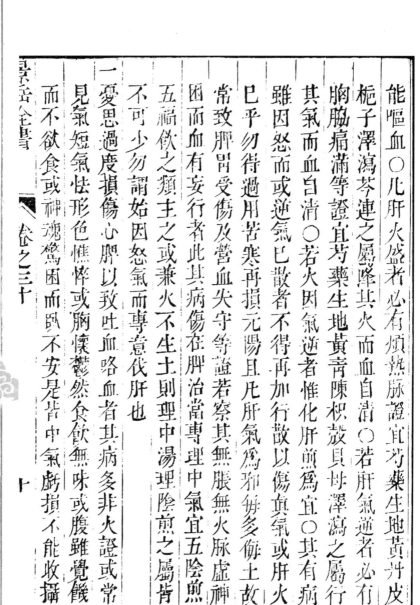

所致速宜救本不得治標惟五福飲五陰煎之類爲宜○其或氣陷而稍滯者宜歸脾湯○若陽分不足者宜理中湯或理陰煎之類主之○若素多勞倦思慮或善嘔吐或善泄瀉而忽致吐血下血者此脾虛不能攝血非火證也宜六味回陽飲大加白术主之切不可用清寒等藥

暑毒傷人多令人吐衄失血蓋暑氣通心火毒刑肺也然暑既傷心熱又傷氣其人必脈虛氣怯體倦息微若但知爲熱而過用寒凉則氣必愈傷害斯甚矣此惟生脈散人參湯之屬爲宜倘氣虛之甚者當以人參黃芪並加用之○若火甚而熱渴煩悶者宜人參白虎湯或竹葉石膏湯○若氣不甚虛者宜局方犀角地黃湯或枇杷葉散

一格陽失血之證多因色慾勞傷過度以致真陽失守於陰分則無根虛火浮泛於上多見上熱下寒或頭紅面赤或喘促

躁煩而大吐大衄失血不止但其六脈細微四肢厥逆或小水清利大便不實者此格陽虛火證也速宜引火歸原用鎮陰煎或八味地黃湯之類則火自降而血自安矣若用寒涼陽絶則死

一所吐之血色黑而黯必停積失位之血非由火逼而動也或面白息微脈見緩弱身體清涼者此必脾腎氣虛不能攝血而然皆非火證若用涼血之劑必致殆矣三因方云理中湯能止傷胃吐血以其溫中大能分理陰陽安和胃氣故當用也若察其虛在陰分則又惟理陰煎爲最宜

一暴吐暴衄失血如涌多致血脫氣亦脫危在頃刻者此其內傷敗劇而然當此之際速宜以氣爲主蓋有形之血不能即生無形之氣所當急固但使氣不盡脫則命猶可保血漸可生宜急用人參一二兩爲細末加飛羅麪一錢許或溫水或

井花冷水隨其所好調如稀糊徐徐服之或濃煎獨參湯徐
服亦可此正血脫益氣陽生陰長之大法也
一凡血逆上焦紫黑成塊或痛或悶結聚不散者惟宜行散或
吐出方好大都治血之法多忌辛散恐其能動血也惟此留
滯之血則不妨用之如四物湯加香附肉桂蘇木紅花之屬
無不可也或服韭汁亦善行瘀血○若火鬱不散致血有留
滯者惟於四物湯加炒山梔大能清胃脘之血
一吐血不能止者惟飲童便最效○或搗側柏葉以童便二分
酒一分和而溫飲之大能止血

吐血下血新按

倪孝廉者年逾四旬素以燈窗思慮之勞傷及脾氣時有嘔吐
之證過勞即發余常以理陰煎溫胃飲之屬隨飲即愈一日
於暑末時因連日交際致勞心脾遂上爲吐血下爲泄血俱

大如手足或紫或紅其多可畏急以延余而余適他往復延
一時名者云此因勞而火起心脾兼以暑令正①旺而二火相
濟所以致此乃與以犀角地黄童便知母之屬②藥及兩劑其
吐愈甚脈益緊數困憊垂危彼醫云此其脈③證俱逆原無生
理不可爲也其子皇懼復至懇余因往視之則④形勢俱劇第
以素契不可辭乃用人參熟地乾薑甘草四⑤味大劑與之初
服毫不爲動次服覺嘔⑥惡稍止而脈中微有⑦生意乃復加附
子炮薑各二錢人參熟地各一兩白朮四錢炙甘草一錢茯
苓二錢黄昏與服竟得大睡直至四鼓復進之而嘔止血亦
止遂大加温補調理旬日而復健如故余初用此藥適一同
道者在見之驚駭莫測其謂及其既愈乃始心服曰向使不
有公在必爲童便犀角黄連知母之所斃而人仍歸譽於前
醫曰彼原説脈證俱逆本不可治終是識高見到人莫及也

嗟嗟夫童便最能動嘔犀角知連最能敗脾時當二火而證非二火此人此證以勞倦傷脾而脾胃陽虛氣有不攝所以動血再用寒凉脾必敗而死矣倘以此殺人而反以此得譽天下不明之事類多如此此亦何從而辨白哉此後有史姓等數人皆同此證予悉用六味回陽飲活之此實至理而人以爲異故并紀焉

吐血附按

薛立齋治星士張東谷談命時出中庭吐血一二口云久有此證遇勞即發余意此勞傷肺氣其血必散視之果然與補中益氣加麥冬五味山藥熟地茯神遠志服之而愈翌早請見云服四物黄連⑧山梔之屬而倦更甚得公一匕吐血頓止精神如故何也曰脾統血肺主氣此勞傷脾肺致血妄行故用前藥健脾肺之氣而噓血歸原耳

吐血述古 共三條

褚氏遺書曰喉有竅欬血殺人腸有竅便血殺人便血猶可治欬血不可醫飲溲溺者百不一死服寒涼者百不一生血雖陰類運之者其和陽乎

愚謂褚氏和陽之說眞玄理之法言必不可不知也若溲溺之用則但於邪熱上炎者藉以降火是誠善矣其若傷在脾胃或陽虛陰勝等證則大非所宜勿謂百不一死可槩用也

楊仁齋曰血遇熱則宜流故止血多用涼藥然亦有氣虛挾寒陰陽不相爲守營氣虛散血亦錯行所謂陽虛陰必走耳外必有寒冷之狀法當溫中使血自歸於經絡可用理中湯加南木香或甘草乾薑湯其效甚著又有飲食傷胃胃虛不能傳化其氣上逆亦能吐衄宜木香理中湯甘草乾薑湯通用

徐東皋論王節齋曰凡酒色過度損傷肺腎眞陰欬嗽吐痰吐

衄欬咯血等證誤服參芪等甘溫之藥則病日增世人不識往往服之致不救者多矣嗟此一隅之說非天下之通論甫論節齋議論多長而獨短於此何則凡諸失血證因火盛妄行而不宜於甘溫者理固然也其有虛火體氣弱甚者寧有不用參芪者乎葛可久治大吐血後用獨參湯一味服之所以治其虛也經云虛者補之是以臞仙集之以爲十藥神書今之治勞怯吐血立有起死回生之效然則彼以獨參湯者何其神歟又如丹溪治一人年五十勞嗽吐血用人參黃芪白术茯苓百合阿膠白芍藥桑白皮杏仁貝母瓜蔞海石五味天冬而愈又如句方人參湯專治胃弱吐血衄血之證然則彼皆非歟大抵用藥補瀉宜審人之虛實則無施不當也何甘溫之必不可用哉

欬血論治　共二條

凡欬血嗽血者，諸家皆言其出於肺；咯血唾血者，皆言其出於腎。是豈足以盡之？而不知欬嗽咯唾等血，無不有關於腎也。何也？蓋腎脉從腎上貫肝膈，入肺中，循喉嚨，挾舌本；其支者從肺出絡心，注胸中。此肺腎相聯，而病則俱病矣。且血本精類，而腎主五液，故凡病血者，雖有五臟之辨，然無不由於水虧。水虧則火盛，火盛則刑金，金病則肺燥，肺燥則絡傷而嗽血，液涸而成痰。此其病標固在肺，而病本則在腎也。苟欲舍腎而治血，終非治之善者。第腎中自有水火，水虧本不能滋養，火虛尤不能化生。有善窺水火之微者，則洞垣之目，無過是矣。

一欬血嗽血，皆從肺竅中出，雖若同類，而實有不同也。蓋欬血者少痰，其出較難⑨；嗽血者多痰，其出較易。欬而少痰者，水竭於下，液涸於上也，亦名乾嗽；嗽而多痰者，水泛於上，血化爲痰也亦謂之白血此二者之治雖皆宜壯水補陰凡一陰煎四陰煎六味地黃湯麥門冬湯天門冬丸貝母丸之類皆必用之藥也然乾欬者宜加滋潤爲佐如天冬麥冬百合栢子仁茜根之屬或當歸亦可酌用多痰者宜加清降爲佐如貝母海石阿膠竹瀝之屬而當歸則非所宜也

欬血辨古

王節齋曰大抵欬嗽見血多是肺受熱邪氣得熱而變爲火火盛而陰血不寧從火上升故治宜瀉火滋陰忌用人參等甘温之藥然亦有氣虛而欬血者則宜用人參黃芪欵冬花等藥但此等證不多耳

愚意王氏之說乃多以火證爲言故凡治血因火動而爲欬嗽者則不得不於滋陰藥中加清火等劑如黃芩桑皮清肺火黃連清心火石膏清胃火梔子龍膽草清肝火黃栢知母

清腎火貝母瓜蔞竹葉枇杷葉潤肺化痰此等治法并不可用然惟火之偶盛而根本未虧者則但去其火自無不愈若用此法槩治勞損總不過暫解燃眉終非救本之道矣凡陰虛生火等證多以真陰受傷水虧而然此其所重在陰不當在火若治火太過則未免脾腎俱敗必致不救此所以虛火宜補也且常有過服天冬生地之類致傷胃氣不能生金而不愈者又有妄用黃栢知母之屬愈損真陰遏絕生氣而不復者此又傷而復傷則尤爲脾肺腎三陰虧損之害故凡欲壯水補陰者無如一陰煎左歸飲或五陰煎五福飲大補元煎六味地黃丸等方斯爲最妥○其有火本無根化元失守或誤用寒涼而病及脾肺則有以寒在上焦而爲嘔惡爲痞氣爲眩運者有以寒在中焦而爲虛滿爲痰涎爲飲食不運者有以寒在下焦而爲溏泄爲腹痛爲小水不化爲足寒膝

冷等證則理中湯理陰煎或右歸飲右歸丸八味地黃丸之類皆當隨證隨臟擇而用之勿謂見血者多是肺受熱邪而但知滋陰降火則必多為人害矣

衄血論治 共五條

衄血證諸家但謂其出於肺葢以鼻為肺之竅也不知鼻為手足陽明之正經而手足太陽亦皆至鼻故仲景曰太陽病脉浮緊發熱身無汗自衄者愈此太陽之衄也原病式曰陽熱怫鬱於足陽明而上熱則血妄行為鼻衄此陽明之衄也若以愚見言之則凡鼻衄之血必自山根以上精明之次而來而精明一穴乃手足太陽足陽明陰陽蹻五脉之會此諸經皆能為衄也然行於脊背者無如足太陽為最行於胸腹者無如足陽明為最而尤有其最者則又惟衝脉為十二經之血海衝之上俞出足太陽之大杼衝之下俞會足陽明之氣

衝故太陽陽明之至而衝脉無不至矣衝脉之至則十二經無不至矣所以衄之微者不過一經之近而衄之甚者則甚至數升或至斗許并遍身形色盡脫又豈特乎太陰一經而病至如是耶臨證者不可不察

一衄血之由內熱者多在陽明經治當以清降爲主○微熱者宜生地芍藥天冬麥冬玄參丹參或局方犀角地黃湯生地黃飲子麥門冬散之類主之○熱甚者宜芩連梔柏或茜根散抽薪飲加減一陰煎若兼頭痛口渴者宜玉女煎白虎湯之類主之○或陽明熱極下不通而火壅於上者宜抜萃犀角地黃湯之類通其下而上自愈

一衄血之由外感者多在足太陽經觀仲景曰傷寒脉浮緊不發汗因致衄者麻黃湯主之○曰傷寒不大便其小便清者知不在裡仍在表也當須發汗若頭痛者必衄宜桂枝湯○

成無巳曰傷寒衄者爲邪氣不得發散壅盛於經逼迫於血因致衄也麻黃湯桂枝湯治衄者非治衄也即是發散經中邪氣耳○按此論治則凡傷寒因衄而邪得解者即所以代汗也不必治之若雖見衄而脈仍浮緊熱仍不退是必衄有未透而表邪之猶未解耳故仍宜麻黃桂枝等湯然此二湯乃仲景正傷寒之治法倘病由溫熱而有未宜於此者須但於傷寒門擇散劑之宜者用之或於余新方中諸柴胡飲隨宜用之自無不可

一衄血雖多由火而惟於陰虛者爲尤多正以勞損傷陰則水不制火最能動衝任陰分之血但察其脈之滑實有力及素無傷損者當作火治如前若脈來洪大無力或弦或芤或細數無神而素多酒色內傷者此皆陰虛之證當專以補陰爲主若有微火者自當兼而清之以治其標若雖見虛熱而無

真確陽證則但當以甘平之劑温養真陰務令陰氣完固乃可拔本塞源永無後患如一陰煎三陰煎左歸飲六味地黄湯之類皆必用之劑如兼氣虚者則五福飲五陰煎之屬皆當隨宜用之

止衄法凡衄血甚多不能止者用蒜一頭搗如泥作餅如錢大厚一分許貼脚心左衄貼右右衄貼左兩孔俱出者左右俱貼即止○又止衄歌因九四○止衄方四九○鼻衄蒸法因九五○黑神散和二二一俱可擇用

衄血新按

一衄血有格陽證者以陰虧於下而陽浮於上但察其六脉細微全無熱證或脉見浮虚豁大上熱下寒而血衄不止皆其證也治宜益火之源古有八味地黄湯乃其對證之劑余復有鎮陰煎之製其效尤捷蓋此證不惟内傷者有之即傷寒

者亦有之然必其素多斲喪損及眞陰者乃見此證余嘗治一多慾少年以傷寒七日之後忽爾鼻衄以爲將解之兆及自辰至申所衄者一斗餘鼻息脈息俱已將脫身冷如氷目視俱直而猶涓涓不絕呼吸垂危其父母號呼求救余急投鎮陰煎一劑衄乃止身乃溫次加調理而愈自後凡治此證無不響應亦神矣哉

齒衄舌血論治共五條

血從齒縫牙齦中出者名爲齒衄此手足陽明二經及足少陰腎家之病蓋手陽明入下齒中足陽明入上齒中又腎主骨齒者骨之所終也此雖皆能爲齒病然血出於經則惟陽明爲最故凡陽明火盛則爲口臭爲牙根腐爛腫痛或血出如湧而齒不動搖必其人素好肥甘辛熱之物或善飲胃強者多有陽明實熱之證宜內服抽薪飲清胃飲清胃散等劑

外以冰玉散敷之
一陽明實熱之甚大便閉結不通而齒衄不止者宜調胃承氣湯下之
一腎水不足口不臭牙不痛但齒搖不堅或微痛不甚而牙縫時多出血者此腎陰不固虛火偶動而然但宜壯腎以六味地黃丸左歸丸之類主之或其陽虛於下而虛火上浮者宜八味丸小安腎丸之類主之
一陰虛有火而病爲齒衄者其證或多燥渴或見消瘦或神氣困倦或小水短澁而熱或六脈浮大而豁此雖陽明有餘而亦少陰不足宜玉女煎主之凡屬陰虛有火者則惟此煎爲最妙然必大便多實者乃可用之若大滑泄或脈細惡寒下元無火等證則亦有格陽而然者當以前吐血條中格陽法治之

舌上無故出血如縷者以心脾腎之脈皆及於舌若此諸經有火則皆能令舌出血用蒲黃炒焦爲末付之或炒槐花爲末摻之或冰玉散敷之亦可若火之甚者仍須用湯飲等劑以清三陰之火

咯唾痰涎血論治共二條

一咯血唾血古皆云出於腎痰涎之血云出於脾此亦未必然也凡咯血者於喉中微咯即出非若欬血嗽血之費力而甚也大都欬嗽而出者出於臟出於臟者其來遠一咯而出者出於喉出於喉者其來近其來遠者內傷已甚其來近者不過在經絡之間所以凡見咯血唾血及痰涎中帶血者多無欬嗽發熱氣喘骨蒸等證此其輕重爲可知矣治此之法凡因火者亦不過微清脾腎之火或因勞倦而致者但爲養營補陰則自無不愈

一勞損之漸者必初因酒色勞傷過度以致痰中或見血絲此則本於肝脾腎經當於未欬未嗽之先速爲調理宜生地熟地天冬麥冬棗仁茯神茜根貝母甘草之屬主之或有火者宜加黃栢知母仍須加意謹慎庶無後患否則必漸甚也

一清晨初起時每於痰中有淡紫凝血或塊或片常見數口者此多以操心動火或多思鬱或由過飲但無欬嗽發熱等證即不足慮此不過致動絡血而然惟天王補心丹或二陰煎之類最所宜也

咯血述古

薛立齋曰若脾經氣滯而痰中有血者宜加味歸脾湯○若肝經血熱而痰中有血宜加味逍遙散○若肝腎陰虛而痰中有血宜六味地黃丸○若過服寒涼而唾痰有血者宜四君之類

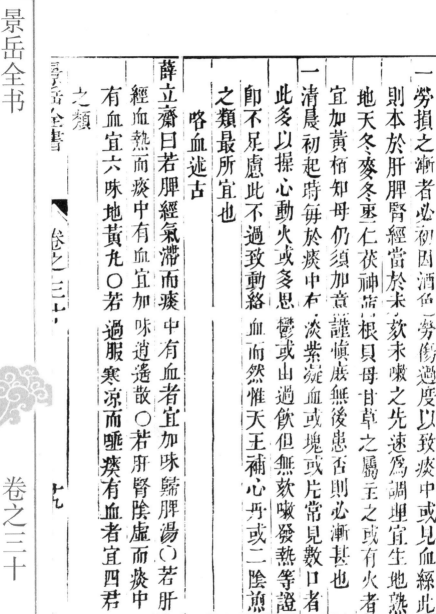

溺血論治 共五條

凡溺血證其所出之由有三蓋從溺孔出者二從精孔出者一也

一溺孔之血其來近者出自膀胱其證溺時必孔道澀痛小水紅赤不利此多以酒色慾念致動下焦之火而然常見相火妄動逆而不通者微則淋濁甚則見血經曰胞移熱於膀胱則癃而溺血即此證也治宜清利膀胱之火以生地芍藥牛膝山梔黃柏知母龍膽草瞿麥木通澤瀉等劑或七正散大分清飲五淋散之屬皆所宜也

一溺孔之血其來遠者出自小腸其證則溺孔不痛而血隨溺出或痛隱於臍腹或熱見於臟腑蓋小腸與心為表裏此而火氣化之源清濁所由以分也故無論焦心勞力或厚味酒漿而上中二焦五志口腹之火凡從清道以降者必皆由小

腸以達膀胱也治須隨證察因以清臟腑致火之源宜於寒陣中擇方用之

一精道之血必自精宫血海而出於命門蓋腎者主水受五臟六腑之精而藏之故凡勞傷五臟或五志之火致令衝任動血者多從精道而出然何以辨之但病在小腸者必從溺出病在命門者必從精出凡於小腹下精泄處覺有痠痛而出者即是命門之病而治之之法亦與水道者不同蓋水道之血宜利精道之血不宜利澀痛不通者亦宜利血滑不痛者不宜利也○若果三焦火盛者惟宜清火涼血爲主以生地芍藥丹皮地骨茜根梔子槐花及芩連知柏之類主之或約陰丸約營煎俱可用○若腎陰不足而精血不固者宜養陰養血爲主以左歸飲或人參固本丸之類主之○若腎虚不禁或病久精血滑泄者宜固澀爲主以秘元煎苓朮菟絲丸

金櫻膏玉鎖丹金鎖思仙丹之類主之或續斷烏梅之屬亦所宜用○若心氣不定精神外馳以致水火相殘精血失守者宜養心安神爲主以人參丸天王補心丹王荆公妙香散之類主之○若脾肺氣虚下陷不能攝血而下者宜歸脾湯人參養營湯補中益氣湯舉元煎之類主之

一血從精道出者是即血淋之屬多因房勞以致陰虚火動營血妄行而然凡血出命門而濇痛者爲血淋不痛者多爲溺血好色者必屬虚也

便血論治 共十條

便血之與腸澼本非同類蓋便血者大便多實而血自下也腸澼者因瀉痢而見膿血即痢疾也經曰食飲不節起居不時者陰受之陰受之則入五臓入五臓則䐜滿閉塞下爲飱泄久爲腸澼此可見腸澼之因飱泄自與便血不同而治

亦有異且便血有風痰而腸澼惟新邪尤為易辨今諸書以此類言者皆誤也茲列便血證治於此而腸澼之義則在痢疾門故凡臨此證者必須詳察大便之燥泄何如庶不致疑似誤認之謬然多酒之人必多溏泄亦多便血是又不可因泄而作腸澼也

一大便下血多由腸胃之火蓋大腸小腸皆屬於胃也但血在便前者其來近近者或在廣腸或在肛門血在便後者其來遠遠者或在小腸或在於胃雖血之妄行由火者多然未必盡由於火也故於火證之外則有脾胃陽虛而不能統血者有氣陷而血亦陷者有病久滑泄而血因以動者有風邪結於陰分而為便血者大都有火者多因血熱無火者多因虛滑故治血者但當知虛實之要

一下血因火者宜清熱為主惟約營煎最佳次以地榆散槐花

散黄連丸槐角丸之類主之○若熱在脾胃小腸之間而火之甚者宜抽薪飲黄連解毒湯之類主之○若素以陽臟多火而遠年近日臟毒下血久不能愈者宜臟連丸猪臟丸主之○若大腸風熱而血不止者宜防風黄芩丸主之

一酒毒濕熱結畜大腸下血者宜約營煎聚金丸或槐角丸之類主之若但以寒濕而無火下血者宜二术煎或四君子湯主之或葛花解酲湯亦佳

一脾胃氣虚而大便下血者其血不甚鮮紅或紫色或黑色此陽敗而然故多無熱證而或見惡心嘔吐蓋脾統血脾氣虚則不能收攝脾化血脾氣虚則不能運化是皆血無所主因而脱陷妄行速宜温補脾胃以壽脾煎理中湯養中煎歸脾湯或十全大補湯之類主之

一氣陷不舉而血不止者宜補中益氣湯或壽脾煎歸脾湯主

之○若微陷而兼火者宜東垣加減四物湯主之○若氣大
虛而大陷者宜舉元煎主之

一血滑不止者或因病久而滑或因年衰而滑或因氣虛而滑或因誤用攻擊以致氣陷而滑凡動血之初多由於火及火邪既衰而仍有不能止者非虛即滑也凡此之類皆當以固澁為主宜勝金丸香梅丸之類主之然血滑不止者多由氣虛宜以人參湯送之丸劑或以補中益氣湯歸脾湯舉元煎理中湯加烏梅文蛤五味子之類主之若滑甚不能止者惟玉關丸最佳

一結陰便血者以風寒之邪結於陰分而然此非傷寒之比蓋邪在五臟留而不去是謂之結陰邪內結不得外行則病歸血分故為便血經曰結陰者便血一升再結二升三結三升正此之謂此宜外灸中脘氣海三里以散風邪內以平胃地

榆湯温散之劑主之

一怒氣傷肝血因氣逆而下者宜化肝煎枳殼湯之類主之若逆氣散而微有火者宜黃芩芍藥湯主之○若肝邪乘胃以致脾虛失血者自無煩熱氣逆等證宜從前脾胃氣虛證治不得平肝以再傷脾氣也

凡因勞倦七情內傷不足而致大便動血者非傷心脾即傷肝腎此其中氣受傷故有爲嘔惡痞滿者有爲疼痛泄瀉者有爲寒熱往來飲食不進者時醫不能察本但見此證非云氣滯即云痰火而肆用寒涼妄加攻擊傷而又傷必致延綿日困及其既甚則多有大便下紫黑敗血者此胃氣大損脾元脫竭血無所統故注泄下行陽敗於陰故色爲灰黑此危劇證也即速用回陽等劑猶恐不及而若輩猶云今既見血安可再用温藥必致其變可受害者殊爲可惘害人者殊爲

可恨

便血述古

徐東臯曰：凡下血之久，用涼藥多而不愈者，必須加辛味；用辛味而不愈，可用温劑兼升提藥，須酒浸酒炒始效。凡久而虛者，當行温散，如四物加升麻、炮乾薑之屬是也。

血證論列方

一陰煎 新補八
二陰煎 新補十
三陰煎 新補十一
大補元煎 新補一
四陰煎 新補十二
四君子湯 補一
五陰煎 新補十三
五福飲 新補六
麥門冬湯 寒四四
左歸飲 新補二
右歸飲 新補三
麥門冬散 補七八
左歸丸 新補四
右歸丸 新補五

大分清飲 新寒五
小營煎 新補十五
生脉散 補五七
枇杷葉散 和二百六
人參湯 補三五
人參丸 補百六
天門冬丸 新熱四
養中煎 和二一三
壽脾煎 新熱十六
小安腎丸 熱一六八
四物湯 補八
歸脾湯 補三三
加味歸脾湯 補三四
六味丸 補一二一
八味丸 補一二二
十全大補湯 補二十
舉元煎 新補十七
鎮陰煎 新熱十三
人參養營湯 補二一
理中湯 熱一
理陰煎 新熱三
加減四物湯 寒九九
白虎湯 寒二
玉女煎 新寒十二
人參白虎湯 寒三
約營煎 新寒二十

化肝煎 新寒十
秘元煎 新固一
加減一陰煎 新補九
貝母丸 新和十八
約陰丸 新寒十八
清化飲 新因十三
冰玉散 新因四六
天王補心丹 補百九
抽薪飲 新寒三
徙薪飲 新寒四
人參固本丸 補百七
七正散 寒百十六
五淋散 寒百十七
補中益氣湯 補三
涼膈散 攻十九
三黃丸 攻六八
生地黃飲子 寒八四
茜根散 寒八五
清胃飲 寒五六
加味逍遙散 補九四
清胃散 寒五四
二朮煎 新和十二
苓朮菟絲丸 新固五
玉關丸 新固八
玉鎖丹 固二一
金櫻膏 補百一

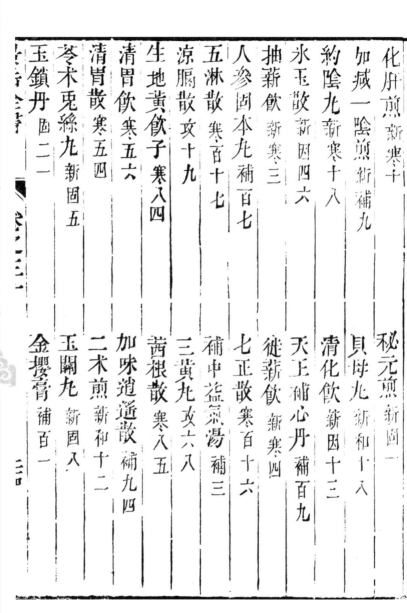

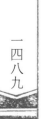

金鎖思仙丹 固十九　　枳殼湯 寒百
香梅丸 固五八　　王荊公妙香散 固十六
地榆散 寒九五　　槐花散 寒九七
黄芩芍藥湯 寒百九　　聚金丸 寒一七七
槐角丸 寒一七五　　平胃地榆湯 固五九
勝金丸 和二一六　　臟連丸 寒一七八
防風黄芩丸 婦一二三　　黄連丸 寒百八十
豬臟丸 寒一八一　　竹葉石膏湯 寒五
麻黄湯 散一　　桂枝湯 散九
黄連解毒湯 寒一　　木香理中湯 熱四
甘草乾薑湯 熱五五　　葛花解酲湯 和一二四
調胃承氣湯 攻三　　桃仁承氣湯 攻五
局方犀角地黄湯 寒七九　　拔萃犀角地黄湯 寒八一

論外備用方

黃芪湯 補六八 久嗽血　柔脾湯 補七二 虛熱吐衄

麥門冬飲子 補七四 吐衄　胃風湯 補九六 濕毒下血

醍醐膏 補六七 欬血　麥門冬飲子 補七三 久吐不愈

地黃散 補七一 衄血　旋神散 補七九 虛勞吐血

五味黃芪散 和一四五 嗽血　百花膏 補六九 嗽血

團參丸 補百八 氣虛吐血　加味四君子湯 補二 氣虛不攝

側栢散 和二百四 血湯不止　絳雲散 和二百十 吐血不止

龍腦雞蘇丸 和三七二 虛火吐衄　雙荷散 和二百二 暴吐血

地黃煎 和二百五 內傷吐血　簡易黑神散 和二一三 諸失血

髮灰散 和二一四 止諸血　阿膠散 和二百七 唾血

杏仁膏 和一四三 乾嗽唾血　生韭飲 和一五一 青瘀血

棕灰散 和二一五 便血　除濕和血湯 和二一九 便血

黃連湯 寒百四 濕熱下血　地榆丸 寒一七四 血痢下血
小烏沉湯 和二一三 氣逆便血　四生丸 寒八八 血熱吐衄
小薊飲子 寒百二 溲血　酒蒸黃連丸 寒一七九 便血
阿膠丸 寒一七六 腸風　生地黃散 寒八三 溺血
四味地榆散 寒九六 熱痢下血　枳殼散 寒百一 肝火便血
二神散 寒八七 吐崩下血　烏梅丸 因六十 便血如神
溺血方 因六六　椿皮散 因五五 腸風
人參五味子湯 外一五三 虛勞欬血　桃花湯 外九 逐瘀血
當歸丸 外百 行血利便　外科槐花散 外一六九 腸風
寸金散 因百十四 舌血　劫勞散 婦一二四 唾紅

景岳全書卷之三十終

校注

①□□：藜照楼本此处模糊，四库本作『正王』，可从。
②□□□：藜照楼本此处模糊，四库本作『之』，可从。
③□□□：藜照楼本此处模糊，四库本作『脉证俱』，可从。
④□□：藜照楼本此处模糊，四库本作『则形』，可从。
⑤□□□：藜照楼本此处模糊，四库本作『四味大』，可从。
⑥□：藜照楼本此处模糊，四库本作『恶』，可从。
⑦□□：藜照楼本此处模糊，四库本作『有生』，可从。
⑧肺：四库本作『脾』，据文义当从。
⑨欬：四库本作『嗽』，据文义当从。

景岳全書卷之三十一貫集　雜證謨

會稽　張介賓　會卿著
會稽　魯　超　謙菴訂

痰飲

經義

氣交變大論曰歲土太過飲發中滿食減

五常政大論曰太陽司天濕氣變物水飲內稸中滿不食

六元正紀大論曰少陰司天四之氣民病飲發○太陰所至為
積飲痞隔○土鬱之發為飲發注下

至真要大論曰歲太陰在泉民病飲積○歲陽明在泉民病喜
嘔嘔有苦○太陰之勝飲發於中○太陰之復飲發於中唾
吐清液○太陽之復唾出清水及為噦噫○諸病水液澄澈

清冷皆屬於寒

論證 共六條

痰飲一證，其在內經止有積飲之說，本無痰證之名，此內經之不重痰證，槩可知矣。及考痰之爲名，雖起自仲景，今後世相傳，無論是痰非痰，開口便言痰火，有云怪病之爲痰者，有云痰爲百病母者，似乎痰之關係不爲不重，而何內經之忽之也？不知痰之爲病，必有所以致之者，如因風因火而生痰者，但治其風火，風火息而痰自清也；因虛因實而生痰者，但治其虛實，虛實愈而痰自平也。未聞治其痰而風火可自散，虛實可自調者，此所以痰必因病而生，非病之因痰而致也。故內經之不言痰者，正以痰非病之本，而痰惟病之標耳。今舉世醫流，但知百計攻痰，便是治病，竟不知所以爲痰，而痰亦因何而起，是何異引指以使傳，灌藥以拯溺者乎？標本誤認

而主見失眞欲求愈病難矣難矣

一痰之與飲雖曰同類而實有不同也蓋飲爲水液之屬凡嘔吐清水及胸腹膨滿吞酸噯腐渥渥有聲等證此皆水穀之餘停積不行是卽所謂飲也若痰有不同于飲者飲清澈而痰稠濁飲惟停積腸胃而痰則無處不到水穀不化而停爲飲者其病全由脾胃無處不到而化爲痰者凡五臟之傷皆能致之故治此者當知所辨而不可不察其本也

一痰卽人之津液無非水穀之所化此痰亦旣化之物而非不化之屬也但化得其正則形體強營衛充而痰涎本皆血氣若化失其正則臟腑病津液敗而血氣卽成痰涎此亦猶亂世之盜賊何孰非治世之良民但盜賊之興必由國運之病而痰涎之作必由元氣之病嘗聞之立齋先生曰使血氣俱盛何痰之有余於初年頗疑此言而謂豈無實痰乎及今見

定識多始信其然也何以見之蓋痰涎之化本由水穀使果脾强胃健如少壯者流則隨食隨化皆成血氣焉得留而為痰惟其不能盡化而十留一二則一二為痰矣十留三四則三四為痰矣甚至留其七八則但見血氣日削而痰涎日多矣此其故正以元氣不能運化愈虛則痰愈盛也然則立齋之言豈非出常之見乎今見治痰者必曰痰之為患不攻如何得去不知正氣不行而虛痰結聚則雖竭力攻之非惟痰不可去而且益增其虛故或有因攻而遽絕者或偶爾暫蘇而更甚於他日者皆攻之之誤也又孰知痰之可攻者少而不可攻者多也故凡將治痰者不可不先察虛實

一痰有虛實不可不辨夫痰則痰矣皆若有餘又何有虛實之異蓋虛實二字全以元氣為言凡可攻者便是實痰不可攻者便是虛痰何為可攻以其年力猶盛血氣未傷或以肥甘

過度或以濕熱盛行或風寒外閉皮毛或逆氣內連肝脾皆能驟至痰飲但察其形氣病氣俱屬有餘者即實痰也實痰者何謂其元氣猶實也此則宜行消伐但去其痰無不可也何爲不可攻則或以形羸氣弱年及中衰者即虛痰也或以多病或以勞倦或以憂思酒色致成勞損非風卒厥者亦虛痰也或脉見細數臟無陽邪時爲嘔惡泄瀉氣短聲喑等證但察其形氣病氣本無有餘者皆虛痰也虛痰者何謂其元氣已虛也此則但宜調補若或攻之無不危矣且凡實痰本不多其來也驟其去亦速其病亦易治何也以病本不深也虛痰反多甚其來則漸其去則遲其病亦難治何也以病非一日也是以實痰無足慮而最可畏者惟虛痰耳總之治痰之法無他但能使元氣日強則痰必日少如有微痰亦自不能爲害而且亦充助胃氣若元氣日衰則水穀津液無非痰

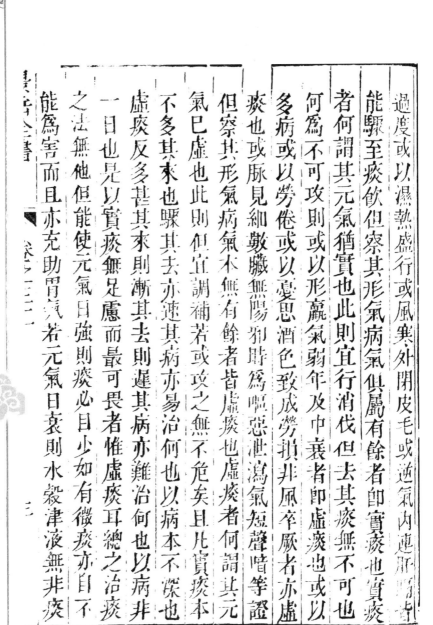

耳隨去隨生有能攻之使盡而且保元氣無恙者吾不信也故善治痰者惟能使之不生方是補天之手然則治此者可不辨其虛實而欲一槩攻之如王隱君所論內外百病皆生於痰悉用滚痰丸之類其亦但知目前而不知日後之害哉

一五臟之病雖俱能生痰然無不由乎脾腎蓋脾主濕濕動則爲痰腎主水水泛亦爲痰故痰之化無不在脾而痰之本無不在腎所以凡是痰證非此則彼必與二臟有涉但脾家之痰則有虛有實如濕滯太過者脾之實也土衰不能制水者脾之虛也若腎家之痰則無非虛耳蓋火不生土者即火不制水陽不勝陰者必水反侵脾是皆陰中之火虛也若火盛爍金則精不守舍津枯液涸則金水相殘是皆陰中之水虛也此脾腎虛實之有不同者所當辨也又若古人所云濕痰鬱痰寒痰熱痰之類雖其在上在下或寒或熱各有不同然

其化生之原又安能外此二臟如寒痰濕痰本脾家之病而寒濕之生果無干於腎乎木鬱生風本肝家之痰而木強制土能無涉於脾乎火盛剋金其痰在肺而火邪炎上有不從中下二焦者乎故凡欲治痰而不知所源者總惟猜摸而已耳

一非風門有痰論三篇所當互閱

論治 共七條

一脾胃之痰有虛有實凡脾土濕勝或食飲過度別無虛證而生痰者此乃脾家本病但去其濕滯而痰自清宜二陳湯爲主治或六安煎橘皮半夏湯平胃散潤下丸滚痰丸之類皆可擇而用之○若胃寒生痰而兼脹滿者宜和胃二陳煎或兼嘔吐而痛者宜神香散○或爲飲食所致宜加麥芽神麯山查枳實之類然脾胃不虛則雖生痰飲不過微有留滯亦

必不多且無大害惟脾虛飲食不能消化而作痰者其變最多但當調理脾胃使其氣强則自無食積之患而痰飲即皆血氣矣○若脾氣微虛不能制濕或不能運化而爲痰者其證必食減神倦或兼痞悶等證宜六君子湯或五味異功散之類主之金水六君煎亦妙○若微虛兼寒者宜苓术二陳煎主之○若脾氣大虛或兼胃寒嘔惡而多痰者宜六味異功煎温胃飲理中湯聖术煎之類主之○又有勞倦本以傷脾而疲極又傷肝腎脾氣傷則飲食減少或見惡心肝腎傷則水液妄行或痰飲起自臍下直衝而上此脾腎俱傷命門土母之病也雖八味地黃丸乃其正治然無如理陰煎其效更如神也或加白术陳皮亦可

一腎經之痰水泛爲痰者也無非虛證○有以腫脹而生痰者此水入脾經謂之反尅臟平者宜六味地黃丸左歸飲之類

主之臟寒者宜理陰煎加減金匱腎氣丸八味地黃丸之類主之其或但宜溫燥者則單助脾經亦能化濕惟六味異功煎及理中湯聖朮煎俱可酌用○有以虛損而生痰者此水虧金涸精不化氣氣不化精而然使不養陰以濟陽則水氣不充痰終不化水不歸源痰必不寧宜以左歸右歸六味八味等丸酌其寒熱而用之若陰火乘肺津液乾枯或喉痛或煩熱或喜冷或便實必察其真有火邪而痰嗽不已者宜四陰煎一陰煎之類加減主之若火本非真則但宜純補庶保萬全也

風寒之痰以邪自皮毛內襲於肺肺氣不清乃致生痰是即傷寒之類但從辛散其痰自愈宜六安煎二陳湯甚者小清龍湯之類主之其有風寒外襲內兼火邪者亦可兼用黃芩○若血氣兼虛者不得單用消耗宜金水六君煎主之○若

傷寒見風而兼發熱嗽痰者宜柴陳煎主之或金水六君煎加柴胡亦妙

一中風之痰本非外感悉由脾腎虛敗所致治痰之法詳載非風門當與此互察之

治痰當分緩急凡非風等證其有痰涎壅盛閉塞上焦而藥食不能進者此不得不先治其痰以開清道若痰之甚者惟用吐法爲最妙○若痰氣不甚食飲可進便當從緩求其本而治之不宜妄行攻擊或但以六安煎二陳湯潤下丸橘皮半夏湯之類調之爲宜○若火盛生痰者宜清膈煎抽薪飲之類主之○若類風等證但察其上焦無滯或見其神昏困倦而胸喉之間氣清息平本不見痰者切不可疑其爲痰而妄用剋伐消痰等劑則無有不敗者矣○若雜證勢已至劇而喉中痰聲漉漉隨息漸甚者此垂危之候不可治也○諸

吐痰治痰之法俱詳載非風門痰治條中

一治痰當知求本則痰無不清若但知治痰其謬甚矣故凡痰因火動者宜治火爲先痰因寒生者宜溫中爲主風痰宜散之非辛溫不可也濕痰宜燥之非滲利不除也鬱痰有虛實鬱兼怒者宜抑肝邪鬱兼憂者宜培肝肺飲食之痰亦自不同有因寒者有因熱者有因肥甘過度者有因酒濕傷脾者此皆能生痰而其中各有虛實辨之不可不真也又如脾虛不能制濕腎虛不能約水皆能爲痰此即寒痰之屬也或以脾陰乾爍而液化爲膠或以金水偏枯而痰本乎血此即熱痰之屬也凡此二者於痰證中十居八九是皆虛痰之不可攻者也又或有過用峻利以致痰反日甚者亦皆脾腎受傷之候治不求本濟者鮮矣

一諸家治痰之法多有治其標者雖不可執亦不可廢也詳列

如左○痰因表者汗之因裏者下之挾濕者分利之○痰在膈上必用吐法瀉亦不去○膠固稠濁之痰必用吐○痰在經絡中非吐不可吐中就有發散之義○痰在腸胃間可下而愈○痰在四肢非竹瀝不能達○痰在脅下非白芥子不能除○痰在皮裏膜外非薑汁竹瀝不能達○熱痰火痰宜青黛黄芩天花粉連翹石膏火炎上者用流金膏○老痰宜海石瓜蔞貝母兼火盛膠固者節齋化痰丸○實痰火痰滚痰丸最效但不宜多用○風痰用南星白附子○濕痰用蒼术白术半夏茯苓澤瀉○食積痰用神麴山查麥芽○酒痰用天花粉黄連白术神麴或五苓散四苓散分利之○痰結核在咽喉咯唾不出化痰藥中加鹹藥以耎其堅瓜蔞仁杏仁海石朴硝海藻佐以薑汁○竹瀝導痰非薑汁不能行經絡○荆瀝治痰速效能食者用之二瀝佐以薑汁治經絡之

痰最效○痰中帶血者宜加韭汁○海粉熱痰能清濕痰能燥堅痰能軟頑痰能消可入丸藥亦可入煎藥○南星半夏治風痰濕痰○石膏墜痰火極效黄芩治熱痰假其下行也○枳實治痰有衝墻倒壁之功○五棓子能治老痰佐以他藥大治頑痰人鮮知也○天花粉治熱痰酒痰最效又云大治膈上熱痰○玄明粉治熱痰老痰速效能降火軟堅故也○硝石礞石大能消痰結降痰火研細末和白糖置手心中以舌餂服甚效○蒼术治痰飲成窠囊行痰極效又治痰挾瘀血成窠囊者即神术丸之類○潤下丸降痰最妙可常服○小胃丹治實痰積飲必用之藥不過二三服而已虚者不可用之○中氣不足之痰須用參术內傷挾痰必用參芪白术之屬多用薑汁傳送或加半夏茯苓○中焦有痰胃氣亦賴所養卒不可用峻攻攻盡則大虚矣

先君吐法記

先君壽峰公少壯時素稱善飲後年及四旬而酒病起遂得痰飲之疾多見嘔酸脹滿飲食日減眩暈不支驚惕恍惚痰瘧等證相繼迭出百方治痰弗獲寸效因慕張子和吐法之妙遂遵而用之初用獨聖散茶調散及虀汁之類一吐而稍效再吐而再效自此屢用不止雖諸痰漸退而元氣弗復也如此年餘漸覺纏熟忽悟其理遂全不用藥但於五鼓食消之後徐徐嘔氣因氣而提提不數口而清涎先至再提之則膠濁後隨自後凡遇諸疾無論表裡虛實雖變出百端絕不服藥但一行吐法無不即日盡却後至六旬之外則一月或半月必行一次全不憚煩而鶴髮童顏日增矍鑠斯時也實將弱冠漸已有知恐其吐傷因微諫曰吐本除痰豈諸病皆可吐耶且吐傷元氣人所共知矧以衰年能無慮乎先君曰吐

以治痰爾所知也吐治百病爾知之乎吐能傷氣爾所知也吐能生氣爾亦知乎余嘗爲爾細談之夫先哲中之善治痰積者無如子和之三法及丹溪之倒倉在倒倉之法不易行亦未敢有用之者惟子和之法則爲人所常用而取效不爲不速亦不爲不多也今以余法言之則有不同者矣蓋子和之吐用藥而吐者也藥必苦劣吐必勇猛勢不我由不能無傷也余之吐不用藥而吐者也痰隨氣行氣因痰至徐疾自如有益無損也子和之法其用在急故但攻有餘之實痰余之法其用在緩故可兼不足之百病夫百病所因本自不一何以皆宜於吐如痰涎壅盛格塞胃脘而清道不通者不得不吐也積聚痛急不易行散者不得不吐也膠固稠濁非藥所能消者不得不吐也痰在經絡膜竅及隱伏難狀等痰其藏深其蓄遠藥所難及者不得不吐也此皆人所易知者也

又若風寒外感者吐能散之食飲內傷者吐能清之火鬱者吐能發越熱邪寒盛者吐能鼓動陽氣諸邪下陷者吐有升舉之功諸邪結聚者吐有解散之力且人之百病無非治節不行吐能達氣氣從則無所不從而何有於病故凡有奇怪難治之病醫家竭盡其技而不能取效者必用吐法方見神功此又人所罕知者也再如生氣之說則不惟人不知而且必不信茲余力行身受始悟其微蓋天地不息之機總惟升降二氣升本乎陽生長之道也降本乎陰消亡之道也余之用氣借此升權可疾可徐吐納自然之生意無戕無暴全收非藥之神功故凡吐之後神氣必倍王爾之所見也陽道必勃然我之常驗也使非吐能生氣而有能如是乎蓋道家用督余則用任所用不同所歸一也不惟却病而且延年余言非謬爾切識焉賓奉此敎常習用之無不效如響應第不及

先君之神妙耳憶自軒岐之後善用此法者惟子和一人若以先君法較之則其難易優劣奚啻霄壤而所謂亘古一人者當不在子和矣倘智者見同則必有踵而行之而蒙惠將來者自應不少茲恐百世之下泯此心傳妙道故詳錄諄訓以爲之記并列其詳法於左

先君行吐之法每於五鼓睡醒之時仰臥用嚶提氣氣有不充則嚥氣爲嚶隨嚥隨提痰涎必隨氣而至雖以最淡之痰無不可取但最後出者其形色臭味甚有紫黑酸惡不堪言者所以每吐之後或至唇腫咽痛但以涼水一二口漱嚥解之吐畢早膳悉屏五味但用淡粥一二碗以養胃中清氣自四旬之後絶不用酒行吐法者四十餘年所以愈老愈健壽至八旬之外猶能登山及燈下抄錄古書後以無病忽一旦含笑而終殁時年八旬二矣

述古論 共八條

仲景金匱曰夫飲有四何謂也師曰有痰飲有懸飲有溢飲有支飲○其人素盛今瘦水在腸間瀝瀝有聲謂之痰飲○飲後水流在脇下欬唾引痛謂之懸飲○飲水流行歸於四肢當汗出而不汗出身體疼痛謂之溢飲○欬逆倚息氣短不得臥其形如腫謂之支飲○水在心心下堅築短氣惡水不欲飲○水在肺吐涎沫欲飲水○水在脾少氣身重○水在肝脇下支滿嚔而痛○水在腎心下悸○夫心有留飲其人背惡寒如掌大○留飲者脇下痛引缺盆欬嗽則轉甚○胸中有留飲其人短氣而渴四肢歷節痛脉沉者有留飲○膈上病痰滿喘欬吐發則寒熱背痛腰疼目泣自出其人振振身瞤劇必有伏飲○病人飲水多必暴喘滿凡食少飲多水停心下甚者則悸微者短氣脉雙弦者寒也皆大下後喜虛

脉偏弦者飲也○肺飲不弦但苦喘氣短○支飲亦喘而不能卧加短氣其脉平也○病痰飲者當以温藥和之

陳無擇曰病八百藥不效關上脉伏而大者痰也眼皮及眼下如灰烟黑者痰也

活人書云中脘有痰亦令人憎寒發熱惡風自汗胸膈痞滿有類傷寒者但頭不痛項不强爲異

原病式曰積飲留飲積蓄而不散也水得燥則消散得濕則不消以爲積飲土濕主病故也大略要分濕熱寒濕之因

張子和曰凡人病痰證者有五一曰風痰二曰熱痰三曰濕痰四曰酒痰五曰食痰如新暴風痰者形寒飲冷熱痰者火盛制金濕痰者停飲不散酒痰食痰者飲食過度也

王節齋曰津液者血之餘行乎脉外流通一身如天之清露若血濁氣濁則凝聚而爲痰痰乃津液之變如天之露也故云

痰遍身上下無處不到蓋即津液之在周身者津液生於脾胃水穀所成濁則爲痰故痰生於脾土也

薛立齋曰凡痰火證有因脾氣不足者有因脾氣鬱滯者有因脾肺之氣虧損者有因腎陰虛不能攝水泛而爲痰者有因脾氣虛不能攝涎上溢而似痰者有因熱而生痰者有因痰而生熱者有因風寒暑濕而得者有因驚而得者有因氣而得者有因酒而得者有因食積而得者有脾虛不能運化而生者有胸中痰鬱而似鬼附者各審其源而治之

徐東皋曰脾胃爲倉廩所以納穀因脾弱不能運行致血氣失於滋養故不周流氣道壅滯中焦不能腐穀遂停滯而爲痰爲飲其變爲寒爲熱爲喘爲欬爲嘔吐爲反胃爲腫滿爲眩運爲風癇爲噯氣爲吞酸嘈雜爲噎膈爲怔忡爲疼痛之類不可盡狀是皆痰之變病而其源則出於脾濕不流水穀津

液停滯之所致也

述古治 共七條

龐安常云：有陰水不足，陰火上升，肺受火邪，不得清肅下行，由是津液凝濁，生痰不生血者，此當以潤劑，如麥門冬、地黄、枸杞之屬，滋其陰，使上逆之火得返其宅，則痰自清矣。投以二陳，立見其殆。有腎虚不能納氣歸原①，原出而不納，則積不散，則痰生焉，八味丸主之。

吳茭山《諸證辨疑》云：八味丸治痰之本也。

許學士用蒼朮治痰成窠囊一邊行，極妙。痰挾瘀血，遂成窠囊。

朱丹溪曰：脾虚者，宜清中氣以運痰降下，二陳湯加白朮之類，兼用升麻提起。○二陳湯一身之痰都治管，如要下行，加引下藥，在上加引上藥。○凡人身上中下有塊者，多是痰，問其平日好食何物，吐下後方用藥。

王節齋曰痰生於脾胃宜實脾燥濕又隨氣而升宜順氣為先分導次之又氣升屬火順氣在於降火熱痰則清之濕痰則燥之風痰則散之鬱痰則開之頑痰則軟之食痰則消之在上者吐之在中者下之又中氣虛者宜固中氣以運痰若攻之太重則胃氣虛而痰愈甚矣

薛立齋曰凡痰證飲食少思或胸膈不利者此中氣虛弱也宜用補中益氣為主中氣既健其痰自運化○若腎氣虧損津液難降敗濁為痰者乃腎之病宜用六味地黄丸為主腎氣既壯津液清化而何痰之有哉○亦有因脾胃虧損中焦氣虛不能運化而為痰者亦有因峻厲過度脾氣愈虛不能運化津液凝滯而為痰者凡此皆當健脾胃為主

又曰痰者脾胃之津液或為飲食所傷或為七情六淫所擾故氣壅痰聚益脾為統血行氣之經氣血俱盛何痰之有皆

由過思與飲食所傷損其經絡脾血既虛胃氣獨盛是以濕因氣化故多痰也遊行周身無所不至痰氣既盛客必勝主或奪於脾之大絡之氣則倏然仆地者此痰厥也升於肺則喘急欬嗽迷於心則怔忡恍惚走於肝則眩暈不仁脇肋脹痛關於腎不②咯而多痰唾留於胃脘則嘔瀉而作寒熱注於胸則咽膈不利眉稜骨痛入於腸則漉漉有聲散則有聲聚則不利○若脾氣虛弱不能消濕宜用補中益氣湯加茯苓半夏○若因脾氣虛弱濕熱所致宜用東垣清燥湯○若胃氣虛弱寒痰凝滯者宜用人參理中湯○若脾胃虛寒而痰凝滯者宜用理中化痰丸○若脾虛不能運化而痰滯氣逆宜用六君子加木香○若脾胃虛弱而肝木乘侮宜用六君子加柴胡○若肺氣虛弱不能清化而有痰者宜六君子加桔梗○頭痛宜用半夏白朮天麻湯○若脾腎虛弱寒邪所

乘以致頭痛宜用附子細辛湯

又曰凡治風痰若肺經風熱而生痰者宜用金沸草散○若風火相搏肝經風熱熾盛而生痰者宜用牛黃抱龍丸或牛黃清心丸○若肝經血燥而生痰者宜六味地黃丸○若熱盛制金不能平木而生痰者宜柴胡梔子散○若中氣虛弱不能運化而生痰者宜六君柴胡鈎藤○若腎虛陰火炎上宜六味丸

又曰凡治結痰有因脾經鬱結而傷陰血者有因腎水虧損而陰火上炎者有因脾肺火鬱而生痰者治法若因七情鬱結痰涎滯於喉間者先用局方四七湯調和滯氣後用歸脾湯調補脾血脾火傷血用加味歸脾湯腎水虧損用六味地黃丸肺經鬱火用知母茯苓湯○若婦人患此而兼帶下皆由鬱結傷損肝脾當佐以四七湯送青州白丸子此等證候

屬脾胃氣虛爲本而氣滯痰結爲末也○古方用十棗湯控涎丹神祐丸滚痰丸木香枳實利膈滌痰透羅破飲降氣化痰等湯蘇合丸之類皆形氣充實之藥也西北人用之或有效驗其屬虛弱者必致肚腹脹滿而殁

又曰痰之爲病若熱病則多煩熱風痰多成癱瘓奇證冷痰多成骨痺濕痰多怠惰軟弱驚痰多成心痛癲疾飲痰多脇痛臂痛食積痰多成癖塊痞滿其爲病種種難名○竊謂前證若因腎水虛弱陰虧難降使邪水上溢故多痰唾宜滋其化源其痰自消○若因肝木侮脾土而風痰壅滯者先用南星半夏清其痰後用六君子之類調胃氣痰自不至若槩用風藥耗其陽氣而絶陰血之源適足以成其風益其病也

又曰若因脾氣虧損痰客中焦閉塞清道以致四肢百骸發爲諸病者理宜壯脾氣爲主兼佐以治痰則中氣健而痰涎

自化若倒倉之後而痰反甚此脾氣愈虛則津液反爲痰者理宜補中益氣非參朮二陳之類不能治最忌行氣化痰及倒倉之法

徐東臯曰嚴氏云人之氣順則津液通流決無痰患古方治痰多用汗下溫利之法不若以順氣爲先分導次之氣順則津液流通痰飲運下自小便中出矣此則嚴氏亦有所見而云然也王機微義云順氣特一法耳要觀痰之深淺有痰積膠固氣道因之而不得順宜先逐去積痰然後氣可得順豈可專主理氣一法愚謂有理氣而痰自順者治其微也有逐痰而氣方暢者治其甚也二者皆治痰之要也不可偏廢者也但看痰與氣孰輕而孰重施治有可急而可緩故曰逐痰理氣有所先後

痰飲論列方

二陳湯 和一
六安煎 新 和二
加味歸脾湯 補三四
平胃散 和十七
溫胃飲 新熱五
六君子湯 補五
理中湯 熱一
聖术煎 新 熱二五
小青龍湯 散八
理陰煎 新 熱三
金沸草散 散八一
五苓散 和一八二
四苓散 和一八七
蘇合香丸 和三七一
歸脾湯 補三三
清燥湯 寒一三二
和胃二陳煎 新和三
一陰煎 新 補八
四陰煎 新補十二
補中益氣湯 補三一
柴陳煎 新散九
十棗湯 攻二八
金水六君煎 新和一
流金膏 攻四五
潤下丸 和百十六
五味異功散 補四

左歸飲 新補二　滚痰丸 攻七七
六味異功煎 新熱七　左歸丸 新補四
右歸丸 新補五　苓术二陳煎 新和四
六味丸 補一三　八味丸 補一二二
理中化痰丸 熱九　清膈煎 新寒九
抽薪飲 新寒三　控涎丹 攻八二
神祐丸 攻四八　橘皮半夏湯 和十三
小胃丹 攻七三　抱龍丸 小八五
金匱腎氣丸 補一二六　神香散 新和二十
節齋化痰丸 攻八十　局方四七湯 和九七
知母茯苓湯 外一六一　附子細辛湯 散三
柴胡梔子散 散二十　牛黃清心丸 和二六五
青州白丸子 和百十二　半夏白术天麻湯 和十五

論外備用方

吐法 新攻一

八物定志丸 補百十八 安神清

小半夏湯 和八

大半夏湯 和十一

十味溫膽湯 和一五二 虛痰

小降氣湯 和四二 氣滯

藿香湯 和二四三 痰逆

蘇子降氣湯 和四一 溫中消痰

茯苓飲 和九三 吐水

千緡湯 和九五 痰喘

加味四七湯 和九八 鬱痰

澤瀉湯 和九九 支飲眩冒

四君子湯 補一

朮附湯 補四二 寒痰

小半夏茯苓湯 和九 飲

溫膽湯 和一五二 鬱涎

四磨飲 和五二

苓桂朮 和三六 脾氣虛寒

星香丸 和百二 氣嗽痰

白朮湯 和二七 濕痰

黃芩二陳湯 和五 熱痰

茯苓丸 和百十四 化頑痰

黃瓜蔞丸 和百十八 痰喘

不換金正氣散 和二一 濕痰

導痰湯　和九一　畱痰
丹溪潤下丸　和百十六　熱痰
清心散　和二四九　風痰不開
玉壺丸　和百五　風痰
茯苓半夏湯　和十二　水飲
祛痰丸　和百三　風痰眩
玉液湯　和九六　氣鬱痰
琥珀壽星丸　和百十三　風痰
青礞石丸　攻七九　食精痰
茶調散　攻百七　吐
辰砂化痰丸　功八一　化痰止嗽
參蘇飲　散三四　風痰
雙玉散　寒七一　熱痰煩喘

消飲丸　和百一　寒痰水
五飲湯　和九二　五飲
半夏丁香丸　和百三十　冷氣停痰
神术散　和百九　濕痰
玉液丸　和百六　痰火嗽
硃砂消痰飲　和百　痰迷心竅
玉粉丸　和百七　氣滯痰
吐痰方　攻八四　痰癖
清氣化痰丸　攻七四　七五　七六
犀角丸　攻九十　火痰
獨聖散　攻百六　吐
芎芷香蘇散　散八八　風痰
桑白皮散　寒五二　熱痰喘

清膈導痰湯 寒七六 胃火痰　　三生飲 熱九五 風痰
强中丸 熱九四 寒痰　　半夏乾薑散 熱五四 寒痰嘔
安脾散 熱六八 寒痰　　倍术丸 熱百 五飲
胡椒理中湯 熱六 胃寒　　養正丹 熱一八九 上壅不降
黑錫丹 熱百九十 寒痰上壅　　温胃化痰丸 熱九九 脾寒氣弱
温中化痰丸 熱九八 行滯　　丁香半夏丸 熱百一 冷痰
丁香茯苓湯 熱六四 温中行滯　　苓桂术甘湯 熱八八 支飲
丁香五套丸 熱百二 温中　　九還金液丹 小八八 風痰

濕證

經義

至真要大論曰：諸濕腫滿，皆屬於脾。○諸痙項强，皆屬於濕。○

太陰司天，其化以濕。○濕氣大來，土之勝也，寒水受邪，腎病

生焉風氣大來木之勝也土濕受邪脾病生焉○濕淫於內
治以苦熱佐以酸淡以苦燥之以淡泄之
生氣通天論曰因於濕首如裹濕熱不攘大筋緛短小筋弛長
緛短爲拘弛長爲痿○汗出見濕乃生痤疿○秋傷於濕上③
上逆而欬發爲痿厥
痺論曰風寒濕三氣雜至合而爲痺也○濕氣勝者爲著痺也
○不與風寒濕氣合故不爲痺○其多汗而濡者此其逢濕
甚也陽氣少陰氣盛兩氣相感故汗出而濡也
百病始生篇曰風雨則傷上清濕則傷下
邪氣臟腑病形篇曰身半已上者邪中之也身半已下者濕中
之也
太陰陽明論曰故陽受風氣陰受濕氣○傷於風者上先受之
傷於濕者下先受之

調經論曰：寒濕之中人也，皮膚不收，肌肉堅緊，營血泣，衛氣去，故曰虚。虚者聶辟，氣不足，按之則氣足以溫之，故快然而不痛。

刺志論曰：穀入多而氣少者，得之有所脫血，濕居下也。

臟氣法時論曰：脾苦濕，急食苦以燥之。禁濕地濡衣。

宣明五氣篇曰：脾惡濕。

五癃津液別篇曰：天寒則腠理閉，氣濕不行，水下流於膀胱，則爲溺與氣。

陰陽應象大論曰：濕勝則濡瀉。○秋傷於濕，冬生欬嗽。○地之濕氣，感則害人皮肉筋脉。

九宮八風篇曰：兩實一虚，犯其雨濕之地，則爲痿。

五常政大論曰：敦阜之紀，大雨時行，濕氣乃用。○太陽司天，濕氣變物。○太陰司天，濕氣下臨。

六元正紀大論曰辰戌年太陽司天之政水土合德寒濕之氣持於氣交民病寒濕發肌肉萎足萎不收濡瀉血溢○丑未年太陰司天之政濕寒合德黃黑埃昏民病寒濕腹滿身䐜憤胕腫○太陰所至爲濕生終爲注雨

痿論曰肉痿者得之濕地也

脉要精微論曰中盛藏滿氣勝傷恐者聲如從室中言是中氣之濕也

五運行大論曰濕傷肉風勝濕

通評虛實論曰蹠跛寒風濕之病也

五色篇曰厥逆者寒濕之氣也

長刺節論曰肌膚盡痛名曰肌痺傷於寒濕

論證

濕之爲病有出於天氣者雨霧之屬是也多傷人臟氣有出於

地氣者泥水之屬是也多傷人皮肉筋脉有由於飲食者酒酪之屬是也多傷人六腑有由於汗液者以大汗沾衣不皇解換之屬是也多傷人膚腠有濕從內生者以水不化氣陰不從陽而然也悉出乎脾腎之虧敗其爲證也在肌表則爲發熱爲惡寒爲自汗在經絡則爲痺爲重爲筋骨疼痛爲腰痛不能轉側爲四肢痿弱痠痛在肌肉則爲麻木爲胕腫爲黃疸爲按肉如泥不起在臟腑則爲嘔惡爲脹滿爲小水秘澁爲黃赤爲大便泄瀉爲腹痛爲後重脫肛㿗疝等證凡肌表經絡之病濕由外而入者也飲食血氣之病濕由內而生者也此其在外者爲輕在內者爲甚是固然矣然及其甚也則未有表濕而不連臟者裏濕而不連經者此其濕病之變不爲不多故凡治此者必當辨表裏察虛實而必求其本也然濕證雖多而辨治之法其要惟二則一曰濕熱一曰寒濕

而盡之矣蓋濕從上化而分王四季故土旺東南則火土合氣而濕以化熱土在西北則水土合德而濕以化寒此土性之可以熱可以寒故病熱者謂之濕熱病寒者謂之寒濕濕熱之病宜清宜利熱去濕亦去也寒濕之病宜燥宜溫非溫不能燥也知斯二者而濕無餘義矣何今之醫家動輒便言濕多成熱而未聞知有寒多生濕者其果何也豈寒熱之偏勝原當如是耶抑陰陽之顯晦察有易難也且夫陰陽之理本無軒輊猶權衡也此而不知烏云明慧槪一偏之說以遺息後人則金元諸公有不得辭其責者矣

論治　共七條

一濕熱證必其證多煩渴小水赤澁大便秘結脉見洪滑實數者方是熱證治宜清利如熱甚者宜以清火爲主而佐以分利熱微者宜以分利爲主而佐以清火如四苓散小分清飲

或大分清飲茵陳飲之類皆可擇而用之○如果濕熱之甚
或元氣無損而兼秘結不通者方可或行推蕩若無實結等
證則不宜妄行攻擊
一寒濕證凡諸病濕而全無熱脉熱證者便多寒濕之屬蓋水
之流濕本緣同氣惟濕中有火則濕熱薰蒸而停鬱爲熱濕
中無火則濕氣不化而流聚爲寒故凡病內濕等證者多屬
氣虛之人氣屬陽陽虛則寒從中生寒生則濕氣留之此陰
陽之性理出自然有不必外中於濕而後爲之濕也此之變
病惟腫脹泄瀉痰飲嘔吐等證多有之○病之微者宜溫宜
利宜燥如五苓散平胃散滲濕湯六味地黃丸之類是也病
之甚者必用溫補俟陽氣漸復則陰邪始退如八味丸理中
湯聖术煎或佐關煎胃關煎薛氏加減金匱腎氣湯之類皆
當隨證加減用之

一寒濕之氣中於外者此與內生之濕自有不同宜溫而兼散如五積散平胃散加味五苓散不換金正氣散之類主之

一寒濕之證凡氣令陰寒及陽氣不足之人多有其證而丹溪謂六氣之中濕熱爲病者十居八九亦言之過矣

治濕之法凡濕從外入者汗散之濕在上者亦宜微汗之濕在中下二焦宜疏利二便或單用淡滲以利小便

一治濕之法古人云宜理脾清熱利小便爲上故曰治濕不利小便非其治也此固然矣然濕熱之證多宜清利寒濕之證多不宜利也何也蓋凡濕而兼寒者未有不由陽氣之虛而利多傷氣則陽必更虛能無害乎但微寒微虛者即溫而利之自無不可若大寒大虛者則必不宜利此寒濕之證有所當忌者也再若濕熱之證亦有忌利者以濕熱傷陰者也陰氣既傷而復利之則邪濕未清而精血已耗如汗多而渴熱

燥而煩小水乾赤中氣不足溲便如膏之類切勿利之以致重損津液害必甚矣故凡治陽虛者只宜補陽陽勝則燥而陰濕自退陰虛者只宜壯水眞水既行則邪濕自無所容矣此陰陽二證俱有不宜利者不可不察

一濕證之見凡黃疸腫脹泄瀉痰飲嘔吐痺痛淋秘之類皆有濕證當於各門詳察治之

述古共六條

金匱要畧曰太陽病關節疼痛而煩脉沉而細緩者此名濕痺濕痺之候小便不利大便反快但當利其小便○濕家之爲病一身盡疼發熱身色如熏黃也○濕家但頭汗出背強欲得被覆向火若下之早則噦或胸滿小便不利舌上如胎者以丹田有熱胸上有寒渴欲得飲而不能飲則口燥煩也○濕家下之額上汗出微喘小便不利者死若下利不止者亦

死〇風濕相搏一身盡疼痛法當汗出而解值天陰雨不止醫云此可發汗汗之病不愈者何也蓋發其汗汗大出者但風氣去濕氣在是故不愈也若治風濕者發其汗但微微似欲出汗者風濕俱去也

治法曰濕家身煩疼可與麻黄加术湯發其汗為宜慎不可以大攻之〇病者一身盡疼發熱日晡所劇者名風濕此病傷於汗出當風或久傷取冷所致也可與麻黄杏仁薏苡甘草湯〇風濕脉浮身重汗出惡風者防已黄耆湯主之〇傷寒八九日風濕相搏身體疼痛不能自轉側不嘔不渴脉浮虚而濇者桂枝附子湯主之若大便堅小便自利者白术附子湯主之〇風濕相搏骨節疼煩掣痛不得屈伸近之則痛劇汗出短氣小便不利惡風不欲去衣或身微腫者甘草附子湯主之

陳無擇曰：脾虚多病濕，內因酒麪積多，過飲湯液，停滯腐物泥多，膏粱過度，氣熱薰蒸，濁液不行，湧溢于中，此濕從內作。○外因坐臥濕地，霧露陰雨所客，濕浴爲風所閉，汗水爲濕所鬱，鬱於表腠則發黄，故經云：地之濕氣，感則害④人皮膚筋脉。此濕從外生，可見內外所感，皆由脾氣虚弱⑤而濕邪乘而襲之，故曰：壯者氣行⑥愈，怯者著而爲病。

濕證論列方

五苓散 和⑦八二　四苓散 和一八七
麻黄加术湯 散二　平胃散 和十七
茵陳飲 新寒八　桂枝附子湯 熱三十
五積散 散三九　六味丸 補一二一
防己黄芪⑧湯 和一七六　胃關煎 新熱九
佐關煎 新熱十　白术附子湯 熱二一九

聖术煎 新熱二五　滲濕湯 和一七四
大分清飲 新寒五　金匱腎氣丸 補一二六
理中湯 熱一　小分清飲 新和十
甘草附子湯 熱三一　八味丸 補一二二
加味五苓散 和一八四　不換金正氣散 和二一
麻黄杏仁薏苡甘草湯 散四

論外備用方

除濕湯 和一七七 身重痛　神术湯 和三九 風濕脉緊
調中益氣湯 補三二 濕陷　濕鬱湯 和二六六 風濕
散毒散 散三六 風濕　參附滲濕湯 熱一二三 寒濕痺
胃苓湯 和百九十　活絡飲 和二七七 風濕痛
羌活勝濕湯 和一七八 身盡痛　白术湯 和二六 風濕脉緩
腎著湯 熱百三十 寒濕腰重　清熱滲濕湯 寒百十 濕熱

聖散子 散四三 風濕

黄疸

經義

經脉篇曰：腎所生病爲黄疸。

玉機眞藏論曰：風者百病之長也。今風寒客於人，使人毫毛畢直，皮膚閉而爲熱，當是之時，可汗而發也；或痺不仁腫痛，當是之時，可湯熨及火灸刺而去之。弗治，肝傳之脾，病名曰脾風，發癉，腹中熱，煩心出黄。

平人氣象論曰：溺黄赤安卧者，黄疸。○已食如饑者，胃疸。○目黄者曰黄疸。

論疾診尺篇曰：身痛而色微黄，齒垢黄，爪甲上黄，黄疸也。安卧，小便黄赤，脉小而濇者，不嗜食。○實按：此二條，凡已食如饑

者即陽黃之證安臥脉小不耆食者即陰黃之證也

遍評虛實論曰黃疸暴病癲疾厥狂久逆之所生也

論證共七條

黃疸一證古人多言爲濕熱及有五疸之分者皆未足以盡之而不知黃之大要有四曰陽黃曰陰黃曰表邪發黃曰膽黃也知此四者則黃疸之證無餘義矣丹溪曰疸不必分五種同是濕熱如盦麴相似豈果皆如盦麴悉可謂之濕熱耶弗足憑也愚列如左

一陽黃證因濕多成熱熱則生黃此即所謂濕熱證也然其證必有身熱有煩渴或躁擾不寧或消穀善飢或小水熱痛赤澁或大便秘結其脉必洪滑有力此證不拘表裏或風濕外感或酒食內傷皆能致之但察其元氣尚強脾胃無損而濕熱果盛者直宜清火邪利小便濕熱去而黃自退治此者本

無難也

陰黃證則全非濕熱而總由血氣之敗蓋氣不生血所以血敗血不華色所以色敗凡病黃疸而絕無陽證陽脉者便是陰黃陰黃之病何以致然蓋必以七情傷臟或勞倦傷形因致中氣大傷脾不化血故脾土之色自見於外其為病也必喜靜而惡動喜暗而畏明凡神思困倦言語輕微或怔忡眩暈畏寒少食四肢無力或大便不實小水如膏及脉息無力等證悉皆陽虛之候此與濕熱發黃者反如冰炭使非速救元氣大補脾腎則終無復元之理且此證最多若或但見色黃不察脉證遂云黃疸同是濕熱而治以茵陳梔子瀉火利水等劑則無有不隨藥而斃者

一表邪發黃即傷寒證也凡傷寒汗不能透而風濕在表者有黃證或表邪不解自表傳裏而濕熱鬱於陽明者亦有黃證

表邪未解者，必發熱身痛，脉浮少汗，宜從汗散。濕熱內鬱者，必煩熱，脉緩滑多汗，宜從分消清利。若陽明實邪內鬱而痞結脹滿者，宜先下之，然後清其餘熱，則自無不愈。

一、膽黃證，凡大驚大恐及鬬毆傷者皆有之。嘗見有虎狼之驚突然喪膽而病黃者，其病則驟；有酷吏之遭或禍害之虞，恐怖不已而病黃者，其病則徐。如南北朝齊永明十一年，有太學生魏準者，因惶懼而死，舉體皆青，時人以爲膽破，即此之類。又嘗見有鬬毆之後，日漸病黃者，因傷膽而然。其證則無火無濕，其人則昏沉困倦，其色則正黃如染。凡此數證，皆因傷膽。蓋膽傷則膽氣敗而膽液泄，故爲此證。經曰：膽液泄則口苦，胃氣逆則嘔苦，故曰嘔膽，義衍此也。且膽附於肝，主少陽春生之氣，有生則生，無生則死，故經曰：凡十一藏皆取決於膽者，正以膽中生氣爲萬化之元也。若此諸證，皆以膽傷

膽傷則生氣敗生氣既敗其能生乎所以凡患此者多致不救然當察其傷之微甚速救其本猶可挽回而鍊石補天之權則操之醫之明者

一黃疸大法古有五疸之辨曰黃汗曰黃疸曰穀疸曰酒疸曰女勞疸總之汗出染衣色如柏汁者曰黃汗身面眼目黃如金色小便黃而無汗者曰黃疸因飲食傷脾而得者曰穀疸因酒後傷濕而得者曰酒疸因色慾傷陰而得者曰女勞疸雖其名目如此然總不出陰陽二證大都陽證多實陰證多虛虛實弗失得其要矣

一黃疸難治證凡寸口無脉鼻出冷汗腹膨形如烟薰搖頭直視環口黎黑油汗發黃久之變黑者皆難治

論治 共五條

一陽黃證多以脾濕不流鬱熱所致必須清火邪利小水火清

則溺自清溺清則黄自退輕者宜茵陳飲大分清飲梔子蘗皮湯之類主之〇若閉結熱甚小便不利腹滿者宜茵陳蒿湯梔子大黄湯之類主之

一陰黄證多由内傷不足不可以黄為意專用清利但宜調補心脾腎之虚以培血氣血氣復則黄必盡退如四君子湯五君子煎寿脾煎温胃飲之類皆心脾之要藥也〇若六味丸八味丸五福飲理陰煎及左歸右歸六味回陽等飲皆陰中之陽虚者所宜也〇若元氣虚不至甚而兼多寒濕者則以五苓散四苓散或茵陳五苓散之屬加減用之亦可

一傷寒發黄凡表邪未清而濕熱又盛者其證必表裏兼見治宜雙解以柴苓湯或茵陳五苓散主之〇若内熱甚而表邪仍在者宜柴苓煎主之〇若但有濕熱内實脹閉等證而外無表邪者宜茵陳蒿湯主之〇若因内傷勞倦致染傷寒者

亦多有發黄之證，但察其本無濕熱實邪等證，即當以陰黄之法調補治之。或用後韓祗和之法亦可。若但知攻邪，則未有不敗。故孫真人曰：黄膽脉浮者，當以汗解之，宜桂枝加黄芪湯。此即補虚散邪之法也。外，傷寒門別有正條，所當並察。

一、膽黄證，皆因傷膽而然。膽既受傷，則臟氣之損敗可知，使非修緝培補，則必至決裂。故凡遇此等證候，務宜大用甘温，速救元氣，然必察其所因之本，或兼酸以收其散亡，或兼澁以固其虚脱，或兼重以鎮其失守之神魂，或與開道利害以釋其不解之疑畏。凡諸用藥，大都宜同陰黄證治法，當必有得生者。若治此證而再加尅伐分利，則真如壓卵矣。

一、治黄之法，本宜清濕利小便，然亦多有不宜利者，説詳濕證門論治條中。

述古 共五條

金匱要畧曰趺陽脉緊而數數則爲熱熱則消穀緊則爲寒食即爲滿尺脉浮爲傷腎趺陽脉緊爲傷脾風寒相搏食穀即眩穀氣不消胃中苦濁濁氣下流小便不通陰被其寒熱流膀胱身體盡黃名曰穀疸○額上黑微汗出手足中熱薄暮即發膀胱急小便自利名曰女勞疸○腹如水狀不治心中懊憹而熱不能食時欲吐名曰酒疸○陽明病脉遲者食難用飽飽則發煩頭眩小便必難此欲作穀疸雖下之腹滿如故所以然者脉遲故也○夫病酒黃疸必小便不利其候心中熱足下熱是其證也○酒黃疸者腹滿欲吐鼻燥其脉浮者先吐之脉沉者先下之○酒疸心中熱欲吐者吐之愈

師曰病黃疸發熱煩喘胸滿口燥者以病發時火刼其汗兩熱所得○然黃家所得從濕得之一身盡發熱而黃肚熱熱在裏當下之○脉沉渴欲飲水小便不利者皆發黃○黃疸

之病當以十八日為期治之十日以上瘥反劇為難治○疸而渴者其疸難治疸而不渴者其疸可治發於陰部其人必嘔陽部其人振寒而發熱也

穀疸之為病寒熱不食食即頭眩心胸不安久久發黃為穀疸茵陳蒿湯主之○酒黃疸心中懊憹或熱痛梔子大黃湯主之○諸病黃家但利其小便假令脈浮當以汗解之宜桂枝加黃耆湯主之○黃疸病茵陳五苓散主之○黃疸腹滿小便不利而赤自汗出此為表和裏實當下之宜大黃消石湯○黃疸病小便色不變欲自利腹滿而喘不可除熱熱除必噦噦者小半夏湯主之○男子黃小便自利當與虛勞小建中湯

韓祗和云病人三五日服下藥太過虛其脾胃亡其津液渴飲水漿脾土為陰濕所加與邪熱相會發黃此陰黃也當以溫

藥治之如兩手脉沉細遲肢體逆冷皮膚有粟起或嘔吐舌上有胎遍身發黄煩躁欲於泥水中卧小便赤少皆陰候也故陰黄多以熱湯溫之或湯漬布搭其胸腹或以湯盛瓢中坐於臍下熨之其病愈者曾治趙顯宗病傷寒至六七日因服下藥太過致發黄其脉沉細遲無力皮膚凉發躁欲於泥中卧喘嘔小便赤濇先投茵⑩陳橘皮湯喘嘔止次服小茵陳湯半劑脉微出不欲於泥中卧次日又服茵陳附子湯半劑四肢發熱小便二三升當日中大汗而愈似此治愈者不一

一錄凡傷寒病黄每遇太陽或太陰司天歲若下之太過往往變成陰黄蓋辰戌太陽寒水司天水來犯土丑未太陰濕土司天土氣不足即脾胃虚弱亦水來侵犯多變此證也

畧例云内傷勞役飲食失節中州變寒之病生黄者非傷寒壞之而得只用建中理中大建中足矣不必用茵陳也

劉宗厚曰：按一身盡痛而黃者，濕勝在表也；不痛者，病在裏也，乾燥者，熱勝也。故後證皆有表裡之分。東垣云：傷寒當汗不汗，即生黃。邪在表者，宜急汗之；在表之裏，宜滲利之；在半表裏，宜和解之；在裏者，宜急下之。若已上諸證及略例云：男黃小便自利，當與虛勞小建中湯；若黃色不變，欲自利，腹滿而喘，不可除熱，除熱必噦，宜小半夏湯，皆不必拘於茵陳也。

徐東皋曰：疸證服解利之藥，久而不愈，及口淡怔忡，耳鳴腳耎，憎寒發熱，小便濁，皆為虛甚，宜四君子湯吞八味丸，不可強服涼藥通利，以致脾氣虛弱，腎水枯涸，必至危篤。

黃疸論列方

四苓散 和一八七　五苓散 和一八二

小建中湯 補二二　五福飲 新補六

茵陳飲 新寒八　大建中湯 補二四

左歸飲 新補二　右歸飲 新補三
茵陳五苓散 和一八五　理中湯 熱一
理陰煎 新熱三　茵陳橘皮湯 熱一三三
溫胃飲 新熱五　壽脾煎 新熱十六
茵陳附子湯 熱一三一　六味丸 補一二一
八味丸 補一二二　六味回陽飲 新熱二
柴苓湯 和一九二　柴苓煎 新散十
梔子蘗皮湯 寒二三　大分清飲 新寒五
茵陳蒿湯 攻三一　梔子大黃湯 攻十五
小半夏湯 和八　四君子湯 補一
大黃硝石湯　小茵陳湯 熱一三二
五君子煎 新熱六　桂枝加黃芪湯 散十

論外備用方

養勞湯 補三五四 虛勞病
茵陳四逆湯 熱十九 陰黃汗
甘露飲 寒十 濕熱
茵陳湯 寒一二八 濕熱
茯苓滲濕湯 寒一二九 濕熱

加減五苓散 和一八三
綠礬丸 和三五五 黃病
犀角地黃湯 寒七九 血熱
火府丹 寒百二十 消渴
柴胡茵陳五苓散 和一八六 傷寒濕熱

校注

①原：疑衍。
②哈：疑为『咯』之误。
③上：疑衍。
④□：藜照楼本此处模糊，四库本作『害』，可从。
⑤□：藜照楼本此处模糊，四库本作『而』，可从。
⑥□：藜照楼本此处模糊，四库本作『则』，可从。
⑦□：藜照楼本此处模糊，四库本作『一』，可从。
⑧□：藜照楼本此处模糊，四库本作『芪』，可从。
⑨盦（ān）麯（qū）：指酿酒。
⑩陽：据文义当作『陈』。

會稽　張介賓　會卿著
會稽　魯　超　謙菴訂

脚氣

經義

太陰陽明論曰陽受風氣陰受濕氣○傷於風者上先受之傷於濕者下先受之○清濕襲虛則病起於下風雨襲虛則病起於上

邪氣藏府病形篇曰身半已上者邪中之也身半已下者濕中之也

陰陽應象大論曰地之濕氣感則害人皮肉筋脉

通評虛實論曰蹠跛寒風濕之病也

藏氣法時論曰脾苦濕急食苦以燥之禁濕地濡衣

調經論曰寒濕之中人也皮膚不收肌肉堅緊營血泣衛氣去

故曰虛虛者聶辟氣不足按之則氣足以温之故快然而不

痛

五常政大論曰太陰司天濕氣下臨

六元正紀大論曰太陽司天之政民病寒濕發肌肉萎足萎不

收○太陰司天之政民病寒濕腹滿身䐜憤胕腫○太陰所

致為重胕腫

生氣通天論曰因於氣為腫四維相代陽氣乃竭

經脉篇曰胃病則大腹水腫膝臏腫痛○足陽明實則狂顛虛

則足不收脛枯

平人氣象論曰足脛腫曰水

論證共五條

脚氣之說古所無也自晉蘇敬始有此名然其腫痛麻頑即經之所謂痺也其縱緩不收即經之所謂痿也其甚而上衝即經之所謂厥逆也逮夫後世則有類傷寒四證而以脚氣居其一謂凡頭痛發熱身痛便閉而但見脚膝屈弱無力者便是脚氣此說太混予不然之夫脚氣本水濕下壅之病而實非陽邪外感證也若諸證之兼見者則或有之若以外感之脚軟者便認作脚氣則淆亂意見大不通也茲予删諸繁瑣述其節要法既無遺庶便理會

一脚氣之證其初甚微飲食動作無不如故或無他疾而忽得之或因病後而漸得之及其病也則自膝至足或見麻痺或見冷痛或見痿弱或見攣急或腫或不腫或日漸枯細或蒸蒸惡熱或洒洒惡寒或如冰冷或如火熱或到底能食或不能食或有物如指①發自踹腸而氣上衝心是皆脚氣之正病

也其有爲發熱頭痛寒熱往來或腹內作痛或見飲食則嘔吐或惡聞食氣或不欲見明或語言錯亂精神昏憒皆是脚氣之兼證也大抵此證有緩急緩者其來漸或二三月而日甚急者其來速或一二日而即起治之若緩恐其氣上衝心亦能殺人

一脚氣之因有二一則自外而感一則自內而致也自外而感者以陰寒水濕雨霧之氣或坐臥濕地致令濕邪襲入皮肉筋脉而凡清濕襲虛則病始於下致爲腿足之病此外因也自內而致者以肥甘過度酒醴無節或多食乳酪濕熱等物致令熱壅下焦走注足脛而日漸腫痛或上連手節者此內因也然在古人②謂南方卑濕病多外因北方嗜酒酪病多內因此固一說然北方亦有寒濕南方豈少酒濕此固不必分南北其或內或外凡受邪氣有病始於足而漸致他證者即

脚氣之謂也必察其因而治之則自無失矣

一方書以腫爲濕脚氣不腫者爲乾脚氣濕者宜除濕乾者宜行氣

陳無擇曰脚氣不專主一氣亦不專在一經兼有雜生諸病未易分别須尋經絡之陰陽再察脉息之虚實以爲治也凡自汗走注者爲風勝無汗攣急掣痛者爲寒勝腫滿重著爲濕勝煩渴燥熱爲暑勝若四氣兼中者但察其多者爲勝分其表裏以施治也

論治 共八條

脚氣之病實三氣之所爲也然亦有虚實之異又脚氣本爲壅疾古云忌用補劑然必下元不足及陽明之氣有虧者而後邪氣得以犯之此其中亦有虚證總之凡治此者只因證施治則萬全也但察其因於表者以發散爲主因於裏者以疎

利爲主外因者多寒濕宜用溫熱內因者多濕熱宜用清涼若元氣本虛及病久致虛者必當培補下元不得以忌補之說爲拘也

脚氣初起無非濕滯如無他證兼見而身體重著者单宜治濕以分利爲主○凡脚膝中濕或腰腿痠疼重著腫痛者宜除濕湯不問久近乾濕並可用○若脚膝痠軟重著而胃氣不清或見噫氣吞酸脹滿者平胃散○若脚氣浮腫而兼泄瀉者宜五苓散或胃苓湯

一寒濕外侵致成脚氣者十居六七其證疼痛拘攣惡寒清厥脉多弦細治宜以溫經除濕爲主是以古人治此之法大抵熱藥多寒藥少故每用麻黃川烏桂附乾薑之屬內經曰濕淫於內治以苦熱正以烏附麻黃走而不守故能通行經絡乾薑官桂辛甘大熱故能助陽退陰清濕既除病無不愈○

鳴散如神○若寒濕內侵陽虛陰盛胃氣不强經氣不行頑木浮腫或疼痛不用者獨活湯○若寒邪入腹喘急疼痛或筋急上衝悶亂危急欲絶者茱萸丸或茱萸木瓜湯○若寒濕在經血脉不和腰脚筋骨痠軟無力或拘攣疼痛脉弱而濇者酒浸牛膝丸○若寒濕壅滯氣滯不行或冷或痛者立效散○若寒濕兼風者如五積散小續命湯皆宜用詳具後條

一濕熱內蒸致成脚氣者多因酒食不節其證必煩熱多渴脉見滑數二便或多不利治宜利濕清火爲主○若濕熱下壅足脛腫痛不消者防已飲加減治之或蒼术黄柏丸或二妙散或加味二妙丸俱妙○若濕熱氣壅上衝胸腹煩渴悶亂頭痛口乾者活人犀角散○若濕熱流注經絡肢節煩疼肩背沉重手足徧身疼痛熱腫者當歸拈痛湯○若感冒暑濕

肢節疼痛身熱口渴小便赤澁氣虛氣促者清暑益氣湯○若肝腎陰虛血熱脚膝疼痛行止艱難小水不利者續斷丸

一脚氣有壅滯氣逆者其證必喘滿氣急上攻心腹甚至危急可畏治宜行滯降氣為主○凡脚氣上衝心腹喘急不得眠臥者紫蘇散檳榔湯或加減檳榔湯甚者四磨飲○若脚氣喘急腹滿脚腫者桑白皮散或木通散○若脚氣臍下氣升衝心煩悶者木香散或檳榔散○若脚氣心胸壅悶嘔逆多痰不食者半夏散或紫蘇湯○若浮腫心腹痞悶小水不利大腹皮散

一風濕合邪而為脚氣者其證必兼外感而或為寒熱往來或為喘欬氣急或流走無常或筋骨疼痛治宜以散風除濕通行經絡為主○若感四時風疫風濕或處陰濕之地致為脚

氣疲弱筋骨疼痛或寒熱往來者敗毒散○若寒熱而爲赤腫疼痛者加味敗毒散○若腳氣以風寒濕邪客於經絡而骨髓骸痛不可忍或遍身疼痛惡寒嘔逆者五積散一法加全蝎三個入酒煎服○若腳氣以風濕留滯而陰寒外閉表邪不解或欬嗽喘滿寒熱者小青龍湯○若風濕留滯肢節煩疼心神壅悶者大腹子散○千金云若腳氣脉大而緩宜服小續命湯二劑立瘥活人云腳氣屬冷者以小續命湯煎成入生薑自然汁服之最快○若腳氣風濕勝而兼發熱欬嗽肢體疼痛者芎芷香蘇散○若腳氣風濕流注憎寒發熱無汗惡寒者麻黃左經湯

一腳氣有虛證凡脾胃肝腎之脉皆出於足邪之易入多有乘虛故肝虛則筋病腎虛則骨病脾虛則肌肉病胃虛則宗筋病或以勞慾不節或以酒濕太過或以病後失調凡內有虧

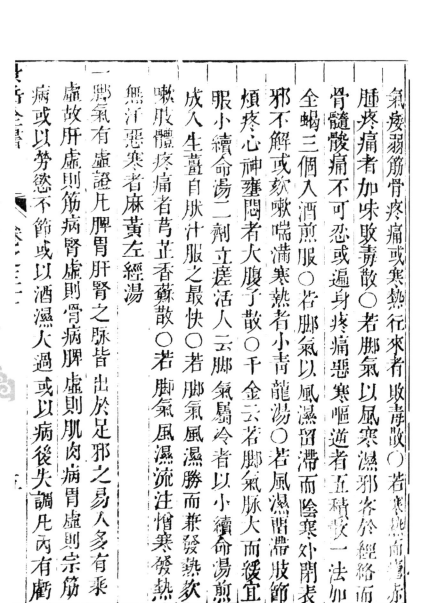

損而外有脚氣者無非虛證此當以調補爲主而兼察四氣以治之○若肝腎陰虛感觸四氣而癱瘓頑木半身不隨脚膝無力遍體疼痛者神應養真丹或三因四斤丸或虎骨酒或八味地黃湯○若脾胃大虛陰寒在下陽氣不行而病脚氣者獨活湯附子八味湯○若精血不足陰虛於下氣不歸精而脚氣上逆衝心者地黃湯○若脾胃虛寒兼風濕外邪而成脚氣者風引獨活湯或追毒湯○若脚氣以脾腎虛寒而兼欬嗽氣逆嘔吐者兼補厚朴湯

一脚氣有實邪凡壅盛腫痛而或爲閉結或爲脹滿者治宜以踈導通利爲主○若風濕壅盛脚氣腫痛便結腹滿者羌活導滯湯或枳實大黃湯○若四氣流注陽明風熱腰脚腫痛大小便秘喘滿腹痛者大黃左經湯○若脚氣飲食不消心下痞悶腿脚腫痛者開結導飲丸

敷熨淋洗

凡脚气肿痛之甚者可用敷药以散之或用椒艾囊以温之或用香散之药煎汤以洗之如百草煎及防风荆芥威灵仙艾叶苍术蛇床子当归乌药之类皆可用或单用紫苏或忍冬藤煎汤淋洗之俱妙

禁忌共三条

观活人等书云凡脚气服补药及用汤淋洗者皆医之所禁也此亦一偏之说耳盖补有宜禁者以邪壅气实者也淋洗有宜禁者以水湿汤气之宜避者也如果下部虚寒或以病后或以克伐太过而脚气不愈者岂尚堪禁补乎又若寒邪湿热壅结不散而为肿为痛者最宜以辛香疏散之药煎汤蒸洗则退邪极速岂禁洗乎惟是湿热气逆而上冲心腹者不可骤洗恐助湿气上升也此必先降其气俟其毒止在脚再

行薰洗自無不利蓋補以補其弱也洗以逐其滯也夫何禁之有

有常禁於未發之先者如外臺秘要云第一忌嗔嗔則心煩煩則脚氣發又禁大語大語則傷氣氣傷病亦發又不得露足當風入水以冷水洗足兩足脛尤不宜冷雖暑月當着帛袴至冬寒加綿常令兩脛及腿溫煖微汗尤佳依此將息脚氣自消而無邪氣留連之患夏月腠理開不宜當風取涼涼處坐臥須得勞動關節令其氣暢此拒邪之法養生之要也每食後宜行三五百步疲倦便止則脚中惡氣隨即下散雖有浮腫氣亦不上也

孫真人云古人少有此疾自永嘉南渡衣冠之人多有之此皆濕鬱於內所致也故凡四時之中皆不得久坐久立濕冷之地亦不得因酒醉汗出脫衣洗足當風取涼皆成脚氣若暑月

久坐久立濕地則濕熱之氣蒸人經絡病發必熱而四肢酸疼煩悶胻腫寒熱此又山野農夫多有之以久濕傷於外也

述古

楊大受曰腳氣是壅疾當用宣通之劑使氣不能成壅也如羌活導滯湯之類所宜通用又如蒼白术防己南星以去濕羌活獨活木瓜檳榔行氣利關節以去壅佐木通牛膝以引經當歸生地黄以和血此必用之藥也又如東垣拈痛湯之類亦甚捷餘因證之虛實寒熱而辨治之此即通變活法也

附按

薛氏治一男子素有腳氣脇下作痛發熱頭暈嘔吐腿痹不仁服消毒護心等藥不應左關脈緊右關脈弦此亦腳氣也以半夏左經湯治之而愈○一男子腳軟腫痛發熱飲冷大小便秘右關脈數乃足陽明經濕熱流注也以大黄左經湯治

之而愈〇一婦人肢節腫痛脛足尤甚時或自汗或頭痛此
太陽經濕熱所致用麻黃左經湯二劑而愈〇一男子兩腿
腫痛脉滑而數此濕痰所致也先以五苓散加蒼术黃栢二
劑少愈更以二陳二术檳榔紫蘇羗活獨活牛膝黃栢而瘥
夫濕痰之證必先以行氣利濕健中爲主若中氣和則痰自
消而濕亦無所容矣〇一男子右腿赤腫焮痛脉沉數用當
歸拈痛湯四服反痛乃濕毒壅遏又况下部藥不易達非藥
不對證也遂砭患處去毒血仍用前藥一劑頓減又四劑而
消〇一婦人患脚氣或時腿腫筋攣腹作痛諸藥不應漸至
危篤諸書云八味丸治足少陰脚氣入腹疼痛上氣喘促欲
死者遂投一服頓退又服而愈凡腎經虛寒之人多有此患
乃腎乘心水剋火之證少緩則死不旋踵宜急服之〇一婦
人患腿痛不能伸屈遇風寒痛益甚諸藥不應甚苦先以活

絡丹一丸頓退又服而瘳次年後痛仍服一丸亦退大半更以獨活寄生湯四劑而愈〇一男子素有脚氣又患附骨癰作痛服活絡丹一丸二證並瘥〇上舍俞魯用素有疝不能愈因患腿痛亦用活絡丹一丸不惟腿患有效而疝亦得愈矣〇留都金二守女患驚風甚危諸醫皆不能救遂自用活絡丹一丸即愈且不再作夫病邪深伏在内非此藥莫能通達但近代有云此藥引風入骨如油麪之説故後人多不肯服大抵有是病宜用是藥豈可泥於此言致病難瘥

針灸

凡脚氣初發即灸患處二三十壯或用雷火鍼以導引濕氣外出及飲醪醴以通經散邪其要法也〇若壅既成而邪盛者必腫痛熱甚一時藥餌難散宜砭去惡血以消熱腫砭刺之後以藥繼之

脚氣論列方

平胃散 和十七　五苓散 和一八二
當歸拈痛湯 寒百三十　立效散 和二八七
茱萸丸 和三百九　茱萸木瓜湯 和二八六
鷄鳴散 和二八五　二妙散 寒一三四
加味二妙丸 寒一三五　除濕湯 和一七七
胃苓湯 和百九十　蒼朮黃栢丸 寒一三六
五積散 散三九　敗毒散 散三六
加味敗毒散 外四一　紫蘇湯 和二百九十
清暑益氣湯 和一六八　紫蘇散 和二八九
半夏散 和二九九　橘皮湯 和三九八
人參散 和二九七　芎芷香蘇散 散八八
檳榔散 和二九三　檳榔湯 和二九

防已飲 和二八八
酒浸牛膝丸 和三百八
活絡丹 和二七七
八味丸 補一二二
四磨飲 和五二
風引獨活湯 散百二
小青龍湯 散八
木通散 和二九六
三因四斤丸 補一上八三
神應養真丹 和三一三
大腹皮散 和三百
椒艾囊 和三一七
兼補厚朴湯 散百一
加減檳榔湯 和二九二
續斷丸 和三百六
地黄湯 和三百二
活人犀角散 寒一三一
獨活寄生湯 和二一百七十
獨活湯 散八三
虎骨酒 和三一五
木香散 和二九五
小續命湯 散五二
追毒湯 散百四
附子八味湯 熱三百
大腹子散 和三百一
百草煎 新因三七

桑白皮散 和二九四　麻黃左經湯 散九六
開結導飲丸 和三七八　羌活導滯湯 攻三四
半夏左經湯 散九七　枳實大黃湯 一三
大黃左經湯 散九八

論外備用方

鹿茸丸 補一三三 生瘡　豨薟丸 和二五六
加味四斤丸 補一六二 陰氣不足　活絡飲 和二六九 風濕
愈風丹 和二七四 養血去風　加減四斤丸 補一六三 腎虛
薏仁酒 和三一六 補陰去濕　換腿丸 和二百八十 風濕
虎骨四斤丸 補一六一 滋陰　勝駿丸 和三一二 養氣去邪
降椒酒 和二三八 風濕　易老天麻丸 和二七五 血虛受邪
續斷丸 和三百六 凉血去風　沉香湯 和三百四 脚氣攻心
神應養真丹 和三一三 滋陰行經　木瓜湯 和三百三 行氣

檳蘇散外一八八 風濕流注　史國公浸酒方和二八
透骨散和三一四 行經　敷腳氣方和三一八
羌活勝濕湯和一七八 風濕　調元健步丸和三三 陰虛濕熱
濟生檳榔湯和二九一 疎壅　第一麻黃湯散九九 惡風
第二獨活湯散百 散風　六物附子湯外三五 四氣流注

痿證

經義

痿論帝曰：五藏使人痿何也？岐伯曰：肺主身之皮毛，心主身之血脉，肝主身之筋膜，脾主身之肌肉，腎主身之骨髓。故肺熱葉焦，則皮毛虛弱急薄，著則生痿躄也。心氣熱，則下脉厥而上，上則下脉虛，虛則生脉痿，樞折挈，脛縱而不任地也。肝氣熱，則膽泄口苦筋膜乾，筋膜乾則筋急而攣，發爲筋痿。脾氣熱則胃乾而渴肌肉不仁發爲肉痿腎氣熱則腰脊不舉骨枯而髓減發爲骨痿○帝曰何以得之曰肺者臟之長也爲心之蓋也有所失亡所求不得則發肺鳴鳴則肺熱葉焦故曰五臟因肺熱葉焦發爲痿躄此之謂也悲哀太甚則胞絡絕胞絡絕則陽氣內動發則心下崩數溲血也故本病曰大經空虛發爲肌痹傳爲脉痿思想無窮所願不得意淫於外入房太甚宗筋弛縱發爲筋痿及爲白淫故下經曰筋痿者生於肝使內也有漸③於濕以水爲事若有所留居處相濕肌肉濡漬痹而不仁發爲肉痿故下經曰肉痿者得之濕地也有所遠行勞倦逢大熱而渴渴則陽氣內伐內伐則熱舍於腎腎者水臟也今水不勝火則骨枯而髓虛故足不任身發爲骨痿故下經曰骨痿者生於大熱也○帝曰何以別之曰肺熱者色白而毛敗心熱者色赤而絡脉溢肝熱者色蒼而

爪枯，脾熱者色黄而肉蠕動，腎熱者色黑而齒槁。○帝曰：論言治痿者獨取陽明，何也？曰：陽明者，五臟六腑之海，主潤宗筋，宗筋主束骨而利機關也。衝脉者，經脉之海也，主滲灌谿谷，與陽明合於宗筋，陰陽總宗筋之會，會於氣街，而陽明爲之長，皆屬於帶脉，而絡於督脉。故陽明虚則宗筋縱，帶脉不引，故足痿不用也。○帝曰：治之奈何？曰：各補其滎而通其俞，調其虚實，和其逆順，筋脉骨肉，各以其時受月，則病已矣。帝曰：善。

生氣通天論曰：因於濕，首如裹，濕熱不攘，大筋緛短，小筋弛長，緛短爲拘，弛長爲痿。

本神篇曰：精傷則骨痠痿厥，精時自下。

根結篇曰：陽明爲闔，闔折則氣無所止息而痿疾起矣。故痿疾者取之陽明，視有餘不足。無所止息者，眞氣稽留，邪氣居之

也

邪氣臟腑病形篇曰肺脉微緩爲痿瘻偏風○脾脉緩甚爲痿厥微緩爲風痿四肢不用心慧然若無病○腎脉微滑爲骨痿坐不能起起則目無所見

論證 共三條

痿證之義內經言之詳矣觀所列五臟之證皆言爲熱而五臟之證又總於肺熱葉焦以致金燥水虧乃成痿證如丹溪之論治誠得之矣然細察經文又曰悲哀太甚則胞絡絶傳爲脉痿思想無窮所願不得發爲筋痿有漸於濕以水爲事發爲肉痿之類則又非盡爲火證此其有餘不盡之意猶有可知故因此而生火者有之因此而敗傷元氣者亦有之元氣敗傷則精虛不能灌溉血虛不能營養者亦不少矣若槩從火論則恐真陽虧敗及土衰水涸者有不能堪故當酌寒熱

之淺深審虛實之緩急以施治療庶得治痿之全矣

一經曰濕熱不攘則大筋緛短小筋弛長緛短爲拘弛長爲痿此內經言筋病之概乃舉隅之談以啟人之自反耳非謂大筋必無弛長小筋必無緛短也即如痿弱必由於弛長豈大筋果無涉乎此經言之意從可知矣故於痿證之外凡遇瘛瘲等病當知拘攣者必由緛短癱弱者必由弛長斯得內經之意而於寒熱燥濕之辨亦可得其據矣

論治 共二條

一凡痿由濕熱脉洪滑而證多煩熱者必當先去其火宜二妙散隨證加減用之○若陰虛兼熱者宜正傳加味四物湯虎脛骨丸或丹溪補陰丸滋陰八味丸之類主之○若絕無火證而止因水虧於腎血虧於肝者則不宜兼用涼藥以伐生氣惟鹿角膠丸爲最善或加味四斤丸八味地黃丸金剛丸

之類俱可擇用〇若陰虛無濕或多汗者俱不宜輕用蒼术蓋痿證最忌散表亦恐傷陰也

一東垣取黄柏爲君黄芪等補藥輔佐以治諸痿無一定之方有兼痰積者有濕多熱多者有濕熱相半者有挾氣者臨病製方其亦治痿之良法也

述古　共四條

丹溪曰內經謂諸痿起於肺熱又謂治痿獨取陽明蓋肺金體燥居上而主氣畏火者也脾土性濕居中而主四肢畏木者也火能炎上若嗜慾無節則水失所養火寡於畏而侮所勝肺得火邪而熱矣木性剛急肺受熱則不能管攝一身脾傷則四肢不能爲用而諸痿作矣瀉南方則肺金清而東方不實何脾傷之有補北方則心火降而西方不虛何肺熱之有故陽明實則宗筋潤能束骨而利機關矣治痿之法無出於

此雖然天④産作陽厚味發熱凡病痿者若不淡薄食味必不能保其全安也

纂要云濕熱東垣健步丸加燥濕降火之劑黄栢黄芩蒼术○濕痰二陳湯加蒼术白术黄芩黄栢之類入竹瀝薑汁○血虚四物加蒼术黄栢下補陰丸○氣虚四君子加蒼术黄芩黄栢○黄栢蒼术治痿要藥也○已上方治雖所主有不同而降火清金所謂治法之大要無不同也

薛立齋曰痿證多因足三陰虚損若脾腎不足而無力者用還少丹肝腎虚熱而足無力者六味丸如不應急用八味丸

陳無擇曰人身有皮毛血脉筋膜肌肉骨髓以成其形内則有肝心脾肺腎以主之若隨情妄用喜怒勞佚以致内臟精血虚耗使血脉筋骨肌肉痿弱無力以運動故致痿躄狀與柔風脚氣相類柔風脚氣皆外因風寒正氣與邪氣相搏故作

腫若痛爲邪實痿由內臟不足之所致但不任用亦無痛楚
此血氣之虛也

痿證論列方

二妙散 寒一三四　四物湯 補八
東垣健步丸 和三百十　二陳湯 和一
金剛丸 補一六四　加味四物湯 補十
還少丹 補一三七　四君子湯 補一
加味四斤丸 補一六二　鹿角膠丸 補一三三
虎脛骨丸 寒一三七　八味地黃丸 補一二二
丹溪補陰丸 寒百六十　滋陰八味丸 新寒十七
六味地黃丸 補一二一

論外備用方

煨腎丸 補一四八 骨痿　敗毒散 散三六 風濕

地黃飲子 補百　鹿茸丸 補一三三 陰虛弱
清燥湯 寒一三二 濕熱　加減四斤丸 補一六三
勝駿丸 和三一二 養陰袪升⑤　虎骨酒 和三一五 强筋骨
滋陰大補丸 補一二七 陰虛　續斷丸 和三百六 涼血强筋
牛膝丸 和三百七 肝腎虛弱　虎骨四斤丸 補一六一 强陰
小續命湯 散五二 風濕　追毒湯 散百四 風濕
酒浸牛膝丸 和三百八 壯筋骨　小安腎丸 熱一六八 痿弱
大防風湯 補九九 風濕　加味二妙丸 寒一三五 濕熱
石斛安腎丸 熱一六九 痿弱　加味四君湯 補二
調元健步丸 和三一一

陽痿

經義

陰陽別論曰：二陽之病發心脾，有不得隱曲，女子不月。

厥論曰：厥陰之厥，則少腹腫痛，腹脹涇溲不利，好臥屈膝，陰縮腫。

痿論曰：思想無窮，所願不得，意淫於外，入房太甚，宗筋弛縱，發為筋痿，及為白淫。○陽明虛則宗筋縱。

邪氣臟腑病形篇曰：腎脈大甚為陰痿，微濇為不月沉痔。

經筋篇曰：足太陰之筋病，陰器紐痛，下引臍。○足厥陰之筋病，陰器不用，傷於內則不起，傷於寒則陰縮入，傷於熱則縱挺不收。

經脈篇曰：足厥陰結於莖，氣逆則睪腫卒疝，實則挺長，虛則暴癢。

至真要大論曰：太陽之勝，隱曲不利，互引陰股。

本神篇曰：肝悲哀動中則傷魂，魂傷則狂忘不精，當人陰縮而

攣筋兩脇骨不舉○恐懼而不解則傷精精傷則骨痠痿厥
精時自下

生氣通天論曰濕熱不攘大筋緛短小筋弛長緛短爲拘弛長
爲痿

疏五過論帝曰凡未診病者必問嘗貴後賤雖不中邪病從內
生名曰脫營嘗富後貧名曰失精身體曰減氣虛無精病深
無氣洒洒然時驚病深者以其外耗於衛內奪於營良工所
失不知病情此治之一過也○凡欲診病者必問飲食居處
暴樂暴苦始樂後苦皆傷精氣精氣竭絶形體毁沮暴怒傷
陰暴喜傷陽厥氣上行滿脈去形愚醫治之不知補瀉不知
病情精華日脫邪氣廼并此治之二過也

陰陽應象大論曰北方生寒在志爲恐恐傷腎思勝恐

宣明五氣篇曰精氣并於腎則恐

調經論曰血有餘則怒不足則恐

論證 共三條

凡男子陽痿不起多由命門火衰精氣虛冷或以七情勞倦損傷生陽之氣多致此證亦有濕熱熾盛以致宗筋弛縱而爲痿弱者譬以暑熱之極則諸物綿痿經云壯火食氣亦此謂也然有火無火脉證可別但火衰者十居七八而火盛者僅有之耳

凡思慮焦勞憂鬱太過者多致陽痿蓋陰陽總宗筋之會會於氣街而陽明爲之長此宗筋爲精血之孔道而精血實宗筋之化源若以憂思太過抑損心脾則病及陽明衝脉而水穀氣血之海必有所虧氣血虧而陽道斯不振矣經曰二陽之病發心脾有不得隱曲及女子不月者即此之謂

一凡驚恐不釋者亦致陽痿經曰恐傷腎即此謂也故凡遇大

驚卒恐能令人遺失小便即傷腎之驗又或於陽旺之時忽有驚恐則陽道立痿亦其驗也○余嘗治一強壯少年遭酷吏之恐病似脹非脹似熱非熱絕食而困衆謂痰火宜清中焦余診之曰此恐懼內傷少陽氣索⑥而病及心腎大虧證也遂峻加溫補兼治心脾一月而起愈後形氣雖健如初而陽寂不舉余告之曰根蒂若斯腎傷已甚非少壯所宜之兆速宜培養心腎庶免他虞彼反以恐嚇爲疑全不知信未及半載竟脹病而歿可見恐懼之害其不小者如此　新按

論治共三條

一命門火衰精氣虛寒而陽痿者宜右歸丸贊育丹石刻安腎丸之類主之○若火不甚衰而止因血氣薄弱者宜左歸丸班龍丸全鹿丸之類主之

一凡因思慮驚恐以致脾腎虧損而陽道痿者必須培養心脾

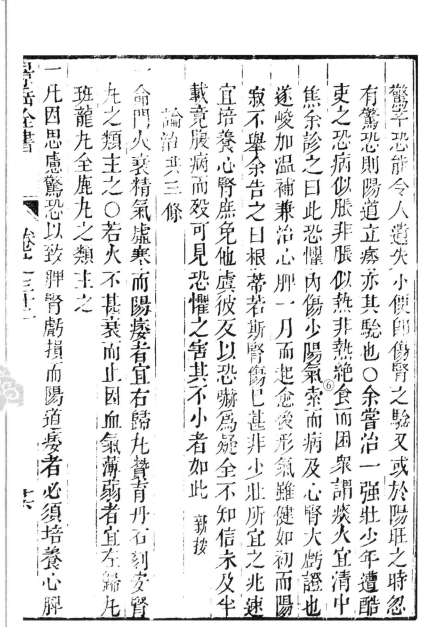

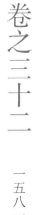

使胃氣漸充則衝任始振而元可復也宜七福飲歸脾湯之類主之然必大釋懷抱以舒神氣庶能奏效否則徒資藥力無益也○其有憂思恐懼太過者每多損抑陽氣若不益火終無生意宜七福飲加桂附枸杞之類主之

凡肝腎濕熱以致宗筋弛縱者亦為陽痿治宜清火以堅腎然必有火證火脉內外相符者方是其證宜滋陰八味丸或丹溪大補陰丸虎潛丸之類主之○火之甚者如滋腎丸大補丸之類俱可用

述古

薛立齋曰按陰莖屬肝之經絡蓋肝者木也如木得湛⑦露則森立遇酷暑則痿悴若因肝經濕熱而患者用龍膽瀉肝湯以清肝火導濕熱若因肝經燥熱而患者用六味丸以滋腎水養肝血而自安○又曰璚玉膏固本丸坎離丸此輩俱是沉

寒瀉火之劑非腸胃有燥熱者不宜服若足三陰經陰虛

熱者久而服之令人無子蓋損其陽氣則陰血無所生故也

屢驗

簡易方

一方 治陽事不起用蛇床子五味子兎絲子等分爲末蜜丸梧子大每服三五十丸溫酒下日三服

陽痿論列方

左歸丸 新補四
右歸丸 新補五
全鹿丸 補一二九
贊育丹 新因⑧又十四
七福飲 新補七
歸脾湯 補三三
石刻安腎丸 熱一六九
虎潛丸 寒一六四
瓊玉膏 補六一
滋陰八味丸 新寒十七
固本丸 補百七
六味丸 補一二一

龍膽瀉肝湯 寒六二　坎離丸 寒一六五
滋腎丸 寒一六三　丹溪大補陰丸 寒一五七
班龍丸 補一百三十　大補丸 寒一五五

全書卷三十二卷終

校注

①踹：据文义疑为『腨』，指小腿肚。
②肰：同『然』。
③漸（jiān）：沾湿；浸渍。
④天産：指动物，六畜之类。
⑤升：四库本作『邪』，据文义当从。
⑥索：尽，空。
⑦湛（zhàn）：（露水）厚重。
⑧又：疑衍。

景岳全書卷三十三貫集

雜證謨

會稽　張介賓　會卿著
會稽　魯　超　謙菴訂

疝氣

經義

骨空論曰：任脉爲病，男子内結七疝，女子帶下瘕聚。○督脉生病，從少腹上衝心而痛，不得前後，爲衝疝。

長刺節論曰：病在少腹，腹痛不得大小便，病名曰疝，得之寒。刺少腹兩股間，刺腰髁骨間，刺而多之，盡炅病已。

經脉篇曰：足厥陰肝病，丈夫㿗疝，婦人少腹腫。○肝所生病爲飧泄狐疝。○足厥陰之别，循脛上睾，結於莖，其氣逆則睾腫卒疝，實則挺長，虚則暴癢，取之所别也。

繆刺論曰：邪客於足厥陰之絡，令人卒疝暴痛，刺足大指爪甲上與肉交者各一痛，左取右，右不

脉解篇曰：厥陰所謂癩疝，婦人少腹腫也。○陰亦盛而脉脹不通，故曰痛癃疝也。

陰陽別論曰：三陽爲病發寒熱，其傳爲癩疝。

經筋篇曰：足陽明之筋病㿉疝，腹筋急。○足太陰之筋病陰器紐痛，下引臍兩脇痛。○足厥陰之筋病陰器不用，傷於內則不起，傷於寒則陰縮入，傷於熱則縱挺不收。

邪氣臟腑病形篇曰：小腸病者，小腹痛，腰脊控睾而痛，時窘之後。

四時氣篇曰：小腹控睾，引腰脊，上衝心，邪在小腸者，連睾系，屬于脊，貫肝肺，絡心系，氣盛則厥逆，上衝腸胃，燻肝，散于肓，結于臍。

玉機眞藏論曰：是故風者，百病之長也。弗治，脾傳之腎，病名曰疝瘕，少腹寃熱而痛，出白，一名曰蠱。

本藏篇曰：腎下則腰尻痛，不可以俛仰，爲狐疝。

平人氣象論曰：寸口脉沉而弱，曰寒熱及疝瘕少腹痛。○脉急曰疝瘕少腹痛。

脉要精微論曰：診得心脉而急，病名心疝，少腹當有形也。

邪氣臟腑病形篇曰：心脉微滑爲心疝，引臍小腹鳴。○肝脉滑甚爲㿗疝。○脾脉微大爲疝氣，滑甚爲㿗癃，濇甚爲腸㿗，微濇爲內㿗，多下膿血。○腎脉滑甚爲癃㿗。

大奇論曰：腎脉大急沉，肝脉大急沉，皆爲疝。○心脉搏滑急爲心疝。○肺脉沉搏爲肺疝。○三陽急爲瘕，三陰急爲疝。

五臟生成論曰：青脉之至也，長而左右彈，有積氣在心下支胠，名曰肝痺，得之寒濕，與疝同法。○黄脉之至也，大而虚，有積氣

在腹中有厥氣名曰厥疝女子同法

四時刺逆從論曰厥陰滑則病狐疝風○少陰滑則病肺風疝○太陰滑則病脾風疝○陽明滑則病心風疝○太陽滑則病腎風疝○少陽滑則病肝風疝

眞要大論曰陽明司天丈夫㿗疝婦人少腹腫○陽明之勝外發㿗疝○太陽在泉民病少腹控睾引腰脊上衝心痛○太陽之復少腹控睾引腰脊上衝心○太陰在泉主勝甚則爲疝

論證　共三條

疝氣病者凡小腹睾丸爲腫爲痛止作無時者皆是也但疝證不一如内經所謂狐疝者以其出入不常也有言㿗疝者以其頭腫不仁也有衝疝者以其自少腹上衝而痛也有厥疝者以結氣在陰而氣逆爲疝也有瘕疝者以少腹寃熱而痛

出白一名曰蠱也有六經風疝者如四時刺逆從論所言者是也有小腸疝者如邪氣臟腑病形篇所言者是也凡此七者總皆疝之為義狀疝之為病不獨男子有之而婦人亦有之經曰有積氣在腹中有厥氣名曰厥疝女子同法又曰厥陰所謂癩疝婦人少腹腫也至若衝疝瘕之屬亦皆男婦之所同病者然惟睪丸之病獨在男子而他則均當詳察也觀張子和曰夫遺溺閉癃陰痿脬痺精滑白淫皆男子之病也若血涸不月月罷腰膝上熱足躄嗌乾癃閉少腹有塊或定或移前陰突出後陰痔核皆女子之病也但女子不謂之疝而謂之瘕若年少而得之不計男子婦人皆無子此說誠非謬也然今人但言男子之疝而全不知婦人之疝殊失之矣疝氣所屬本非一經如內經所云任脈為病男子內結七疝女子帶下瘕聚督脈生病從少腹上衝心而痛不得前後為

衝疝又曰脾傳之腎病名曰疝瘕又曰三陽爲病發寒熱其傳爲㿉疝又曰邪在小腸者連睪係屬於脊又曰邪客於足厥陰之絡令人卒疝暴痛又如心肝脾肺腎五疝之脉各有所辨此素問言諸經之疝也又經筋等篇言足陽明之筋病㿉疝腹筋急足太陰之筋病陰器紐痛下引臍兩脇痛足厥陰之筋病陰器不用等義此靈樞言諸經之疝也自張子和云疝有七前人論者甚多其非靈樞素問銅人之言子皆不取乃引靈樞之論曰足厥陰之筋聚於陰器故陽明與太陰之筋皆會於陰器惟厥陰主筋故爲疝者必本之厥陰此子和之意以疝爲筋病而筋主於肝故謂疝必厥陰似亦有理而實則不然觀內經諸論之如前者謂非靈素之言而子和皆可不取乎且筋雖主於厥陰然散見諸經即爲諸經之筋矣若病在諸經固可因筋而屬經乎第如厥論曰前陰者宗

筋之所聚太陰陽明之合也又痿論曰陰陽總宗筋之會會於氣街而陽明爲之長此亦可以不取乎然則小腹前陰之經則厥陰少陰太陰陽明少陽太陽以至衝任督脉皆有所涉今考銅人經治疝之法則諸經皆有俞穴若謂止屬厥陰則諸皆可廢矣卽子和亦歷指諸經之穴謂諸穴雖亦治疝然終非受疝之地此何說也自後丹溪遂因子和之言謂經有七疝寒水筋血氣狐癩也專主肝經與腎經絶無相干再至戴原禮又因丹溪之說云疝本屬厥陰之一經余嘗見俗說小腸膀胱下部氣者皆妄言也嗚呼此等議論皆後學遞襲之見果堪信乎果堪法乎醫失眞傳類多如此故并錄素銅人之言余誠不敢取也今錄銅人治疝穴法條列後章以便後人用證

一疝氣之病有寒證亦有熱證然必因先受寒濕或犯生冷以

致邪聚陰分此其肇端之始則未有不因寒濕而致然者及其病鬱既久則鬱而成熱者有之或以陽臟之人火因邪聚而濕熱相資者亦有之故在內經言疝則寒熱皆有所論如曰病在少腹腹痛不得大小便病名曰疝得之寒曰陰亦盛而脈脹不通故曰㿗癃疝也曰肝脾得之寒濕與疝同法曰太陽太陰陽明之勝復皆有疝氣是皆言疝之寒也又如曰脾風傳腎名曰疝瘕少腹冤熱而痛出白一名曰蠱曰足厥陰之筋病陰器不用傷於寒則陰縮入傷於熱則縱挺不收是皆言疝之熱也此內經之言寒言熱未嘗偏廢者如此觀丹溪曰自素問而下皆以為寒蓋寒主收引經絡得寒則引而不行所以作痛者然亦有踢冰涉水終身不病此者無熱在內故也大抵此證始於濕熱在經鬱而至久又得寒氣外來不得疏散所以作①痛若只作寒論恐未為備此丹溪之論

如此故其治多從火而信用山梔黃柏之屬余則不能無言也觀內經之言疝者如前原非只作寒論第言寒者較多於熱亦自疝家之正理不可易也第疝以寒邪入經所以爲痛及其久也方爲鬱熱使其始不受寒何由致疝此寒爲本而熱爲標也若謂始於濕熱在經又得邪氣外來所以作痛則反以熱爲本而寒爲標矣豈其然乎至若陽水涉水終身不痛者此雖有貴賤之分久暫之異然必以陽氣內盛而寒不能犯者有之若謂無熱在內故寒自不入又豈其然乎此致病之因有不得不辨也是以內經之論凡至切至當者詎可弗遵後世之談其多鑿多偏者安肯盡信再若治此之法固不可必其爲寒又不可必其爲熱但治初受之邪必當以溫經散寒行氣除濕爲主切不可早用寒涼致留邪氣則遺害非淺及其久也則有始終以寒者有因寒鬱熱者有元陽受

傷而虛陷日甚者，但當察其形氣病氣，因病制方。若果有熱證熱脉顯然外見者，方可治以寒涼。如無熱證可據，而執云大抵疝由濕熱，則無者生之，有者甚之矣。此習俗之通弊，有不可不鑒也。

論治　共十一條

凡治疝之法，當察所由。此雖以受寒受濕因而成疝，然或以色慾，或以勞損，或以鬱怒，或以飲食酒濕之後不知戒慎，致受寒邪，則以陰求陰，流結於衝任血氣之海，而下歸陰分，遂成諸疝。故其爲病，則有遇寒而發者，有鬱久成熱遇熱而發者，有鬱則氣逆遇鬱怒而發者，有濕因寒滯遇濕而發者，有疲極則傷筋遇勞苦而發者，有虛邪在少陰厥陰遇色慾而發者，有飲食之濕在陽明太陰遇酒酪而發者。至其久也，則正氣陷而不舉，邪氣留而不去，而爲癩爲木，難於愈矣。故治此

者必當因其所因辨而治之則無不隨手可愈若泛然混然徒執一偏之見而至老不寤[2]者即與之談終無益也

一治疝必先治氣故病名亦曰疝氣非無謂也蓋寒有寒氣熱有熱氣濕有濕氣逆有逆氣氣在陽分則有氣中之氣氣在陰分則有血中之氣凡氣實者必須破氣氣虛者必須補氣故治疝者必於諸證之中俱當兼用氣藥

一疝之暴痛或痛甚者必以氣逆宜先用荔香散○氣實多滯者宜寶鑑川楝散或天台烏藥散○非有實邪而寒勝者宜煖肝煎主之

一寒疝最能作痛多因觸冒寒邪或犯生冷所致凡喜煖畏寒脉弦細鼻尖手足多冷大小便無熱之類皆是也○寒微者宜荔香散煖肝煎腎氣丸神應散丁香楝實丸之類主之○寒甚者宜醫林四神丸百一選方十補丸胡蘆巴丸沉香桂

附丸之類主之○一法以五積散加鹽炒吳茱萸小茴香各一錢薑五片葱白五寸同煎空心熱服大治氣痛不可忍

一熱疝大能作痛凡火邪聚於陰分而為痛者必有熱證熱脉或大便秘結或小水熱閉不通或為脹為滿而煩熱喜冷者是也宜大分清飲或茵陳飲加茴香川楝子之類或以加味通心飲葵子湯之類主之○又有腎本不虛而肝經濕熱火旺莖中作痛筋急縮或痛或痒或腫或挺縱不收白物如精隨溺而下者此筋疝也宜龍胆瀉肝湯主之

一濕疝多為重墜脹滿然亦有痛者宜以前寒熱證參而治之○有不痛而久墜不愈者是即㿗疝之屬單宜治濕理氣以加味五苓散或局方守效丸或茗木散或三層茴香丸之屬主之○一云凡治㿗疝非斷房事厚味不能取效

一疝病遇酒而發者多因濕熱當先去其濕濕而熱者大分清

仍加茴香川楝之屬○濕兼寒者宜加味五苓散主之或以葛花解酲湯加減用之

一血結少腹間者是爲血疝但察其非氣非食小腹鞕而有形大便秘結而黑小水利者必血積血疝之屬宜桃仁膏或桃仁煎或玉燭散之類下之

一疝遇色慾而發者是必陰虛之屬若陰虛兼動相火者宜以六味地黃湯加黃栢知母山梔茴香川楝之類主之○若陰虛無火或兼寒滯精虛者宜理陰煎或八味地黃湯加茴香枸杞之類或用煖肝煎主之

一疝久者必多虛證或以元氣本虛而偶患者亦有虛證或不耐勞苦而微勞即發者亦有虛證當以脉證辨之凡治虛疝當察其虛在陰分或在陽分陰虛者輕則煖肝煎八味地黃湯甚則理陰煎補陰益氣煎之類酌而用之○陽虛者宜溫

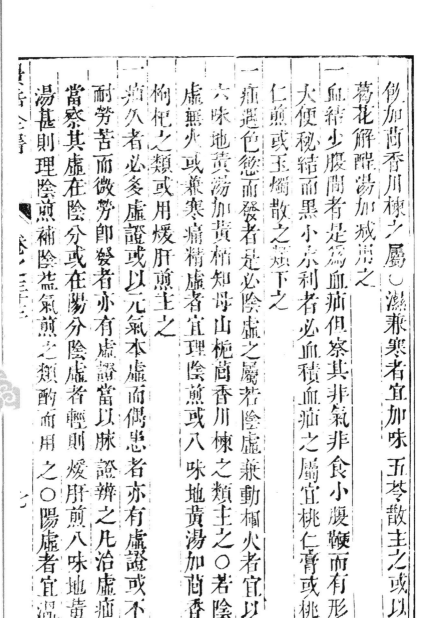

胃飲歸脾湯補中益氣湯之類主之○若陽虛至甚者必用
桂附椒薑或以六味回陽飲之類主之○若虛中挾滯者宜
以前法為主而加以疏導之藥如川楝茴香枳實山查梔子
之屬酌其宜而佐用之

一疝有邪實當下者詳後條張子和論中

述古 共八條

巢氏病源曰諸疝者陰氣積於內復為寒氣所加使營衛不調
氣血虛弱故風冷入其腹內而成疝也疝者痛也或小腹痛
不得大小便或手足厥冷繞臍痛自汗或冷氣逆上搶心腹
令心痛或裏急而腹痛此諸候非一故云諸疝也

許學士云大抵此疾雖因虛得之不可以虛而驟補經云邪之
所湊其氣必虛留而不去其病則實故必先滌所蓄之熱然
後補之是以諸方多借巴豆氣者蓋謂此也

劉宗厚云：諸按疝證雖始爲因虛而得，必邪實迫痛而未下者，故當先瀉而後補也。至有虛甚迫痛，上爲嘔逆，或下有遺精者，此邪實正虛之甚矣。此欲不補可乎？但恐補之則無益，瀉之則正氣轉陷，幸而獲生者鮮矣。

陳無擇曰：經云七疝諸疝等義，更不見名狀，但有寒疝、癩疝、狐疝而已。唯大奇論列五臟脉爲五疝者，如前。大抵血因寒泣則爲瘕，氣因寒聚則爲疝，但五臟脉理不同，不可不辨。且腎脉本沉，心脉本滑，受寒則急，於理乃是。肝脉本弦，肺脉本濇，並謂之沉，未爲了義。又脾不出本脉，但云急爲疝，亦文義之缺也。况云急者，緊也，緊爲寒，亦可類推。且賊風入腹亦爲疝，冒暑履濕皆能爲疝，當隨四氣改易急字，風則浮弦，暑則洪數，濕則緩細，於理始明。要知疝雖兼臟氣，皆外所因也。寒泣風散，暑鬱濕著，絞刺擊搏，無有定處，倉卒之際，痛不堪忍，世

人稱爲橫弦豎弦膀胱小腸氣賊風入腹等名義不同證狀則一

張子和曰內經曰木鬱則達之達謂吐也令條達其氣也肝之積本當吐者然觀其病之上下以順爲貴仲景所謂上宜吐下宜瀉者此也故列七疝圖於左以示後之君子庶幾有所憑藉者焉

○寒疝其狀囊冷結硬如石陰莖不舉或控睪丸而痛得於坐臥濕地或寒月涉水或冒雨雪或坐臥磚石或風冷處使內過勞宜以溫劑下之久而無子

○水疝其狀腎囊腫痛陰汗時出或囊腫而狀如水晶或囊癢而搔出黃水或少腹中按之作水聲得於飲水醉酒使內過勞汗出而遇風寒濕之氣聚於囊中故水多令人爲卒疝宜以逐水之劑下之有漏鍼去水者人多不得其法

○筋疝其狀陰莖腫脹或潰或膿或痛而裏急筋縮或莖中痛痛極則痒或挺縱不收或白物如精隨溲而下久而得於房室勞傷及邪術所使宜以降心之劑下之

○血疝其狀如黃瓜在少腹兩旁橫骨兩端約中俗云便癰得於重感春夏大燠勞動使內氣血流溢滲入脬囊留而不去結成癰膿膿少血多宜以和血之劑下之

○氣疝其狀上連腎區下及陰囊或因號哭忿怒則氣鬱之而脹怒哭號罷則氣散者是也有一治法以鍼出氣而愈者然鍼有得失宜以散氣之藥下之○或小兒亦有此疾俗曰偏氣得於父已年老或年少多病陰痿精怯强力入房因而有子胎中病也此疝不治惟築賓一穴灸之

○狐疝其狀如瓦臥則入小腹行立則出小腹入囊中狐晝則出穴而溺夜則入穴而不溺此疝出入上下往來正與狐

相類也亦與氣疝大同小異今人帶鈎鈐是也宜以逐氣流經之藥下

○癩疝其狀陰囊腫縋③如升如斗不痒不痛者是也得之地氣卑濕所生故江淮之間湫塘之處多感此疾宜以去濕之藥下之○女子陰戶突出雖亦此類乃熱則不禁固也不可便謂虛寒而濇之燥之補之本名曰瘕宜以苦下之以苦堅之○王太僕曰陽氣下墜陰氣上爭上爭則寒多下墜則筋緩故睾垂縱緩因作癩疝也○已上七疝下去其病之後可調則調可補則補各量病勢勿拘俗法經所謂陰盛而腹脹不通者癩癃疝也不可不下

劉宗厚曰按子和所論病本經絡之原至爲詳盡但七疝名固不同治法當異然俱用攻下之法愚切疑焉雖錢仲陽亦曰肝爲相火有瀉無補丹溪有曰肝只是有餘腎只是不足夫

厥陰一經受病宜通勿塞固宜亦當視其淺深而行之可也況有邪氣客於膀胱小腸之經者若干於少陰腎經則宜通勿塞之法可例用乎

愚謂子和七疝之治雖各有不同然無非用下則不能無偏故劉宗厚徐用誠皆疑而議之亦謂其太過耳非謂盡不可用也再觀丹溪之法則曰治疝大不宜下是又相左之甚矣余因考子和治按如治蔡參軍因坐濕地疝痛不甚用導水丸下之而愈又治一人因瘧渴過飲漿水病疝醫進薑附爲燥熱所壅以致陰囊重墜大如升斗乃先以導水丸後用猪腎散大下之而愈又治一夫病卒疝赤腫大痛數日不止諸藥如石投水遂以導水丸泄以通經散大下之而愈若此數者豈皆不可下乎故但宜酌其虛實緩急如或爲邪熱所閉或以少年暴疾或以腫硬赤痛之極者則如導水丸三花神祐

尤禹功散之類皆所當用若邪盛而惡勢不可當有非行氣利水等劑所能及者則不得不攻此子和之法亦自有必不可廢者是不可不察也

辨疑錄云治疝者每用五苓散內加行氣之藥獲效者多按藥性術苓豬澤分理陰陽以和心與小腸之氣白术調脾於中④臍腹間濕及死血茯苓淡利膀胱水桂能伐腎邪茴香治小腸之氣金鈴子橘核去膀胱之氣檳榔下氣少加木通以導引小腸之邪屢用屢驗

諸經治疝灸法

足陽明經

氣衝　歸來　水道　陰市　大巨　陷谷

足太陰經

衝門　府舍　陰陵泉　三陰交

足少陰經

肓俞　四滿　陰谷　築賓治小兒胎病　交信

太谿　照海　然谷

足厥陰經

急脈　曲泉　中都　蠡溝　中封　太衝

行間　大敦

足太陽經

肝俞　次髎　合陽　承山　金門

足少陽經

五樞　肩井　丘墟

督脈

命門　長强

任脈

曲骨　中極　關元　石門　氣海　陰交

一法　於關元兩旁相去各三寸青脉上灸七壯即愈左灸左右灸右用驗

一法　令病者合口以草横量兩口角爲一摺照此再加二摺共爲三摺屈成三角如△様將上角安臍中心兩角安臍下兩旁當下兩角處是穴左患灸右右患灸左左右俱患即兩灸之艾炷如麥粒灸十四壯或二十一壯即安

一闌門穴　在陰莖根兩旁各開三寸是穴鍼一寸半灸七壯治木腎偏墜○按此即奇俞中泉陰穴千金翼云在横骨旁三寸治㿗卵偏大灸百壯三報之

外陵穴　在臍左右各開一寸半灸疝立效永不再發屢用屢驗

氣市穴　在膝上七寸外側兩筋間又取法令正身平立直

垂兩手着腿當中指盡處陷中是穴鍼五分灸七壯千金云
灸百壯重者五六百壯治疝氣外腎腫小腸氣痛腹內虛鳴
此風痺疼痛之要穴

熨治法

嚴氏云用食鹽半斤炒極熱以故帛包熨痛處
一法用泥葱白一握置臍中上用熨斗熨之或上置艾灼之妙
或以葱白爲一束去髭葉切爲寸厚葱餅烘熱置臍上仍以
熨斗熨之尤便而妙

疝氣論列方

荔香散 新因二八　　川楝散 和三二六
加味通心飲 寒三二三　　煖肝煎 新熱十五
理陰煎 新熱三　　龍胆瀉肝湯 寒六三
六味丸 寒一二一　　八味丸 補一二二

葛花解酲湯　和一七四
腎氣丸　熱一七八
加味五苓散　和一八四
五積散　散三九
蒼朮散　和三二八
天台烏藥散　和三二九
桃仁膏　和三百三十
百選十補丸　和一七五
守效丸　和三三一
神祐丸　攻四八
三層茴香丸　熱一八二
胡蘆巴丸　熱一七九
大分清飲　新寒六
溫胃飲　新熱五
歸脾湯　補三三
玉燭散　攻二四
丁香楝實丸　熱百八十
葵子湯　寒一二四
桃仁煎　攻三九
茵陳飲　新寒八
神應散　熱一七六
醫林四神丸　熱一五四
禹功散　攻四一
導水丸　攻七一
六味回陽飲　新熱二
沉香桂附丸　熱百十二

補中益氣湯補三一

論外備用方

荔核散和三二七 八疝

木香導氣丸因二七六

苦楝丸熱一八 奔豚

蟠葱散熱白十一 寒滯

疝氣神方因二七二 二七四

奪命丹熱一八三 陰寒

川楝丸因二七五 寒滯

濕痛陰丸作痛因二七九

補陰益氣煎新補十六

祛痛散和七一 氣逆

降椒酒和二二三 八 風濕

加減柴苓湯和一九三 濕疝寒熱

羊肉湯熱一七七 寒疝

去鈴丸因二七七

當歸羊肉湯熱一七七 寒疝

固元丹固三一 虛寒

脫肛

論證

大腸與肺為表裏肺熱則大腸燥結肺虛則大腸滑脫此其要也故有因久瀉久痢脾腎氣陷而脫者有因中氣虛寒不能收攝而脫者有因勞役吐瀉傷肝脾而脫者有因酒濕傷脾色慾傷腎而脫者有因腎氣本虛關門不固而脫者有因過用寒涼降多亡陽而脫者有因濕熱下墜而脫者然熱者必有熱證如無熱證便是虛證且氣虛即陽虛非用溫補多不能效凡小兒元氣不實者常有此證故陳自明曰大腸虛寒其氣下陷則肛門翻出或因產努力其肛亦然是誠確見之論

論治

內經曰下者舉之徐之才曰澁可去脫皆治脫肛之法也故古人之治此者多用參芪歸朮川芎甘草升麻之類以升之補之或兼用北五味烏梅之類以固之澁之仍外用薰洗收澁

之藥則無有不愈○凡中氣微虛而脫者宜四君子湯或五味異功散○中寒吐瀉而脫者五君子煎或溫胃飲○瀉痢不止而滑脫者胃關煎或加烏梅北五味文蛤木香之屬以佐之○脾虛下陷而脫者補中益氣湯或舉元煎○陰虛肝腎不足而下陷者補陰益氣煎○陰中陽虛而脫者理陰煎或大補元煎○以上諸證凡虛中挾火或熱赤或腫痛宜用補中益氣湯加黃連黃芩槐花之類加減治之然必真有火證火脈方可酌用寒涼若非實火則大忌苦寒以防其沉降敗脾也○若婦人產後用力太過而肛門脫出者宜六物煎加升麻或用殿胞煎加人參俱須用溫熱湯洗而收之○若濕熱下墜疼痛脫肛甚者抽薪飲大分清飲微者約營煎

述古

薛立齋曰脫肛屬大腸氣血虛而兼濕熱凡濕熱勝者升陽除

□湯○血熱者四物加條芩槐花○血虛者四物加白朮茯苓○兼痔而痛者四物加槐花黃連升麻○久痢者補中益氣湯加酒炒芍藥○中氣虛陷者前湯加半夏炮薑五味茯苓○腎虛者六味丸虛寒者八味丸

簡易方

一方　用五棓子末三錢明礬末二錢水二碗煎沸熱洗立收

一方　治肛脫三五寸者先用五棓礬湯洗過次用赤石脂爲末以油紙托上四圍皆摻之妙

一方　用桑葉桃葉煎湯入礬末洗之則愈或以蓖麻子搗膏藥貼頂心則不下脫

一方　用石灰炒熱以帛包裹令患人坐其上冷即易之

灸脫肛法

長強穴灸三壯愈臍中隨年壯　百會灸三壯治小兒脫肛

脱肛論列方

四君子湯補
五君子煎新熱六
大補元煎新補一
溫胃飲新熱五
四物湯補八
大分清飲新寒五
補中益氣湯補三一
胃關煎新熱九
六物煎新因二十
升陽除濕湯和一七九
舉元煎新補十七
六味丸補一二一
五味異功散補四
理陰煎新熱三
殷胞煎新因十
八味丸補一二二
補陰益氣煎新補四六
抽薪飲新寒三
約營煎新寒二十

論外備用方

縮砂散因二八四　伏熱
伏龍肝散因二八八　搽敷

眞人養臟湯和一九四　蟠龍散因二八七 摋敷
蘿洗熨法因二百八十二八一　參朮芎歸湯因二八一 氣虛
涼血清腸散因二八三 血熱　訶子人參湯因二八五 虛陷

校注

①□：藜照楼本此处模糊，四库本作『痛』，可从。
②寤：通『悟』，理解，明白。
③縋（zhuì）：本指将东西系在绳子上放下去，此处指下垂。
④□：藜照楼本此处模糊，四库本作『和』，可从。

雜證謨

會稽　張介賓　會卿著
會稽　魯　超　謙菴訂

癲狂痴呆①

經義

宣明五氣篇曰邪入於陽則狂邪入於陰則痺搏陽則為巔疾搏陰則為瘖

生氣通天論曰陰不勝其陽則脉流薄疾并乃狂○陽不勝其陰則五臟氣爭九竅不通

調經論曰血并於陰氣并於陽故為驚狂

通天篇曰太陽之人多陽而少陰必謹調之無脫其陰而瀉其陽陽重脫者易狂陰陽皆脫者暴死不知人也

本神篇曰肝悲哀動中則傷魂魂傷則狂忘不精○肺喜樂無
極則傷魄魄傷則狂狂者意不存人
脉解篇曰太陽所謂甚則狂癲疾者陽盡在上而陰氣從下下
虛上實故狂癲疾也○陽明所謂病至則欲乘高而歌棄衣
而走者陰陽復爭而外并於陽故棄衣而走也
陽明脉解篇帝曰足陽明之脉病甚則棄衣而走登高而歌或
至不食數日踰垣上屋所上之處皆非其素所能也病反能
之何也岐伯曰四肢者諸陽之本也陽盛則四肢實實則能
登高也熱盛於身故棄衣欲走也陽盛則使人妄言罵詈不
避親疏而不欲食故妄走也
病能論帝曰有病怒狂者此病安生岐伯曰生於陽也陽氣者
因暴折而難決故善怒也病名曰陽厥帝曰何以知之岐伯
曰陽明者常動巨陽少陽不動不動而動大疾此其候也帝

曰治之奈何曰奪其食即已夫食入於陰長氣於陽故奪其食即已使之服以生鐵洛爲飲夫生鐵洛者下氣疾也

通評虛實論帝曰癲疾何如岐伯曰脈搏大滑久自已脈小堅急死不治帝曰癲疾之脈虛實何如岐伯曰虛則可治實則死

大奇論曰心脈滿大癇瘛筋攣○肝脈小急癇瘛筋攣○二陰急爲癇厥

邪氣臟腑病形篇曰心脈緩甚爲狂笑微澀爲癲疾○肺脈急甚爲癲疾○腎脈急甚爲骨癲疾

奇病論帝曰人生而有病癲疾者病名曰何安所得之岐伯曰病名爲胎病此得之在母腹中時其母有所大驚氣上而不下精氣并居故令子發爲癲疾也

寒熱病篇曰暴攣癇眩足不任身取天柱

癲狂篇曰癲疾始生先不樂頭重痛視舉目赤甚作極已而煩心候之於顔取手太陽陽明太陰血變而止○癲疾始作先反僵因而脊痛候之足太陽陽明太陰手太陽血變而止○癲疾始作而引口啼呼喘悸者候之手陽明太陽左強者攻其右右強者攻其左血變而止○治癲疾者常與之居察其所當取之處病至視之有過者瀉之置其血於瓠壺之中至其發時血獨動矣不動灸窮骨二十壯窮骨者骶骨也○骨癲疾者顑齒諸腧分肉皆滿而骨居汗出煩悗嘔多沃沫氣下泄不治○筋癲疾者身倦攣急大刺項大經之大杼脉嘔多沃沫氣下泄者不治○脉癲疾者暴仆四肢之脉皆脹而縱脉滿盡刺之出血不滿灸之挾項太陽灸帶脉於腰相去三寸諸分肉本輸嘔多沃沫氣下泄者不治○癲疾者疾發如狂者死不治○以上俱言癲疾

狂始生，先自悲也，喜忘苦怒善恐者，得之憂饑，治之取手太陰陽明，血變而止，及取足太陰陽明。○狂始生，少臥不饑，自高賢也，自辯智也，自尊貴也，善罵詈，日夜不休，治之取手陽明太陽太陰舌下少陰，視之盛者皆取之，不盛釋之也。○狂言驚善笑，好歌樂，妄行不休者，得之大恐，治之取手陽明太陽太陰。○狂目妄見，耳妄聞，善呼者，少氣之所生也，治之取手太陽太陰陽明足太陰頭兩顑。○狂者多食，善見鬼神，善笑而不發於外者，得之有所大喜，治之取足太陰太陽陽明，後取手太陰太陽陽明。○狂而新發，未應如此者，先取曲泉左右動脈，及盛者見血，有頃已，不已，以法取之，灸骨骶二十壯。○以上俱言狂證

長刺節論曰：病在諸陽脈，且寒且熱，諸分且寒且熱，名曰狂。刺之虛脈，視分盡熱，病已止。病初發，歲一發不治，月一發不治

月四五發名曰癲病刺諸分諸脉其無寒者以鍼調之病已止

二十難曰重陽者狂重陰者癲脫陽者見鬼脫陰者目盲

五十九難曰狂癲之病何以別之然狂疾之始發少臥而不饑自高賢也自辯智也自倨貴也妄笑好歌樂妄行不休是也

〇癲疾始發意不樂僵仆直視其脉三部俱盛是也

論證共二條

癲狂之病病本不同狂病之來狂妄以漸而經久難已癲病之至忽然僵仆而時作時止狂病常醒多怒而暴癲病常昏多倦而靜由此觀之則其陰陽寒熱自有冰炭之異故難經曰重陽者狂重陰者癲義可知也後世諸家有謂癲狂之病大概是熱此則未必然也此其形氣脉氣自亦有據不可不辨察陰陽分而治之

一癲即癇也觀內經所言癲證甚詳而癇則無辨即此可知後世有癲癇風癇風癲等名所指不一則徒滋惑亂不必然也又如別錄所載五癇曰馬癇牛癇猪癇羊癇雞癇者即今人之謂羊癲猪癲也此不過因其聲之相似遂立此名可見癲癇無二而諸家於癲證之外又有癇證誠屬牽强無足憑也又千金方有風癇驚癇食癇及陰癇陽癇之説皆所當辨并列後條

論治共五條

凡狂病多因於火此或以謀爲失志或以思慮鬱結屈無所伸怒無所洩以致肝膽氣逆木火合邪是誠東方實證也此其邪乘於心則爲神魂不守邪乘於胃則爲暴横剛强故治此者當以治火爲先而或痰或氣察其甚而兼治之○若止因火邪而無脹閉熱結者但當清火宜抽薪飲黄連解毒湯三

補丸之類主之○若水不制火而兼心腎微虚者宜硃砂安神丸或服蠻煎二陰煎主之○若陽明火盛者宜白虎湯玉泉散之類主之○若心脾受熱叫罵失常而微兼閉結者宜清心湯涼膈散三黃丸當歸龍薈丸之類主之○若因火致痰者宜清膈飲抱龍丸生鐵落飲主之甚者宜滚痰丸○若三焦邪實熱甚者宜大承氣湯下之○若痰飲壅閉氣道不通者必須先用吐法并當清其飲食此治狂之要也

癲病多由痰氣凡氣有所逆痰有所滯皆能壅閉經絡格塞心竅故發則旋暈僵仆口眼相引目睛上視手足搐搦腰脊强直食頃乃甦此其倏病倏已者正由氣之倏逆倏順也故治此者當察痰察氣因其甚者而先之至若火之有無又當審其脉證而兼爲之治也○氣滞者宜排氣飲大和中飲四磨飲或牛黃丸蘇合丸集成潤下丸之類主之○痰盛者宜

清膈飲六安煎二陳湯橘皮半夏湯或抱龍丸硃砂滚涎丸之類主之○兼痰兼火者宜清膈飲硃砂安神丸竹瀝調下丸之類主之○痰逆氣滯之甚者必用吐法吐後隨證調理之

癲癇證無火者多若無火邪不得妄用凉藥恐傷脾氣以致變生他證且復有陰盛陽衰及氣血暴脫而絶無痰火氣逆等病者則凡四君四物八珍十全大補等湯或乾薑桂附之類皆所必用不得謂癲癇盡屬實邪而概禁補劑也若真陰大損氣不歸根而時作時止昏沉難愈者必用紫河車丸方可奏效○其有虛中挾實微兼痰火不清而病久不愈者集驗龍腦安神丸最得其宜隨證增減可爲法也

一癡獃證凡平素無痰而或以鬱結或以不遂或以思慮或以疑貳或以驚恐而漸致癡獃言辭顛倒舉動不經或多汗或

善愁其證則千奇萬怪無所不至脉必或弦或數或大或小變易不常此其逆氣在心或肝胆二經氣有不清而然但察其形體强壯飲食不減別無虚脱等證則悉宜服蠻煎治之最穩最妙然此證有可愈者有不可愈者亦在乎胃氣元氣之强弱待時而復非可急也○凡此諸證若以大驚猝恐一時偶傷心胆而致失神昏亂者此當以速扶正氣為主宜七福飲或大補元煎主之

一小兒無狂證惟病癲者常有之凡小兒之病有從胎氣而得者有從生後受驚而得者蓋小兒神氣尚弱驚則肝胆奪氣而神不守舍舍空則正氣不能主而痰邪足以亂之故凡治小兒之驚癇必須先審正氣然後察其病邪酌宜治之諸法俱載小兒門所當詳究

述古　共四條

千金方云小兒之癇有三風癇驚癇食癇也○風癇緣衣煖汗出風因入也初時先屈指如數乃作○驚癇起於驚怖大啼乃作○食癇其先不哺乳而變熱後發或先寒後熱者皆食癇也○又云病先身熱掣瘲驚啼叫喚而後發癇脈浮者爲陽癇病在六腑外在肌肉猶易治也○病先身冷不驚掣不啼叫而病發時脈沉者爲陰癇病在五臟內在骨髓難治也

陳無擇云夫癲癇病皆由驚動使臟氣不平鬱而生涎閉塞諸經厥而乃成或在母胎中受驚或幼小感風寒暑濕或飲食不節逆於臟氣而成蓋忤氣得之外驚恐得之內飲食屬不內外三因不同忤氣則一

愚謂此二家之說雖若切當然風寒外感自有表證飲食內傷是有裏證但未必亂神若此而癲癇爲病則忽爾昏厥此其病則專在心經以及肝膽二臟又非風寒飲食所能頓病

若此者且風癎之義本以木邪所屬爲言亦非外感之謂即有外感或有飲食亦無非因驚因恐相兼爲病耳若以三因並列之則有未必然也

張子和曰肝屢謀膽屢不決屈無所伸怒無所泄肝木膽火隨炎入心心火熾亢神不守舍久逆而成癲狂一因也〇有思慮過多脾傷失職心之官亦主思甚則火熾心血日涸脾液不行痰迷心竅以致癲狂二因也

丹溪曰大法行痰爲主黄連南星瓜蔞半夏尋火尋痰分多少而治無不愈有熱者以凉藥清其心有痰者必用吐法吐後用東垣安神丸及平肝之藥青黛柴胡川芎之類

簡易方

一方　治狂邪觸發無時披頭大叫但欲殺人不避水火者用苦參爲末蜜丸桐子大每服五七十丸白滚湯或清茶送下

灸法

間使五壯　人中 用小炷灸之　骨骶二十壯

兩手足大拇指以二指並縛一處灸爪甲角七壯須於巾肉之半令其四處着火

癲狂論列方

抽薪飲 新寒三　白虎湯 寒二

四君子湯 補一　清心湯 寒三四

清膈煎 新寒九　大補元煎 新補

排氣飲 新和六　六安煎

大和中飲 新和七　抱龍丸 和八五

滚痰丸 攻七七　紫河車丸 小百七

二陳湯 和一　三黄丸 攻六八

十全大補湯　蘇合丸 和三七二

牛黄丸 和三六五
當歸龍薈丸
八珍湯 和十九
四物湯 補八
硃砂安神丸 寒一四二
七福飲 新補七九
玉泉散 新寒十五
硃砂滾涎丸 攻七八
二陰煎 新補十
涼膈散 攻十九
皮半夏湯 和十三
三補丸 寒一六二
四磨飲 和五二
丹溪潤下丸 和百十六
服蠻煎 新寒十九
吐法 新攻一
集成潤下丸 和百十七
生鐵落飲 寒七七
大承氣湯 攻一
黃連解毒湯 寒一十
集驗龍腦安神丸 和一四七

論外備用方

止心湯 補八二 心痛生熱
寧志丸 補百十五 養心神

辰砂妙香散 固十五 抱膽丸 和三五七 驚氣結
寧志丸 和三百六十 心虛養神 人參琥珀丸 和三 心安神
歸神丸 和三五九 神不守舍 神應丹 和三六三 鎮驚痰
五癇神應丸 和三六四 風痰 加味半夏丸 和三六二 風痰
辰砂丸 和三五八 痰氣結 琥珀壽星丸 和百十 痰癇
五生丸 熱九七 寒痰 犀角丸 攻九一 風痰
牛黃清心丸 攻三五 實熱

癃閉

經義

靈蘭秘典論曰：小腸者，受盛之官，化物出焉。○三焦者，決瀆之官，水道出焉。○膀胱者，州都之官，津液藏焉，氣化則能出矣。

宣明五氣篇曰：膀胱不利為癃，不約為遺溺。

生氣通天論曰陽不勝其陰則五臟氣爭九竅不通
口問篇曰中氣不足溲便為之變
本輸篇曰三焦者足少陰太陽之所將太陽之別也並太陽之
正入絡膀胱約下焦實則閉癃虛則遺溺
奇病論曰有癃者一日數十溲此不足也詳死生門入
玉機眞藏論帝曰夫子言脾為孤藏中央土以灌四傍其太過
與不及其病皆何如岐伯曰太過則令人四肢不舉其不及
則令人九竅不通名曰重強
氣厥論曰胞移熱於膀胱則癃溺血膀胱移熱於小腸鬲腸不
便上為口糜
經脈篇曰肝所生病者遺溺閉癃○足少陰實則閉癃
骨空論曰督脈為病癃痔遺溺
厥論曰厥陰之厥則少腹腫痛腹脹涇溲不利好臥屈膝陰縮

膀胱內熱

邪氣臟腑病形篇曰腎脈微急為沉厥奔豚足不收不得前後

痹論曰腸痹者數飲而出不得中氣喘爭時發飧泄○胞痹者少腹膀胱按之內痛若沃以湯澀於小便上為清涕

經脈篇曰足少陰之別名曰大鍾實則閉癃虛則腰痛

陰陽類論曰二陰一陽病出於腎陰氣客遊於心脘下空竅堤閉塞不通四肢別離

至真要大論曰太陽之勝隱曲不利互引陰股○歲太陰在泉少腹痛腫不得小便

五常政大論曰涸流之紀其病癃閟邪傷腎也

六元正紀大論曰陽明司天之政民病癃閟

標本病傳曰大小不利者治其標

熱病篇曰癃取之陰蹻及三毛上及血絡出血

終始篇曰內閉不得溲刺足少陰太陽與骶上以長鍼

論證共三條

小水不通是為癃閉此最危最急證也水道不通則上侵脾胃而為脹外侵肌肉而為腫泛及中焦則為嘔再及上焦則為喘數日不通則奔迫難堪必致危殆今人一見此證但知利水或用田螺罨臍之法而不辨其所致之本無怪其多不治也

凡癃閉之證其因有四最當辨其虛實有因火邪結聚小腸膀胱者此以水泉乾涸而氣門熱閉不通也有因熱居肝腎者則或以敗精或以槁血阻塞水道而不通也若此者本非無水之證不過壅閉而然病因有餘可清可利或用法以通之是皆癃閉之輕證也惟是氣閉之證則尤為危候然氣閉之義有二焉有氣實而閉者有氣虛而閉者夫膀胱為藏水之

脬而水之入也由氣以化水故有氣斯有水水之出也由水以達氣故有水始有溺經曰氣化則能出矣蓋有化而入而後有化而出無化而出必其無化而入是以其入其出皆由氣化此即本經氣化之義非單以出者言氣化也然則水中有氣氣即水也氣中有水水即氣也今凡病氣虛而閉者必以真陽下竭元海無根水火不交陰陽否隔所以氣自氣而氣不化水自水而水蓄不行氣不化水則水腑枯竭者有之水蓄不行則浸漬腐敗者有之氣既不能化而欲強爲通利果能行乎陰中已無陽而再用苦寒之劑能無甚乎理本甚明何知之者之不多見也至若氣實而閉者不過肝強氣逆移碍膀胱或破其氣或通其滯或提其陷而壅者自無不去此治實者無難而治虛者必得其化爲不易也故凡臨此證不可不詳辨其虛實

一仲景曰在尺爲關在寸爲格關則不得小便格則吐逆此誤
認關格之義也詳見關格門

論治 共七條

一火在下焦而膀胱熱閉不通者必有火證火脉及溺管疼痛
等證宜大分清飲抽薪飲益元散玉泉散及綠豆飲之類以
利之○若肝腎實火不清或遺濁或見血者大都清去其火
水必自通前法俱可通用

一氣閉證當分虛實寒熱而治之

凡氣實者氣結於小腸膀胱之間而壅閉不通多屬肝強氣
逆之證惟暴怒鬱結者多有之宜以破氣行氣爲主如香附
枳殼烏藥沉香茴香之屬兼四苓散而用之若氣陷於下藥
力不能驟及者當即以此藥多服探吐以提其氣使氣升則
水自降也○有痰氣逆滯不通者即以二陳湯六安煎之類

探吐之○有熱閉氣逆者即以大分清飲探吐之○有氣實
血虛而閉者用四物湯探吐之○凡氣實等證無如吐之妙
者譬之滴水之器閉其上竅則下竅不通開其上竅則下竅
必利蓋有升則有降無升則無降此理勢之使然也
凡氣虛而小便閉者必以素多斷喪或年衰氣竭者方有此
證正以氣有不化最爲危候不易治也然凡病此者必其有
漸但覺小便短少或便時費力便當留心速治若待其劇恐
無及也但治此者亦當辨其臟氣之寒熱○若素無内熱之
氣者是必陽虛無疑也或病未至甚須常用左歸右歸六味
八味等湯丸或壯水以分清或益火以化氣隨宜用之自可
漸杜其原若病已至甚則必用八味丸料或加減金匱腎氣
湯大劑煎服庶可挽回或疑桂附辛熱不敢輕用豈知下元
陽氣虧甚得寒則凝得熱則行舍此二者更有何物可以直

達膀胱而使水因氣化也○若氣虛下陷升降不利者宜補中益氣湯主之或即用此湯探吐之最妙○若素稟陽臟內熱不堪溫補而小便閉絕者此必真陰敗絕無陰則陽無以化水虧證也治宜補陰抑陽以化陰煎之類主之或偏於陽亢而水不制火者如東垣之用滋腎丸亦可但此即火證之屬耳

一大小便俱不通者必先通其大便則小便自通矣宜八正散之類主之

一久服桂附之屬以致水虧陽亢而小便不通者宜解毒壯水以化陰煎之類主之○甚者以黃連解毒湯加分利滋陰等藥亦可然尤惟綠豆飲爲解毒之神劑○其有因久服陽藥作用過多火本不盛而由水虧者非六味地黃湯大劑滋之不可也

一服分利既多而小水愈不通者此必下竭之證察其水虧者必須大補眞陰火虛者必須峻補陽氣氣達水行其便自調不可見其假實恣意疏通此與榨乾汁沸枯油者何異致令竭者愈竭鮮不危矣

一膀胱無水等證有因泄瀉水歸大腸而小水不通者此當但治泄瀉泄瀉止而水自利也○有因大汗多汗氣從汗泄而小水不利者此當調治營衛表氣收而小便自利也○有虛勞亡血傷精水隨液去五內枯燥而小水不利者此當調補眞陰血氣漸充而小水漸利也○凡此數者皆膀胱無水枯涸之證水泉既涸故不可再加分利內惟泄瀉證亦有可分利者然亦不過十之三耳諸如此者當於各門詳察治之皆非有水不通而爲癃閉之類也

一懷妊之婦每有小便不通者此以胎氣下陷溺孔被壓而然

多以氣虛不能舉胎所致宜八珍湯補中益氣湯之類主之○若臨盆之際胎壓膀胱而小便不通者宜以手指托起其胎則小水自出

通閉方法

凡治小水閉塞不通危急之甚諸藥不效者速尋白菊花根搗爛用生白酒衝和取酒汁溫而飲之神效○按此方或白花者一時難得即不拘何色但以家菊根代之亦必無不效

一法治膀胱有濕或因氣閉或因結滯阻塞不能通達諸藥不效危困將死者用猪溲胞一個穿一底竅兩頭俱用鵞翎筒穿透以線札定并縛住下口根下出氣者一頭乃將溲胞吹滿縛住上竅却將鵞翎尖插入馬口解去根下所縛手捻其胞使氣從尿管透入膀胱氣透則塞開塞開則小水自出大妙法也

一通塞法凡敗精乾血或溺孔結垢阻塞水道小便脹急不能出者令病人仰臥亦用鵞翎筒插入馬口乃以水銀一二錢徐徐灌入以手逐段輕輕導之則諸塞皆通路通而水自出水出則水銀亦從而噴出毫無傷得亦最妙法也

一薰洗通便法凡偶有氣閉小水不通脹急危困之極者速用皂角葱頭王不留行各數兩煎湯一盆令病者坐浸其中薰洗小腹下體久之熱氣內達壅滯自開便即通矣若係婦人亦可用葱熨塞陰戶中外加薰洗其通尤速

述古共二條

易老云寒在胞中遏塞不入熱在下焦填塞不便須用感北方寒水之化氣味俱陰之藥以除其熱泄其閉塞

東垣治一人病小便不利目睛突出腹脹如鼓膝巳上堅硬皮膚欲裂飲食不下服甘淡滲利之藥皆不效子曰疾急矣非

精思不能處思至半夜曰吾得之矣經曰膀胱者津液之腑必氣化而能出焉多服滲利之藥而痛益甚是氣不化也啓玄子云無陽則陰無以生無陰則陽無以化甘淡氣薄者皆陽藥獨陽無陰欲化得乎遂以滋腎丸群陰之劑投之再服愈

丹溪曰小便不通有氣虛有血虛有實熱有痰有濕有氣結下焦血氣乾者死

癃閉論列方

抽薪飲 新寒三
四苓散 和一八七
入正散 寒百十五
益元散 寒百十二
玉泉散 新寒十五
大分清飲 新寒五
化陰煎 新寒七
滋腎丸 寒一六三
二陳湯 和一
六味湯 補一二一

八味湯 補一二二　補中益氣湯 補三一
左歸飲 新補二　右歸飲 新補三
黃連解毒湯 寒一　六安煎 新和二
四物湯 補八　金匱腎氣湯 補一二六
綠豆飲 新寒十四　八味丸 補一二二

論外備用方

地髓湯 和三四五 閉痛　疏鑿飲 和五三 水閉
人參固本丸 補百七 陰虛　五苓散 和一八二
葱白湯 和三百五十 氣閉欲死　萬全木通湯 和三四九 利便
導赤散 寒一二二　七正散 寒百十六 火閉
導水茯苓湯 和六二 閉而腫　葱熨法 因二九一
清肺飲子 寒四十 氣分熱　黃芩清肺飲 寒三八 氣熱
葵子湯 寒一二四 膀胱熱　赤茯苓湯 寒一二三 膀胱熱

直指黃芩湯 寒百七 心淋熱
豬苓湯 和一八八 傷寒下後小水不通
獨蒜通便方 因二八九
龍膽瀉肝湯 寒六三 肝火
十全大補湯 補二十
三味牛膝湯 寒一二 莖痛閉
加味龍膽瀉肝湯 寒六四
加味逍遙散 補九四 虛熱
加味通心飲 寒三三 淋閉
良方龍膽瀉肝湯 寒六二
大連翹飲 寒七八 風熱
小便不通方 因二百九十

秘結

經義

金匱真言論曰：北方黑色，入通於腎，開竅於二陰。

氣厥論曰：膀胱移熱於小腸，鬲腸不便。

脈解篇曰：太陰所謂病脹者，得後與氣則快然如衰也。

邪氣臟腑病形篇曰：腎脈微急爲不得前後。○小腸病者，小腹

痛腰脊控睾而痛痔窘之後
五常政大論曰涸流之紀其病痿厥堅下○其病癃閟邪傷腎
也
六元正紀大論曰不遠熱則熱至淋閟之病生矣○太陽所至
爲流泄禁止○燥勝則乾
至真要大論曰太陰司天病陰痹大便難陰氣不用病本於腎
○太陽之勝隱曲不利互引陰股○少陰之復隔腸不便
宣明五氣篇曰腎惡燥
臟氣法時論曰腎苦燥急食辛以潤之開腠理致津液通氣也
雜病篇曰厥氣走喉而不能言手足清大便不利取足少陰

論證 共二條

秘結一證在古方書有虛秘風秘氣秘熱秘寒秘濕秘等說而
東垣又有熱燥風燥陽結陰結之說此其立名太煩又無確

據不得其要而徒滋疑惑不無爲臨證之害也不知此證之當辨者惟二則曰陰結陽結而盡之矣蓋陽結者邪有餘宜攻宜瀉者也陰結者正不足宜補宜滋者也知斯二者即知秘結之綱領矣若或疑余之說而欲必究其詳則凡云風秘者蓋風未必秘但風勝則燥而燥必由火熱則生風即陽結也豈謂因風而宜散乎有云氣秘者蓋氣有虛實氣實者陽有餘陽結也氣虛者陽不足陰結也豈謂氣結而盡宜破散乎至若熱秘寒秘亦不過陰陽之別名耳再若濕秘之說則濕豈能秘但濕之不化由氣之不行耳氣之不行即虛秘也亦陰結也總之有火者便是陽結無火者便是陰結以此辨之豈不了然余故曰凡斯二者即秘結之綱領也

一秘結之由除陽明熱結之外則悉由乎腎蓋腎主二陰而司開闔故大小便不禁者其責在腎然則不通者獨非腎乎故

腎熱者宜凉而滋之，腎寒者宜溫而滋之，腎虛者宜補而滋之，腎乾燥者宜潤而滋之。經曰：腎若燥，急食辛以潤之，開腠理，致津液，通氣也。正此之謂。

論治 共七條

一、陽結證，必因邪火有餘，以致津液乾燥。此或以飲食之火起於脾，或以酒色之火熾於腎，或以時令之火蓄於臟。凡因暴病，或以年壯氣實之人，方有此證。然必有火證火脉，內外相符者，方是陽結。治此者，又當察其微甚。邪結甚者，非攻不可，宜諸承氣湯、神祐丸、百順丸之類主之。○邪結微者，宜清凉飲子、元戎四物湯，或黃龍湯、玉燭散之類主之。○火盛不燥者，宜凉膈散、大黃硝石湯、八正散、大分清飲、大金花丸之類主之。○火盛水虧，陰虛而燥者，宜丹溪補陰丸、人參固本丸，或六味地黃加黃栢、知母、麻仁之類主之。

一陰結證但察其既無火證又無火脉或其人喜熱惡冷則非陽證可知然既無邪何以便結不通蓋此證有二則一以陽虛一以陰虛也凡下焦陽虛則陽氣不行陽氣不行則不能傳送而陰凝於下此陽虛而陰結也下焦陰虛則精血枯燥精血枯燥則津液不到而腸臟乾槁此陰虛而陰結也故治陽虛而陰結者但益其火則陰凝自化宜右歸飲大補元煎大營煎之類主之或以人參當歸數錢煎湯送右歸八味等丸俱妙○治陰虛而陰結者但壯其水則涇渭自通宜左歸飲左歸丸當歸地黃飲五福飲六味地黃丸之類主之○二者欲其速行宜於前法中各加肉蓯蓉二三錢以酒洗去鹹同前服之其效尤速然此等證候其來有漸但初覺時便當加意調理自無不愈若待氣血俱敗則最難為力而徒歸罪於藥之不效亦何其不智也○以上陰結一證雖氣血之分

自當如此然血虛者亦必氣有不行氣虛者豈曰血本無恙大都虛而兼熱者當責其血分虛而兼寒者當責其氣分此要法也第今之世人但知有熱秘而不知有冷秘所以局方有半硫丸海藏有已寒丸之類皆治此之良劑所當察也若欲兼溫兼補似不若八味地黃丸及理陰煎之屬爲更妙

一大便本無結燥但連日或旬日欲解不解或解止些須而不能通暢及其既解則仍無乾硬凡此數者皆非火證總由七情勞倦色慾以致陽氣内虧不能化行亦陰結之屬也此當詳察脾腎辨而治之病在脾者宜治中焦以理中湯温胃飲五君子煎歸脾湯補中益氣湯之類主之病在腎者宜治下焦以右歸飲大補元煎八味地黃湯之類主之

一老人便結大都皆屬血燥蓋人年四十而陰氣自半則陰虛之漸也此外則愈老愈衰精血日耗故多有乾結之證治此

之法無他惟虛者補之燥者潤之而盡之矣然亦當辨其虛
實微甚及有火無火因其人而調理之可也○凡潤燥等劑
如導滯通幽湯○蓯蓉潤腸丸○搜風順氣丸○東垣潤腸
丸○衛生潤腸丸○元戎四物湯○三仁丸百順丸之類皆
可選用○又豕膏爲潤燥之神劑最當隨宜用之○其有大
虛大熱者宜用前陰陽結治法○許學士治年老虛人便秘
只用火麻仁蘇子仁各半研取汁服之更煮粥食之不必服
藥而秘愈

一便閉有不得不通者凡傷寒雜證等病但屬陽明實熱可攻
之類皆宜以熱結治法通而去之若察其元氣已虛既不可
瀉而下焦脹閉又通不宜緩者但用濟川煎主之則無有不
達

一元氣薄弱之人凡患傷寒雜證病氣不足等病而有大便不

行者但察其胸腹下焦若絕無脹實痞塞急墜欲解等患此其中本無實邪即雖十日二十日不解亦自無妨切不可因其不便强爲疏導蓋其胃口未開食飲未進則全賴中氣以爲捍禦之本但俟邪氣漸退胃氣漸和則自然通達無足慮也若腸臟本無滯礙而强爲通利以泄胃氣遂至主不勝客者有之邪因而陷者亦有之此其害受於冥冥之中而人多不知也識之愼之

一秘結證凡屬老人虛人陰臟人及產後病後多汗後或小水過多或亡血失血大吐大瀉之後多有病爲燥結者蓋此非氣血之虧即津液之耗凡此之類皆須詳察虛實不可輕用芒硝大黃巴豆牽牛芫花大戟等藥及承氣神芎等劑雖今日暫得通快而重虛其虛以致根本日竭則明日之結必將更甚愈無可用之藥矣況虛弱之輩幸得後門堅固最是壽

徵雖有澁滯亦須緩治但以養陰等劑漸加調理則無有不潤故病家醫家凡遇此類切不可性急欲速以自取其敗而致悔無及也

述古 共四條

東垣曰金匱真言論云北方黑色入通於腎開竅於二陰又云大便難者取足少陰夫腎主五液津液潤則大便如常若饑飽失節勞役過度損傷胃氣及食辛熱味厚之物而助火邪耗散真陰津液虧少故大便結燥然結燥之病不一有熱燥有風燥有陽結有陰結又有年老氣虛津液不足而結燥者治法云腎惡燥急食辛以潤之結者散之如少陰不得大便以辛潤之太陰不得大便以苦泄之陽結者散之陰結者溫之仲景曰小便利而大便硬不可攻下以脾約丸潤之食傷太陰腹滿而食不化腹響然不能大便者以苦藥泄之如血

燥而不能大便者以桃仁　酒製大黄通之風結燥而大便不
行者以麻子仁加大黄利之如氣澁而大便不通者以郁李
仁枳實皂角仁潤之大抵治病必究其源不可一槩用巴豆
牽牛之類下之損其津液燥結愈甚復下復結極則以致導
引於下而不通遂成不救噫可不慎哉○又曰凡臟腑之秘
不可一例治有虛秘有實秘實秘者能飲食小便赤麻仁丸
七宣丸之類主之胃虛而秘者不能飲食小便清厚朴湯主
之蓋實秘者物也虛秘者氣也

予觀此東垣之法多從治標雖未有虛實之辨而用厚朴湯
者此但以有物無物言虛實謂有物者當下之無物者當行
其氣耳而於真陰虧損邪正之虛實則所未及此其法固不
可廢亦不可泥也

丹溪曰古方有脾約證制脾約丸謂胃強脾弱約束津液不得

四布但輸膀胱故小便數而大便難者曰脾約與此丸以下脾之結燥腸潤結化津液入胃而愈然既曰脾約必陰血枯槁內火燔灼熱傷元氣故肺受火邪而津竭必竊母氣以自救金耗則土受木傷脾失轉輸肺失傳送宜大便秘而難小便數而無藏蓄也理宜滋養陰血使陽火不爍金行清化脾土清健津液入胃則腸潤而通矣今此丸用之熱甚而氣實與西北方人禀之壯實者無有不安若用之東南方人與熱雖盛而氣血不實者雖得暫通將見脾愈弱而腸愈燥矣須知在西北以開結為主在東南以潤燥為主

節齋曰若年高人脾虛血燥易饑易飽大便燥難用白芍藥當歸各一兩人參七錢升麻炙甘草各四錢山查大麥芽桃仁去皮尖另研各五錢此老人常服藥也

薛立齋曰前證屬形氣病氣俱不足脾胃虛弱津血枯涸而大

但難耳法當滋補化源又有脾約證成無已曰胃強脾弱約束津液不得四布但輸膀胱小便數而大便難者是也宜用脾約丸陰血枯槁內火燔灼肺金受邪土受木傷脾肺失傳大便秘而小便數者宜用潤腸丸此乃病氣有餘之治法也經云脾爲至陰己土而主陰然老弱之人當補中益氣以生陰血○又曰腎開竅於二陰大小便也若腎經津涸者用六味丸脾肺氣虛者補中益氣湯脾經鬱結者加味歸脾湯氣血虛者八珍湯若發熱作渴飲冷用竹葉黃芪湯若膏粱厚味積熱者加味清胃散

陽結新按

余嘗治一壯年素好火酒適於夏月醉則露臥不畏風寒此其食性臟氣皆有大過人者因致熱結三焦二便俱閉余先以大承氣湯用大黃五七錢如石投水又用神祐丸及導法俱

不能通且前後俱閉危劇益甚遂仍以大承氣湯加生黃一
兩芒硝三錢加牙皂二錢煎服黃昏進藥四鼓始通大便通
而後小便漸利此所謂盤根錯節有非斧斤不可者即此之
類若優柔不斷鮮不害矣

陰結新按

朱翰林太夫人年近七旬於五月時偶因一跌即致寒熱群醫
爲之滋陰清火用生地芍藥丹皮黃芩知母之屬其勢日甚
及余診之見其六脈無力雖頭面上身有熱而口則不渴且
足冷至股余曰此陰虛受邪非跌之爲病實陰證也遂以理
陰煎加人參柴胡二劑而熱退日進粥食二三碗而大便以
半月不通腹且漸脹咸以爲虞群議燥結爲火復欲用清涼
等劑余堅執不從謂其如此之脉如此之年如此之足冷若
再一清火其原必敗不可爲矣經曰腎惡燥急食辛以潤之

正此謂也乃以前藥更加黄附倍用人參當歸數劑而便即通脹即退日漸復原矣病起之後衆始服其定見

秘結論列方

承氣湯 攻一　　黄龍湯 攻三一

五君子煎 新熱六　　厚朴湯 和三三六

八正散 寒百十五　　大補元煎 新補一

涼膈散 攻十九　　大營煎 新補十四

補中益氣湯 補三一　　理中湯 熱一

理陰煎 新熱五　　當歸地黄飲 新補二十

溫胃飲 新熱五　　歸脾湯 補三三

加味歸脾湯 補三四　　左歸飲 新補二

右歸飲 新補三　　加味清胃飲 寒五五

左歸丸 新補四　　五福飲 新補六

八參固本丸補百七　濟川煎新補二
豕膏新因二九　元戎四物湯攻二六
六味丸補一二一　八味丸補一二二
丹溪補陰丸寒百六十　麻仁丸攻九二
玉燭散攻二四　竹葉黃芪湯寒七
脾約丸攻九三　八珍湯補十九
東垣潤腸丸和三百四十　三仁丸和三三八
百順丸新攻六　大分清飲新寒五
衛生潤腸湯和三三三　七宣丸攻九四
清涼飲子攻二五　蓯蓉潤腸丸和三四一
神芎丸攻四八　大金花丸攻五五
導滯通幽湯和三三五　大黃硝石湯攻十四
搜風順氣丸和三四三

論外備用方

三和散 和百五十 氣秘　　益血丹 補一五九 亡血久虛

人參固本丸 補百七 陰虛　　潤腸湯 和三三三 血燥

通幽湯 和三三四 燥結痛　　半硫丸 熱一八八 虛冷秘

皂角散 和三三七 通秘　　當歸承氣湯 攻六

十全大補湯 補二十 虛秘　　犀角丸 攻九十 痰火秘

益血潤腸丸 和三四二 老人便秘　　調營活絡飲 和二八三

大已寒丸 熱一七二 寒秘　　木香檳榔丸 攻五十 積熱秘

芍藥清肝散 寒六一　　當歸龍薈丸 寒一六七

桃仁承氣湯 攻四　　聖惠搜風順氣丸 和三四四 血燥熱

詐病

論證

夫病非人之所好而何以有詐病蓋或以爭訟或以鬬毆或以妻妾相妬或以名利相關則人情詐僞出乎其間使不有以燭之則未有不爲其欺者其治之之法亦惟借其欺而反欺之則眞情自露而假病自瘳矣此亦醫家所必不可少者

仲景曰病者向壁卧聞師到不驚起而盻[2]視若三言三止脉之嚥唾者此詐病也設見脉自和處或師持其脉病人欠者皆無病也但言此病大重當須服吐下藥鍼灸數十百處乃愈

新按

予向同數友遊寓榆關客邸内一友素耽風月忽於仲冬一日譙鼓初聞其友急叩予戶啓而問之則張皇求救云所狎之妓忽得急證勢在垂危倘遭其厄禍不可解予隨往視之見其口吐白沫僵仆於地以手摸之則口鼻四肢俱冷氣息如絶陡見其狀殊爲驚駭因拽手診之則氣口和平脉不應證

予意其脈和如此而何以證危如是第以初未經識猶不知其為詐也然沉思久之則將信將疑而復診其脈則安然如故始豁然省悟豈即仲景之說也遂大聲於病婦之傍曰此病危矣使非火攻必不可活非用如棗如栗之艾亦不可活又非連灸眉心人中小腹數處亦不可活余寓有艾宜速取來灸之然火灸尚遲姑先與一藥使其能嚥嚥後少有聲息則生意已復即不灸亦可若口不能嚥或嚥後無聲當速灸可也即與一藥囑其服後即來報我彼歘聞予之言竊已驚怖惟恐大艾着身藥到即嚥嚥後少頃即哼聲出而徐動徐起矣予次日問其所以乃知為吃醋③而發也予聞之大笑始知姊妹行中奸狡之況有如此

又予在都中時一相契金吾公裔二妾其一則燕姬也有母隨之一日二妾相競燕姬理屈其母助惡叫跳撒賴遂致氣厥

若死乃令一婢抱持而坐自暮及旦絕無甦意清晨延予療之予初入室見其肉厚色黑面青目瞋手撒息微及診其脈則伏渺若脫亦意其真危也斯時也欲施溫補則慮其大怒之後逆氣或有未散欲加開導則慮其脈之似絕虛極有不能勝躊躇未決乃請復診及入室再見則不若前次之撒手而十指交叉抱腹仰坦於婢者之懷因疑其前者撒手今既能叉手豈他人之所爲乎及著手再診則似有相嫌不容之意而拽之不能動此更可疑也因出其不意猝猛一扯則頓脫有聲力強且勁由是前疑始釋謂其將死之人豈猶力有如是乎乃思其脈之若此者或以肉厚氣滯此北人稟賦多有之也或以兩腋夾緊此奸人狡詐亦有之也若其面青息微則怒氣使然自不足怪識見既定因聲言其危使聞灸法以恐勝之遂先投一劑到咽即活次日會公因詢予曰日昨

之病固料其勢必危矣然謂其爲真邪則何以藥甫及唇而效之峻速有如此謂其爲假邪則何以能終夜假作而形證之肖似有如此昨公所用之藥果亦有何玄秘否是皆不能無疑也予曰予之玄秘秘在言耳亦不過借藥爲名耳但使彼懼敢不速活經曰憂可勝怒正此謂也是可見人情之巧其有最難測者皆如此使昨非再診而再察之則予亦幾爲所誑矣是以凡遇此類不可不加之詳審

又一姻戚士子爲宦家所毆遂臥病旬日吐血盈盆因喧傳人命連及多人延醫數輩見其危劇之狀皆束手遠避防爲所累也最後予往視之察其色則絕無窘苦之意診其脉則總皆和緩如常予始疑之而繼則悟之因潛語之曰他可欺也予亦可欺耶此爾之血也抑家禽之血耶其人愕然浼予無言遂爲調和而相銜感而散○又一鄰婦以妒妾作鬧詬夫

反目因而病劇則咬牙瞪眼僵厥不蘇若命在呼吸間者其夫驚皇無措其妾幾遭不堪浼予救之則脉非其病遂用前法治之愈後其夫感謝而不知爲其所愚也若此二人則又人事中之常態使不有懸朗之鑑則此中變幻有以假病而延成真病者有以小恙而延成大禍者茲予拂之若振述不但爲人造福而且可防人之欺故亦紀之以資倉卒之急用

癘風

經義

風論曰風氣與太陽俱入行諸脉俞散於分肉之間與衛氣相干其道不利故使肌肉憤䐜而有瘍衛氣有所凝而不行故其肉有不行也○癘者有營氣熱胕其氣不清故使鼻柱壞而色敗皮膚瘍潰風寒客於脉而不去名曰癘風或名曰寒

熱

長刺節論曰：病大風，骨節重，鬚眉墮，名曰大風。刺肌肉為故，汗出百日；刺骨髓，汗出百日，凡二百日，鬚眉生而止鍼。○癘風者，素刺其腫上，已刺，以銳鍼鍼其處，按出其惡氣，腫盡乃止。常食方食，無食他食。

脉要精微論曰：脉風成為癘。

論證

癘風即大風也，又謂之癩風，俗又名謂大麻風。此病雖名為風，而實非外感之風也。實以天地間陰厲濁惡之邪，或受風木之化而風熱化蟲，或受濕毒於皮毛而後及營衛，或犯不潔，或因傳染，皆得生蟲。蓋蟲者，厥陰主之，厥陰為風木，主生五蟲也。蟲之生也，初不為意，而漸久漸多，遂致不可解救，誠最惡最危最醜證也。又千金云：自作不仁極惡之業也，所以最爲難治觀孫眞人云嘗治數百人終無一人免於死者蓋無一人能守禁忌故耳惟一婦人病愈後又服加減四物湯百餘劑半年之上方得經行十分全愈又丹溪治五人亦惟一婦人得免以其貧甚且寡無物可喫也外三四人者越二三年皆復作而死由此觀之可見此證非得出奇秘方鮮能取效故予逢此證不敢强以爲知而妄施治療亦不敢强言治法以惑後人至若古人論治之法亦甚詳悉用之得宜雖病根未必可拔而延保餘年夭枉自亦可免由是備求諸說則惟薛立齋癘瘍機要論列已全今擇其要并諸論之得理者詳述於左以爲證治之綱領云

述古論 共三條

立齋曰大抵此證多由勞傷氣血腠理不密或醉後房勞沐浴或登山涉水外邪所乘衛氣相搏濕熱相火血隨火化而致

故淮揚閩廣間多患之近代先哲云感天地肅殺惡氣所致
其上體先見或多者毒在上也下體先見或多者毒在下也
蓋氣分受邪則上多血分受邪則下多氣血俱受則上下齊
見凡眉毛先落者毒在肺面發紫泡者毒在肝腳底先痛或
穿者毒在腎徧身如癬者毒在脾目先損者毒在心此五臟
受病之重者也○又一曰皮死麻木不仁二曰肉死鍼刺不
痛三曰血死潰爛四曰筋死指脫五曰骨死鼻梁壞此五臟
受傷之不可治者也若聲啞目盲尤為難治○又治法當辨
本證兼證變證類證陰陽虛實而斟酌焉若妄投燥熱之劑
膿水淋漓則肝血愈燥腎水愈枯相火愈旺反成敗證矣
瀕揚所患非止一臟然其氣血無有弗傷兼證無有弗見況
積感而發見於外須分經絡之上下病勢之虛實不可槩施
攻毒之藥當先助胃壯氣使根本堅固而後治其瘡可也經

云有氣奪則虛邪氣勝則實凡云病屬有餘者當察其元氣不足

耆婆惡病論曰疾風有四百四種總而言之不出五種卽是五風一曰黃風二曰青風三曰白風四曰赤風五曰黑風其風合五臟故曰五風五風生五蟲黃風生黃蟲青風生青蟲白風生白蟲赤風生赤蟲黑風生黑蟲食人五臟若食人脾語變聲散食人肝眉睫墮落食人心遍身生瘡食人肺鼻柱崩倒鼻中生息肉食人腎耳鳴啾啾或如車行雷鼓之聲若食人皮皮膚頑痺食人筋肢節墮落五風合五臟蟲生致多入於骨髓往來無礙壞於人身名曰疾風疾風者是癩風之根本也病之初起或如針錐所刺名曰刺風或如蟲走名曰遊風遍身掣動名曰瞤風不覺痛痒名曰頑風肉起如桃李小棗核從頭面起者名曰順風從兩腳起者名曰逆風如連錢

閣圓赤白青黑瑪瑙聚名曰癘風或遍體生瘡或如芥癬或如魚鱗或如榆莢或痒或痛黄汁流出肢節壞爛爲膿爲血或不痒不痛或起或滅青黄赤白黑變易不定病起之由皆因冷熱不調流於五臟通徹骨髓用力過度飲食雜穢房室不節虚勞動極汗流遍體因茲積熱於五臟致生多蟲食人五臟骨髓皮肉筋節久久敗壞名曰癘風惟見黑蟲者最爲難治人得此疾速宜棄家室財物離妻妾入山靜養療治無有不瘥

述古治法共八條

薛立齋曰凡癘瘍當知有變有類之不同而治法有汗有下有砭刺攻補之不一蓋兼證當審輕重變證當察先後類證當詳真僞而汗下砭刺攻補之法又當量其人之虚實究其病之原委而施治之蓋虚者形氣虚也實者病氣實而形氣未

必貫也

痲瘍砭刺之法子和張先生謂一汗抵千針蓋以砭血不如發汗之周徧也然發汗即出血出血即發汗二者一律○若惡血凝滯在肌表經絡者宜刺宜汗取委中出血則效○若惡毒蘊結於臟腑非蕩滌其內則不能痊○若毒在外者非砭刺遍身患處及兩臂腿腕兩手足指縫各出血其毒必不能散○若表裏俱受毒者非外砭內泄其毒決不能退○若上體多宜用醉仙散取其內蓄惡血從齒縫中出及刺手指縫并臂腕以去肌表毒血○若下體多宜用再造散令惡血陳蟲從穀道中出仍針指足縫并腿腕隔一二日更刺之以血赤爲度○如有寒熱頭痛等證 大補氣血爲主

痲瘍服輕粉之劑若腹痛去後兼有膿穢下④不可用藥止之○若口舌腫痛穢水時流作渴發熱喜冷此爲上焦熱毒

宜用瀉黄散○若寒熱往來宜用小柴胡湯加知母○若口齒縫出血發熱而大便秘結此爲熱毒内淫宜用黄連解毒湯若大便調和用局方犀角地黄湯○若穢水雖盡口舌不愈或發熱作渴而不飲冷此虚熱也宜七味白术散

一癘瘍手足腿臂或名指拳攣者由陰火熾盛虧損氣血當用加味逍遥散加生地黄及換肌散兼服

一癘瘍生蟲者以五方風邪翕合相火制金金衰不能平木所以化蟲内食五臟而證則見於外也宜用升麻湯送瀉青丸或樺皮散以清肺肝之邪外灸承漿以疏陽明任脉則風熱息而蟲不生矣若肝經虚熱者佐以加味逍遥散六味地黄丸

徐東皋曰經云汗之則瘡已況癩之爲風尤瘡之最惡者故曰癘風諸瘡熱久熱則生風且癘風尤染肅殺之氣而成者若

非汗法何以去其毒風所以汗之一法乃治癘之最要者其餘諸方次第用之可也○凡患人身上痒甚蓋以風邪氣鬱血不榮散而然宜四物湯加黄芩白芷調浮萍末服發汗而愈

一癘風灸法先服樺皮散自少至多服五七日灸承漿穴七壯灸瘡愈後再灸之凡三灸之後服二聖散泄熱祛血中之風邪時更以升麻湯送下瀉青丸爲佳倘年深日久即以愈風丹換骨丹等方詳而用之

一凡大風初起頭面搔痒便有紅紫疹塊起者即可服防風通聖散加黄芩天麻蟬退數十貼外用七珍湯洛洗發汗則易愈大忌五辛葷腥厚味半年必不再發

述古變證治法　共三條

立齋曰一身起疙瘩搔破膿水淋漓若寒熱往來者肝經氣血

虛而有火也用八珍湯加丹皮柴胡○寒熱內熱者血氣弱而虛熱也八珍湯倍加參朮○若惡寒形寒者陽氣虛寒也用十全大補湯○若肌膚搔如帛隔者氣血不能外榮也人參養營湯○若面部抓之麻木氣血不能上榮也補中益氣湯○若痿弱筋攣者血氣不能滋養也補中益氣湯佐以六味地黃丸

一遍身疙瘩或癮疹搔痒此風熱傷血用羌活當歸散氣虛者佐以補中益氣湯加山梔鈎藤鈎血虛者佐以加味逍遙散加鈎藤鈎○若手足皴裂不問黑白或於手足腿腕搔起白皮此風熱燥澁也用清胃散加芍藥

一面赤搔痒或眉毛脫落此屬肺經風熱用人參消風散樺皮散氣虛用補中益氣湯加天麻殭蠶血虛用加味逍遙散加鈎藤鈎○若面發紫泡或成塊或眉毛脫落屬肝經風熱先

用小柴胡湯加山梔丹皮鈎藤鈎後用加味逍遥散○凡證屬肝經血燥生風者但宜滋腎水生肝血則火自息風自定痒自止

兼證治法

一瘡瘍之有兼證變證凡如表裏臟腑諸病無不有之其各治法亦已具悉各門但有所値即宜隨證參用之左右逢源無非善也重錄資繁兹不贅及

解諸毒

一敷砒霜患處作痛或腐潰者用濕泥頻塗換之若毒氣入腹胸膈苦楚或作吐瀉飲冷米醋一二杯即止多亦不妨生綠荳末芝麻油俱可○敷貼雄黄藥悶亂或吐瀉用防已煎湯解之○服辛熱藥而眉髮脫落者乃肝經血傷而火動非風也用四物湯六味丸以滋肝血生腎水○服川烏草烏等藥

悶亂流涎或昏憒嘔吐或出血吐血用大豆遠志防風甘草任用一味煎湯解之大凡服風藥過多皆宜用之如未應急用甘草生薑汁○敷貼巴豆之藥患處作痛肌肉潰爛以生黃連爲末水調敷之若毒入內吐瀉等證更以水調服一二錢或大小豆菖蒲汁皆可○敷貼藜蘆毒入內煎葱湯解之○服祛風剋代之藥嘔吐少食胸膈不利或形氣倦怠等證用六君子湯以補陽氣若煩熱作渴飲食不思或晡熱內熱而赤發熱用四物湯加參术以生陰血餘從各門治之

禁忌

人之患斯疾者多由嗜慾不謹所致治斯疾者速當斷戒葷腥鹽醬一切厚味只宜淸心寡慾絕色忘慮幽隱林泉屛棄世務蚤蚤救療庶幾可活稍不守禁勿見愈而復作及致危劇莫能再救總以其不守禁忌也

癘風論列方

醉仙散 外二百七十	再造散 外二七三
黃連解毒湯 寒一	換肌散 外二七三
換骨丹 和二七九	七味白朮散 小七
七珍湯 外二八三	八珍湯 補十九
六味地黃丸 補一二二	四物湯 補八
二聖散 外二六七	十全大補湯 補二十
愈風丹 外二六六	瀉黃散 寒五七
補中益氣湯 補二一	樺皮散 外二六八
六君子湯 補五	人參消風散 散四七
清胃散 寒五四	小柴胡湯 散十九
人參養營湯 補二二	瀉青丸 寒一五
防風通聖散 攻十六	加味逍遙散 補九四

局方犀角地黃湯　寒七九

論外備用方

升麻湯　外二六九　　浮萍散　外二七一
白花蛇丸　外二七四　　皂角散　外二七八
雷丸散　外二七九　　白花蛇膏　外二七五
行藥方　外二七七　　硫黃酒　外二八二
防風天麻丸　外二七六　　苦參酒　外二八一
烏頭湯　外二八四　　洗癩方　外二八六
敷癩方　外二八五　　黑虎丹　外二百八十

景岳全書卷之三十四終

校注

①獃：『呆』的异体字。
②盻（xì）：怒视。
③醢（hǎi）：疑为『醯』之误。醯，醋也。
④□：藜照楼本此处模糊，四库本作『物』，可从。

雜證謨

會稽 張介賓 會卿著
會稽 曾 超 謙菴訂

諸蟲

經義

厥病篇曰腸中有蟲瘕及蛟蛕皆不可取以小鍼心腸痛憹作痛腫聚往來上下行痛有休止腹熱喜渴涎出者是蛟蛕也以手按聚而堅持之無令得移以大鍼刺之久持之蟲不動乃出鍼也①恷腹憹痛形中上者

口問篇帝曰人之涎下者何氣使然岐伯曰飲食者皆入於胃胃中有熱則蟲動蟲動則胃緩胃緩則廉泉開故涎下補足少陰

五癃津液别篇曰中熱則胃中消穀消穀則虫上下作腸胃充郭故胃緩胃緩則氣逆故唾出

上膈篇曰氣爲上膈上膈者食飲入而還出虫爲下膈下膈者食晬時乃出詳噎膈門

氣交變大論曰歲木不及收殺氣行寒雨害物虫食甘黄脾土受邪○歲土不及復則收政嚴峻名木蒼凋虫食甘黄氣客於脾

論疾診尺篇曰肘後麤以下三四寸熱者腸中有虫

邪氣臟腑病形篇曰脾脉微滑爲虫毒②蛕蝎腹熱

論證共三條

虫之爲病人多有之由於化生誠爲莫測在古方書雖曰由濕由熱由口腹不節由食飲停積而生是固皆有之矣然以常見驗之則凡藏强氣盛者未聞其有虫正以隨食隨化虫自

雖存而蟲能爲患者終是臟氣之弱行化之遲所以停聚而漸致生蟲耳然則或由濕熱或由生冷或由肥甘或由滯膩皆可生蟲非獨濕熱已也然以數者之中又惟生冷生蟲爲最即如收藏諸物但着生水或近陰濕則最易蛀腐非其義乎故凡欲愛養小兒極當節其水菓以防敗脾此實緊要之一端也至若治蟲之法雖當去蟲而欲治生蟲之本以杜其源猶當以溫養脾腎元氣爲主但使臟氣陽強非惟蟲不能留亦自不能生也余製有温臟丸方最所宜也

一蟲之爲病其類不一或由漸而甚或由少而多及其久而爲害則爲腹痛食減漸至羸瘠而危者有之凡蟲痛證必時作時止來去無定或嘔吐青黃綠水或吐出蟲或痛而坐臥不安或大痛不可忍面色或青或黄或白而唇則紅然痛定則能飲食者便是蟲積之證速宜逐之

本事方云：心虫曰蛔，脾虫曰寸白，腎虫如寸截絲縷，肝虫如爛杏，肺虫如蠶，皆能殺人，惟肺虫爲急。肺虫居肺葉之内，蝕人肺系，故成瘵疾，咯血聲嘶，藥所不到，治之爲難。

論治 共四條

治虫之劑，凡虫勢驟急，上攻心腹作痛者，宜掃虫煎先治其標。○若虫積堅固者，宜獵虫丸、遇仙丹、木香檳榔丸、百順丸之類主之。○若稍緩而質弱者，宜蕪荑散、化虫散之類主之。丹溪云：打虫方用楝樹根、檳榔、鶴虱，夏取汁，冬濃煎，飲之。又萬應丸最妙。

一、治虫之法，按丹溪云：上半月虫頭向上易治，下半月虫頭向下難治，先以肉汁或糖蜜引虫頭向上，然後用藥。此皆法之善者。然此惟緩治之法耳，然虫證甚急，又安能必待其時乎？且以望前望後辨虫頭，亦若渺茫無據，惟先用香餌而虫頭

可引證非 望後之治亦自有法又何慮其難治也

徐東皐云治虫之方固多而用之者不知其法則亦不能下虫如丹溪云虫頭向下之時必須俟其向上法當行於月半之前也若虫得食則不食藥亦不能下虫而徒瀉其虛也故雖有方不知其法則方亦不效凡欲下虫必先一日不食而使虫饑次早五更用油煎肉嚼之良久腹內虫聞肉香頭皆向上而欲食乃以雞蛋煎餅和藥嚼而食之須臾服葱湯或白水少少以助藥力下行不踰時而虫俱下甚至數升然後以白粥補之隨服補劑調理脾胃而疾可悉愈

一驗治法昔一人患心腹大痛或止或作痛不可忍凡用去積行氣等藥百方不效但於痛極時須用拳捶之痛得少止而旋止旋作久不能愈日加困憊莫測其故忽一胡僧見之曰余能治也遂令病者先食香餌繼進一丸打下一硬嘴異虫

遂愈此因虫嚙腸臟所以痛極槌之則五内震動虫亦畏而歛伏不槌則虫得自由所以復作此亦驅虫奇法故凡見心腹痛證但用揉按重撿而痛得暫止者多有因虫而然也

蛕虫 共五條

凡諸虫之中惟蛕虫最多其逐治之法總若前條然旋逐旋生終非善策欲杜其源必須温養脾胃脾胃氣強虫自不生矣故凡於逐虫之後或於未逐之先若欲調補脾腎則如歸脾湯温胃飲五君子煎理中湯或理陰煎之屬皆所宜也若欲兼虫而治之則惟温臟丸爲最善凡治虫之法或攻或補自有緩急先後之宜所當詳辨不可任意忽畧也

巢氏病源曰凡腹中痛其脉法當沉弱今脉反洪大者是蛕虫也

陳餘曰蛕虫亦九虫之數人腹中皆有之小兒失乳而哺早或

食餅食過多胃虛而熱生蟲令人腹痛惡心口吐清水腹上青筋用火煨史君子與食以殼煎湯送下甚妙然世人多於臨臥服之又無日分多不驗惟月初四五裹五更而服之至日午前蟲盡下可用温平和胃藥調理一二日凡蟲在腹中月上旬頭向上中旬橫之下旬頭向下故中旬下旬用藥則不入蟲口所以不驗也牛馬之生子上旬生者行在母前中旬生者並有而行下旬生者後隨之猫之食鼠亦然天地自然之理物皆由之而莫知之

傷寒門有吐蚘蚘厥證治○嘔吐門有吐蚘治法并吐蚘治按○脹滿門有孫一奎蚘蟲按俱當參閱

外臺用苦楝湯治蚘蟲

寸白蟲 共三條

此蟲長寸許色白其狀如蛆母子相生有獨行者有箇箇相接

不斷者故能長至一二丈○治寸白虫無如榧子煎其效如神

本事方云用良方錫灰蕪荑檳榔者極佳五更服則虫盡下以此爲末用石榴根煎汁送下三錢或丸服亦可

庚志云趙子山字景高寓居邵武軍天王寺苦寸白虫爲患醫者戒云是疾當止酒然以素所耽嗜欲罷不能一夕醉於外舍至夜半口乾舌燥倉卒無湯飲適見廊廡下有甕水月色下照瑩然可掬即酌而飲之甚甘如飴連飲數酌乃就寢迨曉虫出盈席興心腹頓寬宿疾遂愈一家皆驚異驗其所飲蓋寺僕日織草履③浸紅藤根水也

小兒疳虫　名曰疳䘌

小兒疳䘌亦由飲食過傷致成疳積身熱腹大面黃四肢無力昏睡鼻爛汁④臭齒齦生瘡或下利黑血皆腹中有虫故也宜

九味蘆薈丸追蟲丸四味肥兒丸七味肥兒丸蟾蜍丸之類
主之蟲去之後仍當調補氣血

應聲蟲共二條

泊宅編云永州通判聽軍員毛景得奇疾每語喉中必有物作聲相應有道人教令誦本草藥名至藍而默然遂取藍搗汁飲之少頃吐出肉塊長一寸餘人形悉具自後無聲

陳正敏遯齋閑覽載楊勔中年得異疾每發言應答腹中有小聲效之數年間其聲漸大有道人見而驚曰此應聲蟲也久不治延及妻子宜讀本草遇蟲不應者當取服之勔如言讀至雷丸蟲無聲乃頓服之遂愈後正敏至長沙遇一丐者亦有是疾環而觀之者甚衆因教服雷丸丐者亦愈

九蟲

千金要方云人腹中生蟲大率有九皆能食人臟腑○一曰伏

虫長四分羣虫之主也○二曰蛕虫長一尺生發多則貫心而殺人○三曰白虫長一寸子孫相生其母轉大長至四五丈亦能殺人○四曰肉虫狀如爛杏令人煩滿○五曰肺虫狀如蠶令人欬嗽○六曰胃虫狀如蝦蟇令人嘔吐胃逆喜噦○七曰弱虫又名膈虫狀如瓜瓣令人多唾○八曰赤虫狀如生肉令人腸鳴○九曰蟯虫至細微形如菜虫居廣腸之間多則爲痔劇則爲癩因人瘡痍卽生諸癰疽癬瘻瘑疥齲虫無所不爲其害匪細○凡此諸虫大則依附臟腑之間小則侵蝕肌膚之內若元氣尚實未爲大害稍有虛損遂肆其毒甚至如勞瘵殺人及傳屍疰怪或應聲蝦鼠之類而非理之可測者多矣業醫者不可不究其所致之本及治之之法也

狐惑 共二條

仲景曰：狐惑之爲病，狀如傷寒，默默欲眠，目不得閉，起臥不安，蝕於喉爲惑，蝕於陰爲狐，不欲飲食，惡聞食臭，其面目乍赤乍白乍黑。蝕於上部則聲啞，甘草瀉心湯主之。○蝕於下部則咽乾，苦參湯洗之。○蝕於肛者，雄黃熏之。○愚按：此仲景云狐惑之爲病狀如傷寒，則可見本非傷寒也，而後世即以狐惑爲傷寒者，豈非誤乎？

千金要方曰：凡得傷寒及天行熱病，腹中有熱，又食少，腸胃空虛，三虫行作求食，蝕人五臟及下部。若齒斷無色，舌上盡白，甚者唇裏有瘡，四肢沉重，忽忽喜眠，當數看其上唇內有瘡唾血，唇內如粟瘡者，心內懊憹痛悶，此虫在上蝕其五臟；下唇內生瘡者，其人喜眠，此虫在下蝕其下部，人不能知，可服此蝕虫藥，不爾蟨虫殺人。○又曰：凡患濕蟨者，多是熱病後，或久瀉不止，或有客熱結在腹中，或易水土溫涼氣著，多生此病亦有乾䘌不甚濕䘌而下部瘡癢不問乾濕久則殺人凡濕得冷則苦痢單煑黃連及艾葉苦參之屬皆可用之若病人齒斷無色舌上白者或喜眠煩憒不知痛癢處或下痢急治下部不曉此者但攻其上不以下部爲意下部生蟲蟲蝕其肛肛爛見五臟便死燒艾於竹筒薰之

諸蟲方

一傳屍勞瘵未甚者宜早用神授散 因二五五

一䘌蟲內蝕下部生瘡宜雄黃兌散主之 因二五七

一大孔蟲癢方 因二五八

一銀硃烟用治眉膝諸蟲無不神妙 新因五三

諸蟲論列方

掃蟲煎 新和十四

獵蟲丸 新攻五

蕪荑散 和三一九

追蟲丸 攻九七

化蟲散 攻九八
五君子煎 新熱六
百順丸 新攻六
苦楝湯 攻四七
榧子煎 和三二一
甘草瀉心湯 寒二八
溫臟丸 新熱二四
蟾蜍丸 小一二三
四味肥兒丸 小百十一
理中湯 熱一
理陰煎 新熱三
七味肥兒丸 小百十三
溫胃飲 新熱五
歸脾湯 補三三
九味蘆薈丸 小百十五
萬應丸 攻九九
遇仙丹 攻五一
木香檳榔丸 攻四九

論外備用方

聖效方 和三三二 寸白蟲
妙應丸 攻百 殺蟲
直指蕪荑散 和三百二十 取蟲
仲景烏梅丸 和三三二 胃寒吐蚘

諸毒 附蠱毒

論飲食諸毒

風俗通曰禽獸自死者俱有毒不可食○魚無腮者有毒腮大者亦有毒○醬瓶下有紅藻紋者有毒○蟹腹下有毛者有毒○煮酒初出火者有毒江南謂之火頭酒飲之則生痔溢血○夏月飲食宿過夜者即有毒○夏月酒在銅錫器中過夜即有毒○銅器蓋熱食氣上蒸成汗滴下食中即有毒○炊湯過宿飲之有毒盥洗則生疥○桃杏仁雙仁者毒能殺人○果未成核者俱有毒令人發癰癤○夏秋果熟落地蟲緣者有毒人食之作瀉○屋漏水有毒人食之有脹而死者用之沐手則生浸淫之瘡屢驗○澤中死水有毒飲之令人

生瘡○湯池中溫泉水不可飲令人脹悶惟澡浴可以疎風愈疥癩蓋其泉自硫黄中出故溫也患疥者宜飽食入浴之連日數次汗透而愈體虚者不可輕浴

解一切飲食諸毒

芝麻油總能解一切飲食諸毒不可不知凡造餚饌必先用真麻油於淨鍋熬熟却下肉炒過然後入清水煑之則益不犯毒今徽州池州地方食牛肉不論春夏無日不食惟制製之有方所以雖有中毒但犯一切飲食毒者即用麻油一二杯飲之得吐即毒釋而無不愈者

一解飲食中毒共十五方俱載古方因陣中自二百七起至二百二十一止

一善解毒者無如火蓋火能革物之性

解一切藥毒

凡解諸藥毒者宜以薺苨汁 白扁豆汁綠豆汁甘草汁錫糖汁

米糖汁藍汁紙燒灰隨便用之俱可解

凡解毒藥湯劑不可熱服宜凉飲之蓋毒得熱而勢愈盛也雖

然此特以熱毒為言耳若解不獨藍黄連石膏之類以中

陰毒者豈仍避熱而猶堪以寒飲乎此有醫按在嘔吐門當

兼察之

一解毒藥共八十四方俱載古方因陣中自二二一兆至二一三五

止

解諸毒通用簡易方

一方 雄黄青黛等分為末 新汲水調服

一方 揀淨土地掘窟用井水傾入攪澄清多飲則愈

一方 晉礬建茶等分為末 新汲水調服三錢吐即效不吐再

服

一方　黃連甘草節二味水煎涼服不拘多少

一方　蕎花黑豆甘草㕮咀每用一兩水二盞煎一盞溫服未效再服

一方　白扁豆生爲末水調服二三錢

一方　伏龍肝爲細末涼水調三四錢攪動服之吐者再一服

即竈心土

解一切虫獸毒

凡虎傷犬傷蛇蝎蜈蚣水蛭之類皆是也共二十三方俱載古方八陣中自二三六起至二五八止

蠱毒

蠱之爲毒中土少見之世傳廣粤深山之人於端午日以毒蛇蜈蚣蝦蟆三物同器盛之任其互相吞食俟一物服存者則以爲蠱又謂之挑生凡欲害人密置其蠱於飲食中人中其

毒必心腹疞痛如有蟲嚙吐下皆如爛絮若不即治食人五臟而死亦有十餘日而死者更有緩者待以歲月氣血羸憊食盡五臟而後死

一說兩廣山谷間有草曰胡蔓草又名斷腸草若人以急水吞之則急死以緩水吞之則緩死今見荆楚之地有曰鼠莽草者人食之則毒死意即胡蔓草也

一說嶺南人取毒蛇殺之以草覆之以水洒之數日菌生取菌爲末酒調以毒人始亦無患再後飲酒則毒作而死其俗淫婦多自合北人日久情好又不肯逐人歸乃陰以毒投飲食中北人歸則戒之曰子去幾時還若從其言則復以藥解之若過期不往則死矣名曰定年蠱北人至彼宜預防之須備解毒丹之類隨身勿忘凡稍覺飲食之後四大不調宜即服解藥若不預識其機備有藥餌恐一時倉卒不救所謂有備

無患重生者不可忽也

驗蠱毒法

遯齋閑覽云海南魚有石首蓋魚枕也取其石爲器可盛飲食如遇蠱毒器必爆裂其效甚著閩人製作最精人但玩其色而鮮有識其用者

一驗蠱之法唾津在淨水中沉則是浮則非

又法口含大豆中蠱者豆即脹而皮脫無蠱者豆不脹脫

又法煮鷄蛋一枚去殼以銀簪一隻插入其中併含入口內一飲之頃取視簪卵俱黑即爲中蠱

孫真人曰凡中蠱者嚼生黑豆不腥嚼白礬而味反甘者皆中蠱也

蠱證

直指云中蠱之候面目青黃力乏身痛唇口焦乾眉鬚脫落須

躁悶瞀胸腹痞滿肚脹皮堅腹中切痛如蟲囓又如蟲行唾
吐鮮血小便淋瀝大便膿血病人所食之物皆變而爲蟲侵
蝕臟腑傷甚則死死則毒氣流注復染他人所謂蠱疰

蠱脉

脉緊數如鼓股弦而吐甚者此中蠱毒也急治之○中蠱脉
洪大者生微細者死

防蠱

凡入有蠱之鄉所用飲食宜以犀角攪試有毒則白沫竦起無
沫即無毒也若自幼時食猫肉者則毒不能爲害

知禁忌

凡中蠱者但能記何物之中中毒須終身再不食此物犯之則
毒作若用藥而愈自後飲食末不可喫冷喫冷則蠱毒復生
竟不能救

反蠱及主法

衛生云凡入蠱鄉見人家門限屋梁絶無灰塵潔淨者其家必蓄蠱當用心防之如不得已喫其飲食即潛於初下筯時收藏一片在手儘喫不妨少以却將手藏之物潛埋於人行十字路下則蠱神反於本家作鬧蠱主必反來懇求或食時讓主先動筯或明問主人云莫有蠱麼以筯築卓而後食如是則蠱皆不能爲害此皆驗於蠱鄉云

治蠱大法有二

胸膈痛脹則毒在上焦宜吐之○法以熱水半盞投入膽礬末五分適口服少頃以鵝翎探吐毒物出盡自愈或服升麻湯探而吐之亦妙

腹痛脹爲毒在下焦宜瀉之○法以鬱金末二錢米湯調下空腹取瀉惡毒盡爲妙瀉後以四君子湯服一二三劑調理慎忌

口

咒語破蠱法

大藏經云治蠱毒挑生毒有咒法凡人在外飲食先默誦咒七遍其毒自不爲害○咒曰姑蘇琢磨耶吾知蠱毒生四角父是穹窿窮母是舍耶女眷屬百千萬吾今悉知汝摩訶薩摩訶薩○凡見飲食上有蛛絲便莫喫○又法每遇所到處念藥王萬福七遍亦可避

灸蠱毒法

凡灸一切蠱毒於兩足小指盡處各灸三壯即有物出酒中者隨酒出飲食中者隨飲食出屢驗

解一切中惡邪祟鬼毒

凡卒時中惡亟死者宜硃砂丸急服之方在攻陣百三

凡遭一切鬼祟鬼疰蠱毒者急與八毒赤丸攻之方在攻陣百

四

凡中惡心腹脹痛大便不通及飛尸鬼擊等急證惟外臺走馬湯最捷最妙方在攻陣百十三

治蠱毒方

丹砂丸 因二百 六十　　雄朱散 因二五 九

蘘荷解毒丹 因二百 二　　七寶丸 因二六 一

雞骸煎⑤ 因二六 二　　桃生蠱毒易簡方 因二六 五

解毒散四 因二四　　歸魂散 因二六 三

三因解毒丸 因二百 三　　麥麵散 因二六 四

景岳全書卷之三十五終

校注

①恚（pēng）：同『怦』。懑，烦闷。
②蛸：『蛔』的异体字。
③□□：藜照楼本此处模糊，四库本作『草履』，可从。
④□：藜照楼本此处模糊，四库本作『汁』，可从。
⑤□：藜照楼本此处模糊，四库本作『髓』，可从。

景岳全書卷之三十六天集

雜證謨

會稽　張介賓　會卿著
會稽　魯　超　謙菴訂

諸氣

經義

天地氣一

本神篇曰：天之在我者德也，地之在我者氣也，德流氣薄而生者也。詳二十九卷遺精門

天元紀大論曰：在天爲氣，在地成形，形氣相感而化生萬物矣。

生氣通天論帝曰：夫自古通天者，生之本，本於陰陽。天地之間，六合之内，其氣九州、九竅、五臟、十二節，皆通於天氣。其生五，其氣三，數犯此者，則邪氣傷人，此壽命之本也。蒼天之氣清

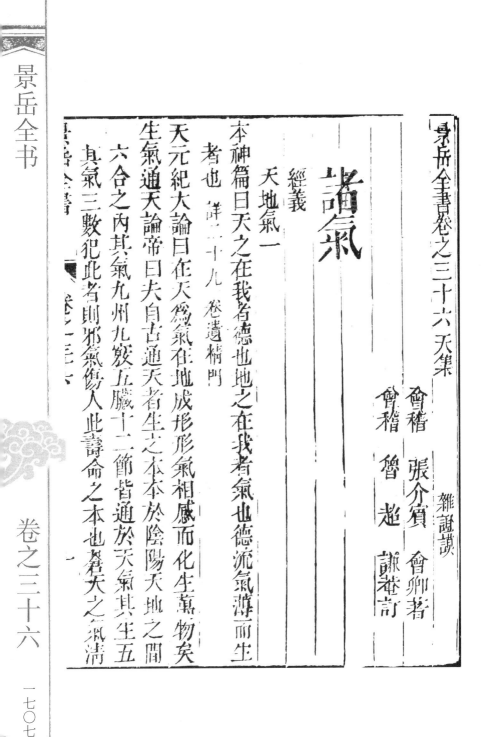

淨則志意治順之則陽氣固雖有賊邪勿能害也此因時之序故聖人傳精神服天氣而通神明失之則內閉九竅外壅肌肉衛氣解散此謂自傷氣之削也

陰陽應象大論曰清陽爲天濁陰爲地地氣上爲雲天氣下爲雨雨出地氣雲出天氣故清陽出上竅濁陰出下竅清陽發腠理濁陰走五臟清陽實四肢濁陰歸六腑○惟賢人上配天以養頭下象地以養足中傍人事以養五臟天氣通於肺地氣通於嗌風氣通於肝雷氣通於心谷氣通於脾雨氣通於腎六經爲川腸胃爲海九竅爲水注之氣以天地爲之陰陽陽之汗以天地之雨名之陽之氣以天地之疾風名之暴氣象雷逆氣象陽故治不法天之紀不用地之理則災害至矣

四氣調神論曰天氣清淨光明者也藏德不止故不下也天明

則日月不明邪害空竅陽氣者閉塞地氣者冒明雲霧不精則上應白露不下交通不表萬物命故不施不施則名木多死惡氣不發風雨不節白露不下則菀槀不榮賊風數至暴雨數起天地四時不相保與道相失則未央絶滅惟聖人從之故身無奇病萬物不失生氣不竭

六元正紀大論帝曰天地之氣盈虛如何岐伯曰天氣不足地氣隨之地氣不足天氣從之運居其中而常先也故上勝則天氣降而下下勝則地氣遷而上勝多少而差其分微者小差甚者大差甚則位易氣交易則大變生而病作矣

五常政大論帝曰天不足西北左寒而右涼地不滿東南右熱而左溫其故何也岐伯曰陰陽之氣高下之理大小之異也

東南方陽也陽者其精降於下故右熱而左溫西北方陰也陰者其精奉於上故左寒而右涼是以地有高下氣有溫涼

高者氣寒下者氣熱故適寒凉者脹之溫熱者瘡下之則脹已汗之則瘡已此腠理開閉之常大小之異耳

五運行大論帝曰地之爲下否乎岐伯曰地爲人之下太虚之中者也帝曰馮乎曰大氣舉之也燥以乾之暑以蒸之風以動之濕以潤之寒以堅之火以溫之故風寒在下燥熱在上濕氣在中火遊行其間寒暑六入故令虚而化生也

方盛衰論曰至陰虚天氣絶至陽盛地氣不足陰陽並交至人之所行陰陽並交者陽氣先至陰氣後至是以聖人持診之道先後陰陽而持之

太陰陽明論曰喉主天氣咽主地氣

陰陽氣

至真要大論帝曰願聞陰陽之三也何謂岐伯曰氣有多少異用也帝曰陽明何謂也曰兩陽合明也帝曰厥陰何也曰兩

陰交盡也○氣之相守司也加權衡之不得相失也夫陰陽之氣清靜則生化治動則苛疾起此之謂也

生氣通天論曰陽氣者若天與日失其所則折壽而不彰故天運當以日光明是故陽因而上衛外者也○陽氣者煩勞則張精絶辟積於夏使人煎厥目盲不可以視耳閉不可以聽潰潰乎若壞都汩汩乎不可止○陽氣者大怒則形氣絶而血菀於上使人薄厥○陽氣者精則養神柔則養筋開闔不得寒氣從之乃生大僂○陰者藏精而起亟也陽者衛外而爲固也陰不勝其陽則脉流薄疾并乃狂陽不勝其陰則五臟氣爭九竅不通是以聖人陳陰陽筋脉和同骨髓堅固氣血皆從如是則內外調和邪不能害耳目聰明氣立如故○故陽強不能密陰氣乃絶陰平陽秘精神乃治陰陽離決精氣乃絶

陰陽應象大論曰陽化氣陰成形寒極生熱熱極生寒寒氣生濁熱氣生清清氣在下則生飧泄濁氣在上則生䐜脹○壯火之氣衰少火之氣壯壯火食氣氣食少火壯火散氣少火生氣○陰勝則陽病陽勝則陰病陽勝則熱陰勝則寒重寒則熱重熱則寒寒傷形熱傷氣氣傷痛形傷腫故先痛而後腫者氣傷形也先腫而後痛者形傷氣也○年四十而陰氣自半也起居衰矣年五十體重耳目不聰明矣年六十陰痿氣大衰九竅不利下虛上實涕泣俱出矣故曰知之則強不知則老

太陰陽明論曰陽者天氣也主外陰者地氣也主內故陽道實陰道虛○陰氣從足上行至頭而下行循臂至指端陽氣從手上行至頭而下行至足故曰陽病者上行極而下陰病者下行極而上 詳脾胃門

終始篇曰陰者主臟陽者主腑陽受氣於四末陰受氣於五臟
痺論岐伯曰陰氣者靜則神藏躁則消亡飲食自倍腸胃乃傷
陰陽別論曰剛與剛陽氣破散陰氣乃消亡淖則剛柔不和經
氣乃絶
寒熱病篇曰足太陽入腦乃別陰蹻陽蹻陰陽相交陽入陰陰
出陽交於目鋭眥陽氣盛則瞋目陰氣盛則瞑目
口問篇曰陽氣盡陰氣盛則目瞑陰氣盡而陽氣盛則寤矣○
大惑論曰夫衛氣者晝日行於陽夜行於陰故陽氣盡則臥陰
氣盡則寤
方盛衰論雷公請問氣之多少何者爲逆何者爲從帝曰陽從
左陰從右老從上少從下

時氣 三

六元正紀大論帝曰四時之氣至有早晏高下左右其候何如

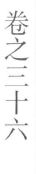

岐伯曰行有逆順至有遲速故太過者化先天不及者化後天帝曰願聞其行何謂也曰春氣西行夏氣北行秋氣東行冬氣南行故春氣始於下秋氣始於上夏氣始於中冬氣始於標春氣始於左秋氣始於右冬氣始於後夏氣始於前此四時正化之常故至高之地冬氣常在至下之地春氣常在必謹察之○帝曰願聞同化何如岐伯曰風溫春化同熱曛昏火夏化同勝與復同燥清煙露秋化同雲雨昏暝埃長夏化同寒氣霜雪冰冬化同此天地五運六氣之化更用之盛衰也

四氣調神論曰春三月此謂發陳天地俱生萬物以榮此春氣之應養生之道也逆之則傷肝夏為寒變奉長者少○夏三月此謂蕃秀天地氣交萬物華實此夏氣之應養長之道也逆之則傷心秋為痎瘧奉收者少○秋三月此謂容平天氣

以急地氣以明此秋氣之應養收之道也逆之則傷肺冬爲飧泄奉藏者少○冬三月此謂閉藏水冰地坼無擾乎陽此冬氣之應養藏之道也逆之則傷腎春爲痿厥奉生者少○逆春氣則少陽不生肝氣內變逆夏氣則太陽不長心氣內洞逆秋氣則太陰不收肺氣焦滿逆冬氣則少陰不藏腎氣獨沉夫四時陰陽者萬物之根本也所以聖人春夏養陽秋冬養陰以從其根故與萬物浮沉於生長之門逆其根則伐其本壞其眞矣

生氣通天論曰陽氣者一日而主外平旦人氣生日中而陽氣隆日西而陽氣已虛氣門乃閉是故暮而收拒無擾筋骨無見霧露反此三時形乃困薄

至眞要大論帝曰分至何如岐伯曰氣至謂之至氣分謂之分至則氣同分則氣異所謂天地之正紀也

脉要精微論曰冬至四十五日陽氣微上陰氣微下夏至四十五日陰氣微上陽氣微下 陰陽有時與脉爲期期而相失如脉所分分之有期故知死時

順氣一日分爲四時篇帝曰夫百病者多以旦慧晝安夕加夜甚者何也岐伯曰四時之氣使然春生夏長秋收冬藏人亦應之以一日分爲四時朝則爲春日中爲夏日入爲秋夜半爲冬朝則人氣始生病氣始衰故旦慧日中人氣長長則勝邪故安夕則人氣始衰邪氣始生故加夜半人氣入臟邪氣獨居於身故甚也○帝曰其時有反之何也曰是不應四時之氣臟獨主其病者是必以臟氣之所不勝時者甚以其所勝時者起也

四時刺逆從論曰春氣在經脉夏氣在孫絡長夏氣在肌肉秋氣在皮膚冬氣在骨髓中 帝曰敢聞其故岐伯曰春者天氣

始開地氣始泄凍解冰釋水行經通故人氣在脉夏者經滿氣溢入孫絡受血皮膚充實長夏者經絡皆盛內溢肌中秋者天氣始收腠理閉塞皮膚引急冬者蓋藏血氣在中內著骨髓通於五臟是故邪氣者常隨四時之氣而入客也至其變化不可爲度然必從其經氣辟除其邪除其邪則亂氣不生

金匱真言論曰春氣者病在頭夏氣者病在臟秋氣者病在肩背冬氣者病在四肢故春善病鼽衄仲夏善病胸脅長夏善病洞泄寒中秋善病風瘧冬善病痺厥

營衛生會篇曰衛氣行於陰二十五度行於陽二十五度分爲晝夜故氣至陽而起至陰而止○夜半爲陰隴夜半後而爲陰衰平旦陰盡而陽受氣矣日中爲陽隴日西而陽衰日入陽盡而陰受氣矣夜半而大會萬民皆卧命曰合陰平旦陰

盡而陽受氣如是無已與天地同紀

運氣　四

天元紀大論曰所以欲知天地之陰陽者應天之氣動而不息故五歲而右遷應地之氣靜而守位故六朞而環會動靜相召上下相臨陰陽相錯而變由生也○天以六爲節地以五爲制五六相合而七百二十氣爲一紀凡三十歲千四百四十氣凡六十歲而爲一周不及太過斯皆見矣

六節藏象論曰天度者所以制日月之行也氣數者所以紀化生之用也○五日謂之候三候謂之氣六氣謂之時四時謂之歲○五氣更立各有所勝盛虛之變此其常也故春勝長夏長夏勝冬冬勝夏夏勝秋秋勝春所謂得五行時之勝各以氣命其藏○帝曰何以知其勝岐伯曰求其至也皆歸始春未至而至此謂太過則薄所不勝而乘所勝也命曰氣淫

至而不至此謂不及則所勝妄行而所生受病所不勝薄之也命曰氣迫所謂求其至者氣至之時也謹候其時氣可與期失時反候五治不分邪僻內生工不能禁也

五運行大論曰丹天之氣經於牛女戊分黅天之氣經於心尾已分蒼天之氣經於危室柳鬼素天之氣經於亢氐昴畢玄天之氣經於張翼婁胃所謂戊已分者奎壁角軫則天地之門戶也○上下相遘寒暑相臨氣相得則和不相得則病○東方生風在氣爲柔南方生火在氣爲息中央生濕在氣爲充西方生燥在氣爲成北方生寒在氣爲堅○氣有餘則制已所勝而侮所不勝其不及則已所不勝侮而乘之已所勝輕而侮之侮反受邪侮而受邪寡於畏也

五常政大論帝曰太虛廖廓五運迴薄衰盛不同損益相從願聞平氣何如而名何如而紀也岐伯曰木曰敷和火曰升明

土曰備化金曰審平水曰靜順帝曰其不及奈何曰木曰委和火曰伏明土曰卑監金曰從革水曰涸流帝曰太過何謂曰木曰發生火曰赫曦土曰敦阜金曰堅成水曰流衍○帝曰其歲有不病而藏氣不應不用者何也岐伯曰天氣制之氣有所從也少陽司天火氣下臨肺氣上從白起金用草木眚陽明司天燥氣下臨肝氣上從蒼起木用而立土迺眚太陽司天寒氣下臨心氣上從而火且明丹起金迺眚厥陰司天風氣下臨脾氣上從而土且隆黃起水迺眚少陰司天熱氣下臨肺氣上從白起金用草木眚太陰司天濕氣下臨腎氣上從黑起水變

至眞要大論帝曰五氣交合盈虛更作余知之矣六氣分治司天地者其至何如岐伯曰　天地之大紀人神之通應也厥陰司天其化以風少陰司天　其化以熱太陰司天其化以濕少

陽司天其化以火陽明司天其化以燥太陽司天其化以寒○帝曰地化奈何曰司天同候間氣皆然帝曰間氣何謂曰司左右者是謂間氣也主歲者紀歲間氣者紀步也○帝曰歲主奈何曰厥陰司天爲風化在泉爲酸化司氣爲蒼化間氣爲動化少陰司天爲熱化在泉爲苦化不司氣化居氣爲灼化太陰司天爲濕化在泉爲甘化司氣爲黅化間氣爲柔化少陽司天爲火化在泉爲苦化司氣爲丹化間氣爲明化陽明司天爲燥化在泉爲辛化司氣爲素化間氣爲清化太陽司天爲寒化在泉爲鹹化司氣爲玄化間氣爲藏化故治病者必明六化分治五味五色所生五臟所宜乃可以言盈虛病生之緒也○本乎天者天之氣也本乎地者地之氣也天地合氣六節分而萬物化生矣故曰謹候氣宜無失病機此之謂也○帝曰氣之上下何謂也岐伯曰身半以上其氣三

矣天之分也天氣主之身半以下其氣三矣地之分也地氣主之以名命氣以氣命處而言其病半所謂天樞也○帝曰勝復之動時有常乎氣有必乎岐伯曰時有常位而氣無必也初氣終三氣天氣主之勝之常也四氣盡終氣地氣主之復之常也有勝則復無勝則否○帝曰六氣之勝何以候之岐伯曰清氣大來燥之勝也風木受邪肝病生焉熱氣大來火之勝也金燥受邪肺病生焉寒氣大來水之勝也火熱受邪心病生焉濕氣大來土之勝也寒水受邪腎病生焉風氣大來木之勝也土濕受邪脾病生焉所謂感邪而生病也乘年之虛則邪甚也失時之和亦邪甚也遇月之空亦邪甚也重感於邪則病危矣

六微旨大論曰至而至者和至而不至來氣不及也未至而至來氣有餘也應則順否則逆逆則變生變生則病帝曰請言

其應岐伯曰物生其應也氣脉其應也○相火之下水氣乘之水位之下土氣承之土位之下風氣承之風位之下金氣承之金位之下火氣承之君火之下陰精承之帝曰何也岐伯曰亢則害承迺制制生則化外列盛衰害則敗亂生化大病○帝曰六氣應五行之變何如岐伯曰位有終始氣有初中上下不同求之亦異也天氣始於甲地氣始於子子甲相合命曰歲立謹候其時氣可與期○岐伯曰言天者求之本言地者求之位言人者求之氣交帝曰何謂氣交曰上下之位氣交之中人之居也故曰天樞之上天氣主之天樞之下地氣主之氣交之分人氣從之萬物由之○帝曰何謂初中岐伯曰初凡三十度而有奇中氣同法帝曰初中何也曰所以分天地也初者地氣也中者天氣也○帝曰其升降何如岐伯曰氣之升降天地之更用也帝曰其用何如曰升已而

降降者謂天降已而升升者謂地天氣下降氣流於地地氣上升氣騰於天故高下相召升降相因而變作矣○岐伯曰出入廢則神機化滅升降息則氣立孤危故非出入則無以生長壯老已非升降則無以生長化收藏是以升降出入無器不有

六元正紀大論帝曰氣至而先後者何岐伯曰運太過則其至先運不及則其至後非太過非不及則至當時非是者眚也○岐伯曰數之始起於上而終於下歲半之前天氣主之歲半之後地氣主之上下交互氣交主之歲紀畢矣故曰位明氣月可知乎所謂氣也○風勝則動熱勝則腫燥勝則乾寒勝則浮濕勝則濡泄甚則水閉胕腫隨氣所在以言其變耳○帝曰水發而雹雪土發而飄驟木發而毀折金發而清明火發而曛昧何氣使然岐伯曰氣有多少發有微甚微者當

其氣甚者兼其下徵其下氣而可知也○帝曰五氣之發不當位者何也曰命其差帝曰差有數乎曰後皆三十度而有奇也

氣交變大論岐伯曰德化者氣之祥政令者氣之章變易者復之紀災眚者傷之始氣相勝者和不相勝者病重感於邪則甚也帝曰善言天者必應於人善言古者必驗於今善言氣者必彰於物善言應者同天地之化善言化言變者通神明之理非夫子孰能言至道歟

經氣臟氣五

天元紀大論曰天有五行御五位以生寒暑燥濕風人有五臟化五氣以生喜怒思憂恐

陰陽應象大論曰人有五臟化五氣以生喜怒悲憂恐故喜怒傷氣寒暑傷形暴怒傷陰暴喜傷陽厥氣上行滿脈去形喜

怒不節寒暑過度生乃不固

本藏篇曰五臟者所以藏精神血氣魂魄者也六腑者所以化

水穀而行津液者也此人之所以具受於天者也

六節藏象論曰心者生之本神之變也為陽中之太陽通於夏

氣○肺者氣之本魄之處也為陽中之太陰通於秋氣○腎

者主蟄封藏之本精之處也為陰中之少陰通於冬氣○肝

者罷極之本魂之居也為陽中之少陽通於春氣○脾胃大

腸小腸三焦膀胱者倉廩之本營之居也此至陰之類通於

土氣○凡十一藏皆取決於膽也

金匱真言論曰東方青色入通於肝其味酸其臭臊○南方赤

色入通於心其味苦其臭焦○中央黄色入通於脾其味甘

其臭香○西方白色入通於肺其味辛其臭腥○北方黑色

入通於腎其味鹹其臭腐

天年篇曰人生十歲五臟始定血氣已通其氣在下故好走二十歲血氣始盛肌肉方長故好趨三十歲五臟大定肌肉堅固血脉盛滿故好步四十歲五臟六腑十二經脉皆大盛以平定腠理始疏榮華頹落髮頗斑白平盛不搖故好坐五十歲肝氣始衰肝葉始薄膽汁始滅目始不明六十歲心氣始衰苦憂悲血氣懈惰故好臥七十歲脾氣虛皮膚枯八十歲肺氣衰魄離故言善悞九十歲腎氣焦四臟經脉空虛百歲五臟皆虛神氣皆去形骸獨居而終矣

上古天真論曰女子七歲腎氣盛齒更髮長二七而天癸至任脉通太衝脉盛月事以時下故有子○丈夫八歲腎氣實髮長齒更二八腎氣盛天癸至精氣溢瀉陰陽和故能有子

脉度篇曰肺氣通於鼻肺和則鼻能知香臭矣心氣通於舌心和則舌能知五味矣肝氣通於目肝和則目能辨五色矣脾

氣通於口脾和則口能知五穀矣腎氣通於耳腎和則耳能聞五音矣

五臟生成篇曰諸脉者皆屬於目諸髓者皆屬於腦諸筋者皆屬於節諸血者皆屬於心諸氣者皆屬於肺此四肢八谿之朝夕也

海論曰人有髓海有血海有氣海有水穀之海胃爲水穀之海衝脉爲十二經之海膻中爲氣之海腦爲髓之海得順者生得逆者敗知調者和不知調者害

五味篇曰胃者五臟六腑之海也水穀皆入於胃五臟六腑皆禀氣於胃○其大氣之摶而不行者積於胸中命曰氣海出於肺循喉咽故呼則出吸則入

大惑論曰五臟六腑之精氣皆上注於目而爲之精○目者五臟六腑之精也營衛魂魄之所常營神氣之所生也詳眼目門

衛氣篇曰：請言氣街。胸氣有街，腹氣有街，頭氣有街，脛氣有街。故氣在頭者，止之於腦；氣在胸者，止之膺與背腧；氣在腹者，止之背腧與衝脉於臍左右之動脉者；氣在脛者，止之於氣街與承山踝上以下。

動輸篇曰：夫四末陰陽之會者，此氣之大絡也；四街者，氣之徑路也。故絡絶則徑通，四末解則氣從合，相輸如環，莫知其紀，終而復始。

平人氣象論曰：胃之大絡，名曰虚里，脉宗氣也。詳脈胃門

邪客篇帝曰：人有八虚，各何以候？岐伯曰：以候五臓。心肺有邪，其氣留於兩肘；肝有邪，其氣流於兩腋；脾有邪，其氣流於兩髀；腎有邪，其氣流於兩膕。凡此八虚者，皆機關之室，真氣之所過，血絡之所遊，邪氣惡血固不得住留，住留則傷經絡骨節，機關不得屈伸，故病攣也。

太陰陽明論曰：四肢皆禀氣於胃而不得至經，必因於脾乃得禀也。詳脾胃門

五臟別論曰：腦髓骨脉胆女子胞，此六者地氣之所生也，皆藏於陰而象於地，故藏而不瀉，名曰奇恒之府。夫胃大腸小腸三焦膀胱，此五者天氣之所生也，其氣象天，故瀉而不藏，此受五臟濁氣，名曰傳化之府，此不能久留輸瀉者也。魄門亦爲五臟使，水穀不得久藏。所謂五臟者，藏精神而不瀉也，故滿而不能實。六腑者，傳化物而不藏，故實而不能滿也。所以然者，水穀入口則胃實而腸虛，食下則腸實而胃虛，故曰實而不滿，滿而不能實也。

平人絶穀篇曰：平人胃滿則腸虛，腸滿則胃虛，更實更虛，故氣得上下，五臟安定，血脉和則精神乃居。

邪氣藏府病形篇帝曰：天寒地氷而其面不衣何也？岐伯曰：十

二經脈三百六十五絡其血氣皆上於面而走空竅 詳面病門

靈蘭秘典論曰膀胱者州都之官津液藏焉氣化則能出矣

憂恚無言篇帝曰人之卒然憂恚而言無音者何道之塞何氣出行使音不彰願聞其方少師曰咽喉者水穀之道也喉嚨者氣之所以上下者也 詳聲瘖門

脉氣 六

五臟別論帝曰氣口何以獨爲五臟主 岐伯曰胃者水穀之海五臟六腑之大源也五味入口藏於胃以養五臟氣氣口亦太陰也是以五臟六腑之氣味皆出於胃變見於氣口故五氣入鼻藏於心肺心肺有病而鼻爲之不利也

動輸篇曰胃爲五臟六腑之海其淸氣上注於肺肺脉從太陰而行之其行也以息往來 詳脾胃門

五十營篇曰人一呼脉再動氣行三寸一吸脉亦再動氣行三

寸呼吸定息氣行六寸 詳脉神章

根結篇曰一日一夜五十營以營五臟之精所謂五十營者五臟皆受氣持其脉口數其至也五十動而不一代者五臟皆受氣四十動一代者一臟無氣三十動一代者二臟無氣二十動一代者三臟無氣十動一代者四臟無氣不滿十動一代者五臟無氣予之短期所謂五十動而不一代者以為常也以知五臟之期予之短期者乍數乍踈也

玉機真藏論曰春脉如弦春脉者肝也東方木也萬物之所以始生也故其氣來耎弱輕虛而滑端直以長故曰弦反此者病其氣來實而強此謂太過病在外其氣來不實而微此謂不及病在中○夏脉如鈎 詳脉神章

脉要精微論曰夫脉者血之府也長則氣治短則氣病數則煩心大則病進上盛則氣高下盛則氣脹代則氣衰細則氣少

詳脉神章

平人氣象論曰人一呼脉一動一吸脉一動曰少氣○平人之常氣禀於胃人無胃氣曰逆逆者死脉無胃氣亦死詳

脾胃門

形氣七

陰陽清濁篇帝曰願聞人氣之清濁岐伯曰受穀者濁受氣者清清者注陰濁者注陽濁而清者上出於咽清而濁者則下行清濁相干命曰亂氣○帝曰夫陰清而陽濁濁者有清清者有濁別之奈何岐伯曰氣之大別清者上注於肺濁者下走於胃胃之清氣上出於口肺之濁氣下注於經內積於海○清者其氣滑濁者其氣澁此氣之常也

決氣篇帝曰余聞人有精氣津液血脉余意爲一氣耳今乃辨爲六名余不知其所以然岐伯曰兩神相搏合而成形常先

身生是謂精○何謂氣曰上焦開發宣五穀味熏膚充身澤毛若霧露之溉是謂氣○何謂津曰腠理發泄汗出溱溱是謂津○何謂液曰穀入氣滿淖澤注於骨骨屬屈伸洩澤補益腦髓皮膚潤澤是謂液○何謂血曰中焦受氣取汁變化而赤是謂血○何謂脉曰壅遏營氣令無所避是謂脉○精脫者耳聾氣脫者目不明津脫者腠理開汗大泄液脫者骨屬屈伸不利色夭腦髓消脛痠耳數鳴血脫者色白夭然不澤其脉空虛此其候也

衛氣失常篇曰人有肥有膏有肉膏者多氣多氣者熱熱者耐寒肉者多血而充形充形則平脂者其血清氣滑少故不能大此別於衆人者也

壽夭剛柔篇曰形與氣相任則壽不相任則夭　詳死生門

營衛生會篇帝曰夫血之與氣異名同類何謂也詳血證門

五音五味篇曰今婦人之生有餘於氣不足於血以其數脫血也衝任之脈不榮口唇故鬚不生焉○是故聖人視其顏色黃赤者多熱氣青白者少熱氣黑色者多血少氣○夫人之常數太陽常多血少氣少陽常多氣少血陽明常多血多氣厥陰常多氣少血少陰常多血少氣太陰常多血少氣此天數之常也

八正神明論曰故養神者必知形之肥瘦營衛血氣之盛衰血氣者人之神不可不謹養

營衛氣 九

本藏篇曰經脈者所以行血氣而營陰陽濡筋骨利關節者也衛氣者所以溫分肉充皮膚肥腠理司關闔者也

營衛生會篇曰人受氣於穀穀入於胃以傳於肺五臟六腑皆

以受氣其清者爲營濁者爲衛營行脉中衛行脉外

衛氣行篇曰衛氣之行一日一夜五十周於身晝日行於陽二十五周夜行於陰二十五周是以平旦陰盡陽氣出於目目張則氣上行於頭

痺論曰營者水穀之精氣也和調於五臟灑陳於六腑乃能入於脉也故循脉上下貫五臟絡六腑也衛者水穀之悍氣也其氣慓疾滑利不能入於脉也故循皮膚之中分肉之間熏於肓膜散於胸腹

禁服篇曰審察衛氣爲百病母

逆調論曰營氣虛則不仁衛氣虛則不用營衛俱虛則不仁且不用

生氣通天論曰營氣不從逆於肉理乃生癰腫

榖氣

營氣篇曰：營氣之道，內穀爲寶，穀入於胃，乃傳之肺，流溢於中，布散於外，精專者行於經隧，常營無已，終而復始，是謂天地之紀。

邪客篇曰：五穀入於胃也，其糟粕、津液、宗氣分爲三隧，故宗氣積於胸中。詳脾胃門。

經脉篇曰：穀入於胃，脉道以通，血氣乃行。

玉版篇曰：人之所受氣者，穀也；穀之所注者，胃也；胃者，水穀氣血之海也。詳脾胃門。

五味篇曰：天地之精氣，其大數常出三入一，故穀不入半日則氣衰，一日則氣少矣。

平人絶穀篇曰：神者，水穀之精氣也。詳死生門。

平人氣象論曰：人以水穀爲本，故人絶水穀則死，脉無胃氣亦死。詳飲食門。

終始篇曰邪氣來也緊而疾穀氣來也徐而和

病能論曰食入於陰長氣於陽

陰陽清濁篇帝曰願聞人氣之清濁岐伯曰受穀者濁受氣者清清者注陰濁者注陽

氣味十一

六節藏象論曰天食人以五氣地食人以五味 詳見胃門

陰陽應象大論曰水爲陰火爲陽陽爲氣陰爲味味歸形形歸氣氣歸精精歸化精食氣形食味化生精氣化形味傷形氣傷精精化爲氣氣傷於味陰味出下竅陽氣出上竅味厚者爲陰薄爲陰之陽氣厚者爲陽薄爲陽之陰味厚則泄薄則通氣薄則發泄厚則發熱○氣味辛甘發散爲陽酸苦涌泄爲陰○形不足者溫之以氣精不足者補之以味

經脈別論曰食氣入胃散精於肝 詳見胃門

生氣通天論曰：陰之所生，本在五味；陰之五宫，傷在五味。是故
味過於酸，肝氣以津，脾氣乃絶；味過於鹹，大骨氣勞，短肌，心
氣抑；味過於甘，心氣喘滿，色黑，腎氣不衡；味過於苦，脾氣不
濡，胃氣乃厚；味過於酸①，筋脈沮弛，精神乃央。是故謹和五味，
骨正筋柔，氣血以流，腠理以密，如是則氣骨以精，謹道如法，
長有天命。

宣明五氣篇曰：五味所禁：辛走氣，氣病無多食辛。詳飲食門

酒氣 十二

經脉篇曰：飲酒者，衛氣先行皮膚，先充絡脉，絡脉先盛，故衛氣
已平，營氣乃滿，而經脉大盛。

厥論曰：酒入於胃，則絡脉滿而經脉虚。○夫酒氣盛而慓悍，腎
氣日衰，陽氣獨勝，故手足爲之熱也。

營衛生會篇帝曰：人飲酒，酒亦入胃，穀未熟而小便獨先下者，

何也岐伯曰酒者熟穀之液也其氣悍以清故後穀而入先穀而液出焉

論勇篇帝曰怯士之得酒怒不避勇士者何藏使然少俞曰酒者水穀之精熟穀之液也其氣慓悍其入於胃中則胃脹氣上逆滿於胸中肝浮胆横當是之時固比於勇士氣衰則悔與勇士同類不知避之名曰酒悖也

邪氣　十三

刺節眞邪論帝曰有一脉生數十病者或痛或癰或熱或寒或痒或痺或不仁變化無窮其故何也岐伯曰此皆邪氣之所生也帝曰余聞氣者有眞氣有正氣有邪氣何謂眞氣岐伯曰眞氣者所受於天與穀氣幷而充身也○正氣者正風也從一方來非實風又非虛風也○邪氣者虛風之賊傷人也其中人也深不能自去○正風者其中人也淺合而自去其

氣來柔弱不能勝真氣故自去○虛邪之中人也洒淅動形起毫毛而發腠理其入深內搏於骨則為骨痺搏於筋則為筋攣搏於脉中則為血閉不通則為癰搏於肉與衛氣相搏陽勝者則為熱陰勝者則為寒寒則真氣去去則虛虛則寒搏於皮膚之間其氣外發腠理開毫毛搖氣往來行則為癢留而不去則為痺衛氣不行則為不仁　餘義詳本經

通評虛實論曰邪氣盛則實精氣奪則虛帝曰虛實何如岐伯曰氣虛者肺虛也氣逆者足寒也非其時則生當其時則死餘藏皆如此

評熱病論曰邪之所湊其氣必虛

小鍼解曰夫氣之在脉也邪氣在上者言邪氣之中人也高故邪氣在上也○濁氣在中者言水穀皆入於胃其精氣上注於肺濁溜於腸胃言寒溫不適飲食不節而病生腸胃故曰

濁氣在中也○清濕在下者言清濕地氣之中人也必從足始故曰清氣在下也

陰陽應象大論曰天之邪氣感則害人五臟水穀之寒熱感則害於六腑地之濕氣感則害皮肉筋脉

病氣 十四

壽夭剛柔篇曰風寒傷形憂恐忿怒傷氣氣傷臟乃病藏寒傷形乃應形風寒傷筋筋脉乃應此形氣外內之相應也

脉要精微論曰陽氣有餘爲身熱無汗陰氣有餘爲多汗身寒陰陽有餘則無汗而寒○言而微終日乃復言者此奪氣也

刺志論曰氣實形實氣虛形虛此其常也反此者病穀盛氣盛穀虛氣虛此其常也反此者病脉實血實脉虛血虛此其常也反此者病○氣虛身熱此謂反也穀入多而氣少此謂反也穀不入而氣多此謂反也脉盛血少此謂反也脉少血多

此謂反也○氣盛身寒，得之傷寒；氣虛身熱，得之傷暑○穀入多而氣少者，得之有所脫血，濕居下也；穀入少而氣多者，邪在胃及與肺也○脉小血多者，飲中熱也；脉大血少者，脉有風氣，水漿不入，此之謂也○夫實者，氣入也；虛者，氣出也；氣實者，熱也；氣虛者，寒也

宣明五氣篇曰：五氣所病：心為噫，肺為欬，肝為語，脾為吞，腎為欠為嚏，胃為氣逆為噦為恐，大腸小腸為泄，膀胱不利為癃，不約為遺溺，膽為怒，是為五病○五精所并：精氣并於心則喜，并於肺則悲，并於肝則憂，并於脾則畏，并於腎則恐，是為五并，虛而相并者也○五勞所傷：久視傷血，久臥傷氣，久坐傷肉，久立傷骨，久行傷筋，是為五勞所傷

舉痛論帝曰：余知百病生於氣也，怒則氣上，喜則氣緩，悲則氣消，恐則氣下，寒則氣收，炅則氣泄，驚則氣亂，勞則氣耗，思則

氣結九氣不同何病之生○岐伯曰怒則氣逆甚則嘔血及飧泄故氣上矣○喜則氣和志達營衛通利故氣緩矣○悲則心系急肺布葉舉而上焦不通營衛不散熱氣在中故氣消矣○恐則氣却却則上焦閉閉則氣還還則下焦脹故氣不行矣○寒則腠理閉氣不行故氣收矣○炅則腠理開營衛通汗大泄故氣泄矣○驚則心無所倚神無所歸慮無所定故氣亂矣○勞則喘息汗出外內皆越故氣耗矣○思則心有所存神有所歸正氣留而不行故氣結矣

舉痛論曰寒氣客於脉外則脉寒脉寒則縮踡縮踡則脉絀急絀急則外引小絡故卒然而痛得炅則痛立止因重中於寒則痛久矣　諸寒氣等義詳心腹痛門

本神篇曰肝氣虛則恐實則怒○脾氣虛則四肢不用五臟不安實則腹脹經溲不利○心氣虛則悲實則笑不休○肺氣

虛則鼻塞不利少氣實則喘喝胸盈仰息○肝氣虛則恐實則脹五臟不安○必審五臟之病形以知其氣之虛實謹而調之也○憂愁者氣閉塞而不行

口問篇曰上氣不足腦爲之不滿 詳虛損門

生氣通天論曰因於氣爲腫四維相代陽氣乃竭○俞氣化薄傳爲善畏及爲驚駭

厥論曰陽氣衰於下則爲寒厥陰氣衰於下則爲熱厥 詳厥逆

逆調論帝曰人身非常溫也非常熱也爲之熱而煩滿何也 詳寒熱門

痺論曰風寒濕三氣雜至合而爲痺也 詳風痺門

痿論帝曰五臟使人痿何也岐伯曰肺熱葉焦則皮毛虛弱急薄著則生痿躄也○心氣熱則下脉厥而上上則下脉虛虛則生脉痿樞折挈脛縱而不任地也 詳痿證門

百病始生篇帝曰積之始生至其已成奈何岐伯曰積之始生
得寒乃生厥乃成積也詳積聚門
評熱病論曰諸有水氣者微腫先見於目下也○月事不來者
胞脈閉也胞脈者屬心而絡於胞中今氣上迫肺心氣不得
下通故月事不來也
至真要大論曰諸氣膹鬱皆屬於肺
病能論曰有病怒狂者生於陽也陽氣者因暴折而難決故善
怒也詳癲狂門
陰陽別論曰一陽發病少氣善欬善泄其傳爲心掣其傳爲隔

治氣十五

五常政大論曰必先歲氣無伐天和無盛盛無虛虛而遺人天
殃無致邪無失正絕人長命
上古天真論曰夫上古聖人之教下也皆謂之虛邪賊風避之

有時恬憺虛無眞氣從之病安從來○上古有眞人者提挈天地把握陰陽呼吸精氣獨立守神肌肉若一

玉機眞藏論曰凡治病察其形氣色澤脉之盛衰病之新故乃治之無後其時形氣相得謂之可治色澤以浮謂之易已脉從四時謂之可治脉弱以滑是有胃氣命曰易治取之以時形氣相失謂之難治色夭不澤謂之難已脉實以堅謂之益甚脉逆四時爲不可治必察四難而明告之

疏五過論曰凡欲診病者必問飲食居處暴樂暴苦始樂後苦皆傷精氣精氣竭絶形體毁沮○治病之道氣内爲寶循求其理求之不得過在表裏

六元正紀大論曰司氣以熱用熱無犯司氣以寒用寒無犯司氣以凉用凉無犯司氣以溫用溫無犯間氣同其主無犯異其主則小犯之是謂四畏必謹察之故曰無失天信無逆氣

宜無翼其勝無贊其復是謂至治

至真要大論帝曰服寒而反熱服熱而反寒其故何也岐伯曰治其王氣是以反也○帝曰不治王氣而然者何也曰不治五味屬也夫五味入胃各歸所喜②攻酸先入肝苦先入心甘先入脾辛先入肺鹹先入腎久而增氣物化之常也氣增而久夭之由也○審察病機無失氣宜此之謂也○補上治上制以緩補下治下制以急急則氣味厚緩則氣味薄適其至所此之謂也

根結篇曰形氣不足病氣有餘是邪勝也急寫之形氣有餘病氣不足急補之形氣不足病氣不足此陰陽氣俱不足也不可刺之刺之則重不足重不足則陰陽俱竭血氣皆盡五藏空虛筋骨髓枯老者絶滅壯者不復矣形氣有餘病氣有餘此陰陽俱有餘也急寫其邪調其虛實故曰有餘者寫之不

足者補之此之謂也

刺法論帝曰五疫之至皆相染易如何可得不相移易者岐伯曰不相染者正氣存内邪不可干避其毒氣天牝從來復得其往氣出於腦即不邪干以上俱經旨

總論氣理 十六

夫人之有生無非受天地之氣化耳及其成形雖有五行五志五臟六腑之辨而總惟血氣爲之用然血無氣不行血非氣不化故經曰血者神氣也然則血之與氣誠異名而同類而實惟氣爲之主是以天地間陰陽變遷運數治亂凡神神奇奇作用於杳冥莫測之鄉者無非氣化之所爲使能知此而氣得其正則何用弗臧一有違和而氣失其正則何往非召故帝曰百病生於氣也又近見應震王氏曰行醫不識氣治病從何據堪笑道中人未到知音處吾故斯言是實治身治

病第一大綱而後學鮮有知者且軒岐言氣既已靡遺奈何久未發明終將寘諸故余振其精微類述一十五條詳列如前俾後學得明造化之大源則因理觸機而拯濟無窮斯見軒岐贊育之恩與天地同矣旹崇禎丙子後學介賓謹識

論調氣　十七

夫百病皆生於氣正以氣之爲用無所不至一有不調則無所不病故其在外則有六氣之侵在内則有九氣之亂而凡病之爲虛爲實爲熱爲寒至其變態莫可名狀欲求其本則止一氣字足以盡之蓋氣有不調之處即病本所在之處也是推明哲不凡者乃能獨見其處撮而調之調得其妙則猶之解結也猶之雪污也污去結解而活人於舉指之間誠非難也然而人多難能者在不知氣之理并不知調之法即自河間相傳以來咸謂木香檳榔可以調氣即亦且久大所謂調

者調其不調之謂也凡氣有不正皆賴調和如邪氣在表散即調也邪氣在裏行即調也實邪壅滯瀉即調也虛羸困憊補即調也由是類推則凡寒之熱之溫之清之升之降之抑之舉之發之達之劫之奪之堅之削之泄之利之潤之燥之收之澁之緩之峻之和之安之正者正之假者反之必清必靜各安其氣則無病不除是皆調氣之大法也此外有如按摩導引鍼灸熨洗可以調經絡之氣又如喜能勝憂悲能勝怒怒能勝思思能勝恐恐能勝喜可以調情志之氣又如五穀五果五菜五畜可以調化育之氣又如春夏養陽秋冬養陰避風寒節飲食愼起居和喜怒可以調衛生之氣及其至也則精氣有互根之用陰陽有顛倒之施或以塞之而實以通之或以啓之而實以封之或人見其有而我見其無或病若在此而反以治彼惟智者能見事之未然惟仁人能憎人

之固有若此者何莫非調之之謂人能知此豈惟却病而凡內而身心外而庶政皆可因之而無弗調矣甚矣調之為義其道圓矣其用廣矣有神有據無方無隅有不可以言宣者言難盡意也有不可以迹拘者迹難求全也故余於本門但援經悉理不敢執方蓋亦恐一曲之談有不可應無窮之變也倘有所須則各門具列論治所當互證酌宜而無負調和之手斯於斯道可無媿矣

述古十八　共二條

張子和云九氣之氣如天地之氣常則安變則病而況人稟天地之氣五運迭侵於外七情交戰於中是以聖人④嗇氣如持至寶庸人役物反傷太和此軒岐之所以謂諸痛皆因於氣百病皆生於氣遂有九氣不同之說氣本一也因所觸而為九怒喜悲恐寒炅驚思勞也〇怒氣所致為嘔血為飧泄為

煎厥爲薄厥爲陽厥爲胸滿脇痛食則氣逆而不下爲喘喝煩心爲消癉爲肥氣爲目盲爲耳閉筋緩發於外爲癰疽○喜氣所致爲笑不休爲毛革焦爲肉病爲陽氣不收甚則爲狂○悲氣所致爲陰縮爲筋攣爲肌痺爲脉痿男爲漫血女爲血崩爲酸鼻辛頞爲目昏爲少氣不能接息爲泣則臂麻○恐氣所致爲破䐃脫肉爲骨痠痿厥爲暴下清水爲面熱膚急爲陰痿爲懼而脫頤○驚氣所致爲潮涎爲目睘⑤爲口噤爲痴癎爲不省人事爲僵仆久則爲痛⑥痺○思氣所致爲不眠爲嗜臥爲昏瞀爲中痞三焦閉塞爲咽嗌不利爲膽癉嘔苦爲筋痿爲白淫爲得後與氣則快然而衰爲不嗜食○寒氣所致爲上下所出水液澄澈清冷下利青白○暑氣所致爲喘嘔吐酸暴注下迫

丹溪曰氣無補法世俗之說也氣實而壅盛者不必補內傷勞

後正氣虛若不補而何若正氣虛而不補是虛而益虛則脾胃運化納受皆失其職陰不升而陽不降所謂天地不交之否也經曰虛者補之人參黃芪之屬是也若不審虛實悉以破氣行氣之藥與之以致天真元氣耗絕而死者皆殺之耳

校注

①酸：据文义当作『辛』。
②攻：疑为『故』之误。
③臧（zāng）：善，好。
④啬（sè）：爱惜。
⑤瞏（qióng）：眼睛直视。
⑥痛（qún）：手足麻痹。

景岳全書卷之三十七天集

雜證謨

會稽　張介賓　會卿著
會稽　魯　超　謙菴訂

死生

經義

壽夭一

上古天眞論黄帝問於天師曰：余聞上古之人，春秋皆度百歲而動作不衰；今時之人，年半百而動作皆衰者，時勢異耶？人將失之耶？岐伯曰：上古之人，其知道者，法於陰陽，和於術數，食飲有節，起居有常，不妄作勞，故能形與神俱，而盡終其天年，度百歲乃去。今時之人不然也，以酒爲漿，以妄爲常，醉以入房，以欲竭其精，以耗散其眞，不知持滿，不時御神，務快其

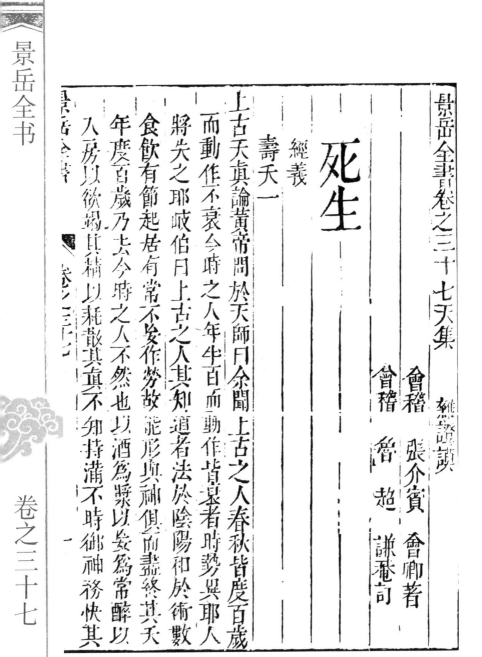

心適於生樂起居無節故半百而衰也
陰陽應象大論曰是以聖人爲無爲之事樂恬憺之能從欲快志於虛無之守故壽命無窮與天地終此聖人之治身也
天年篇帝曰願聞人之始生何氣築爲基何立而爲楯何失而死何得而生岐伯曰以母爲基以父爲楯失神者死得神者生也○帝曰人之壽夭各不同或卒死或病久願聞其道岐伯曰五臟堅固血脉和調肌肉解利皮膚緻密營衛之行不失其常呼吸微徐氣以度行六腑化穀津液布揚各如其常故能久長○帝曰人之壽百歲而死何以致之岐伯曰使道隧以長基牆高以方通調營衛三部三里起骨高肉滿百歲乃得終○帝曰其不能終壽而死者何如岐伯曰其五臟皆不堅使道不長空外以張喘息暴疾又卑基牆薄脉少血其肉不石數中風寒血氣虛脉不通眞邪相攻亂而相引故中

壽而盡也

五閱五使篇曰：脉出於氣口，色見於明堂。詳面病門

五色篇曰：明堂者，鼻也。闕者，眉間也。庭者，顏也。蕃者，頰側也。蔽者，耳門也。其間欲方大，去之十步，皆見於外，如是者壽必中百歲。詳面病門

壽夭剛柔篇曰：形與氣相任則壽，不相任則夭。皮與肉相果則壽，不相果則夭。血氣經絡勝形則壽，不勝形則夭。○形充而皮膚緩者則壽，形充而皮膚急者則夭。○形充而脉堅大者順也，形充而脉小以弱者氣衰，氣衰則危矣。○形充而顴不起者骨小，骨小則夭矣。○形充而大肉䐃堅而有分者肉堅，肉堅則壽矣。形充而大肉無分理不堅者肉脆，肉脆則夭矣。○牆基卑，高不及其地者，不滿三十而死。其有因加疾者，不滿二十而死。○平人而氣勝形者壽。病而形肉脫，氣勝形者

死形勝氣者危矣

五常政大論曰陰精所奉其人壽陽精所降其人夭○帝曰一州之氣生化壽夭不同其故何也岐伯曰高下之理地勢使然也崇高則陰氣治之汙下則陽氣治之陽勝者先天陰勝者後天此地理之常生化之道也帝曰其有壽夭乎曰高者其氣壽下者其氣夭地之小大異也小者小異大者大異故治病者必明天道地理陰陽更勝氣之先後人之壽夭生化之期乃可以知人之形氣矣

神氣死證二

五常政大論曰根於中者命曰神機神去則機息根於外者命曰氣立氣止則化絕

移變臨氣論帝曰余欲臨病人觀死生決嫌疑欲知其要如日月光可得聞乎岐伯曰色脈者上帝之所貴也先師之所傳

也色以應日脉以應月常求其要則其要也治之要極無失色脉用之不惑治之大則得神者昌失神者亡帝曰善

邪客篇曰心者五臟六腑之大主也精神之所舍也其藏堅固邪弗能容也容之則心傷心傷則神去神去則死矣

營衛生會篇曰營衛者精氣也血者神氣也血之與氣異名同類焉故奪血者無汗奪汗者無血故人有兩死而無兩生

疏五過論曰故貴脫勢雖不中邪精神內傷身必敗亡

湯液醪醴論帝曰形弊血盡而功不立者何岐伯曰神不使也帝曰何謂神不使曰鍼石道也精神不進志意不治故病不可愈今精壞神去營衛不可復收何者嗜欲無窮而憂患不止精神弛壞營泣衛除故神去之而病不愈也病成名曰逆則鍼石不能治良藥不能及也

逆調論曰人生與志不相有曰死

陰陽死證二

四氣調神論曰夫四時陰陽者萬物之根本也所以聖人春夏養陽秋冬養陰以從其根故與萬物浮沉於生長之門逆其根則伐其本壞其真矣故陰陽四時者萬物之終始也死生之本也逆之則災害生從之則苛疾不起是謂得道道者聖人行之愚者佩之從陰陽則生逆之則死從之則治逆之則亂反順爲逆是謂內格

陰陽應象大論曰陽勝則身熱腠理閉喘麤爲之俛仰汗不出齒乾以煩寃腹滿死能冬不能夏陰勝則身寒汗出身常清數慄而寒寒則厥厥則腹滿死能夏不能冬

壽夭剛柔篇曰陰陽俱動乍有形乍無形加以煩心命曰陰勝其陽此謂不表不裏其形不久

陰陽別論曰二陽之病發心脾有不得隱曲女子不月其傳爲

風消其衝爲息賁者死不治

通天篇曰太陽之人多陽而少陰必謹調之無脱其陰而瀉其陽陽重脱者易狂陰陽皆脱者暴死不知人也

陰陽二十五人篇曰火形之人似於赤帝好顔急心不壽暴死能春夏不能秋冬○水形之人似於黑帝善欺紿人戮死能秋冬不能春夏

至真要大論帝曰六氣之復何如岐伯曰厥陰之復甚則入脾衝陽絶死不治○少陰之復甚則入肺欬而鼻淵天府絶死不治○太陰之復甚則入腎竅寫無度太谿絶死不治○少陽之復甚則入肺欬而血泄尺澤絶死不治○陽明之復甚則入肝驚駭筋攣太衝絶死不治○太陽之復甚則入心善忘善悲神門絶死不治○陽明司天清復内餘欬不止白血出者死○乘年之虚則邪甚也失時之和亦邪甚也遇月之

今亦邪甚也重感於邪則病矣○至而和則平至而甚則病至而反者病至而不至者病未至而至者病陰陽易者危反若死

五運行大論曰從其氣則和違其氣則病不當其位者病迭移其位者病失守其位者危尺寸反者死陰陽交者死先立其年以知其氣左右應見然後乃可以言死生之逆順

脉色死證四

平人氣象論曰人一呼脉四動以上曰死脉絶不至曰死乍疎乍數曰死○春胃微弦曰平弦多胃少曰肝病但弦無胃曰死○人以水穀爲本故人絶水穀則死脉無胃氣亦死（上二條詳四卷脉神章）○死心脉來前曲後居如操帶鈎曰心死死肺脉來如物之浮如風吹毛曰肺死死肝脉來急益勁如新張弓弦曰肝死死脾脉來鋭堅如烏之喙如鳥之距如屋之漏如水

之流曰脾死死腎脉來發如奪索辟辟如彈石曰腎死

三部九候論曰五臟已敗其色必夭夭必死矣○形盛脉細少氣不足以息者危形瘦脉大胸中多氣者死○參伍不調者病三部九候皆相失者死○上下左右相失不可數者死○中部之候雖獨調與衆臟相失者死中藏之候相減者死○目內陷者死○脫肉身不去者死○中部乍疎乍數者死○五臟脉見者勝死○足太陽氣絕者其足不可屈伸死必戴眼○九候之脉皆沉細懸絕者爲陰主冬故以夜半死○躁盛喘數者爲陽主夏故以日中死○其脉乍數乍疎乍遲乍疾者日乘四季死○形肉已脫九候雖調猶死○若有七診之病其脉候亦敗者死矣必發噦噫○脉不往來者死○皮膚著者死○瞳子高者太陽不足戴眼者太陽已絕此決死生之要不可不察也

方盛衰論曰形弱氣虛死形氣有餘脉氣不足死脉氣有餘形
氣不足生

玉機眞藏論曰形氣相失謂之難治色夭不澤謂之難已脉實
以堅謂之益甚脉逆四時爲不可治所謂逆四時者春得肺
脉夏得腎脉秋得心脉冬得脾脉其至皆懸絶沉濇者命曰
逆四時

大奇論曰胃脉沉鼓濇胃外鼓大心脉小堅急皆鬲偏枯男子
發左女子發右不瘖舌轉可治三十日起其從者瘖三歲起
年不滿二十者三歲死○脉至而搏血衄身熱者死○脉至
浮合浮合如數一息十至以上是經氣予不足也微見九十
日死○脉至如火薪然是心精之予奪也草乾而死○脉至
如散葉是肝氣予虛也木葉落而死○脉至如省客省客者
脉塞而鼓是腎氣予不足也懸去棗華而死○脉至如丸泥

是胃精予不足也榆莢落而死○脉至如横格是胆氣予不足也禾熟而死○脉至如弦縷是胞精予不足也病善言下霜而死不言可治○脉至如交漆交漆者左右傍至也微見三十日死○脉至如涌泉浮鼓肌中太陽氣予不足也少氣味韭英而死○脉至如頹土之狀按之不得是肌氣予不足也五色先見黑白壘發死○脉至如懸雍懸雍者浮揣切之益大是十二俞之予不足也水凝而死○脉至如偃刀偃刀者浮之小急按之堅大急五臟菀熟寒熱獨并於腎也如此其人不得坐立春而死○脉至如丸滑不直手不直手者按之不可得也是大腸氣予不足也棗葉生而死○脉至如華者令人善恐不欲坐卧行立常①聽是小腸氣予不足也季秋而死

宣明五氣篇曰五邪所見春得秋脉夏得冬脉長夏得春脉秋

得夏脉冬得長夏脉名曰陰出之陽病善怒不治是謂五邪皆同命死不治

玉版論要篇曰色夭面脱不治百日盡已脉短氣絶死○病温虚甚死○女子右爲逆左爲從男子左爲逆右爲從易重陽死重陰死

通評虚實論曰氣虚者肺虚也氣逆者足寒也非其時則生當其時則死○帝曰何謂重虚岐伯曰脉氣上虚尺虚是謂重虚帝曰何以治之曰所謂氣虚者言無常也尺虚者行步恇②然脉虚者不象陰也如此者滑則生濇則死也○帝曰寒氣暴上脉滿而逆何如曰實而滑則生實而逆則死○帝曰脉實滿手足寒頭熱何如曰春秋則生冬夏則死○脉浮而濇濇而身有熱者死○帝曰其形盡滿何如曰其形盡滿者脉急大堅尺濇而不應也如是者從則生逆則死所謂從者手

足温也所謂逆者手足寒也
陰陽別論曰所謂陰者眞臟也見則爲敗敗必死也所謂陽者胃脘之陽也別於陽者知病處也別於陰者知死生之期○三陰俱搏二十日夜半死○二陰俱搏十三日夕時死○一陰俱搏十日平旦死○三陽俱搏且數三日死○三陰三陽俱搏心腹滿發盡不得隱曲五日死○二陽俱搏其病溫死不治不過十日死○凡持眞脈之藏脈者肝至懸絶急十八日死○心至懸絶九日死○肺至懸絶十二日死○腎至懸絶七日死○脾至懸絶四日死
玉機眞藏論曰眞肺脈至中外急如循刀刃責責然如按琴瑟弦色青白不澤毛折乃死五藏脈詳脈神章眞藏條
終始篇曰脈口四盛且大且數者名曰溢陰溢陰爲內關內關不通死不治諸脈俱詳關格門

五臟生成篇曰凡相五色之奇脉面黃目青面黃目赤面黃目白面黃目黑者皆不死也○面青目赤面赤目白面青目黑面黑目白面赤目青皆死也○故色見青如草茲者死黃如枳實者死黑如炲者死赤如衃血者死白如枯骨者死此五色之見死也○青如翠羽者生赤如雞冠者生黃如蟹腹者生白如豕膏者生黑如烏羽者生此五色之見生也

論疾診尺篇曰診寒熱赤脉上下至瞳子見一脉一歲死見一脉半一歲半死見二脉二歲死見二脉半二歲半死見三脉三歲死

病傳死期　五

玉機真藏論曰五臟受氣於其所生傳之於其所勝氣舍於其所生死於其所不勝病之且死必先傳行至其所不勝病乃死此言氣之逆行也故死○肝受氣於心傳之於脾氣舍於

腎至肺而死脾受氣於肺傳之於腎氣舍於心至肝而死肺受氣於腎傳之於肝氣舍於脾至心而死腎受氣於肝傳之於心氣舍於肺至脾而死此皆逆死也一日一夜五分之此所以言死生之旦暮也○帝曰五臟相通移皆有次五臟有病則各傳其所勝不治法三月若六月若三日若六日傳五臟而當死是順傳所勝之次也故曰別於陽者知病從來別於陰者知死生之期言知至其所困而死○風者百病之長也腎傳之心病筋脉相引而急病名曰瘛當此之時可灸可藥弗治滿十日法當死腎因傳之心心即復反傳而行之肺發寒熱法當三歲死

標本病傳論曰夫病傳者心病先心痛一日而欬三日脇支痛五日閉塞不通身痛體重三日不已死冬夜半夏日中○肺病喘欬三日而脇支滿痛一日身重體痛五日而脹十日不

巳死冬日入夏日出○肝病頭目眩脇支滿三日體重身痛五日而脹三日腰脊少腹痛脛痠三日不巳死冬日入夏早食○脾病身痛體重一日而脹二日少腹腰脊痛脛痠三日背䏚筋痛小便閉十日不巳死冬人定夏晏食○腎病少腹腰脊痛胻痠三日背䏚筋痛小便閉三日腹脹三日兩脇支痛三日不巳死冬大晨夏晏晡○胃病脹滿五日少腹腰脊痛胻痠三日背䏚筋痛小便閉五日身體重六日不巳死冬夜半後夏日昳○膀胱病小便閉五日少腹脹腰脊痛胻痠一日腹脹一日身體痛二日不巳死冬雞鳴夏下晡○諸病以次相傳如是者皆有死期不可刺間一藏止及至三四藏者乃可刺也

病傳論曰大氣入臟腹痛下淫可以致死不可以致生帝曰大氣入臟奈何岐伯曰病先發於心一日而之肺五日而之脾

三日不已死冬夜半夏日中○病先發於肺三日而之肝一日而之脾五日而之胃十日不已死冬日入夏日出○病先發於肝三日而之脾五日而之胃三日而之腎三日不已死冬日入夏早③食○病先發於脾一日而之胃二日而之腎三日而之膂④膀胱十日不已死冬入定⑤夏晏⑥食○病先發於胃五日而之腎三日而之膂膀胱五日而上之心二日不已死冬夜半夏日昳⑦○病先發於腎三日而之膂膀胱三日而上之心三日而之小腸三日不已死冬大晨⑧夏晏晡⑨○病先發膀胱五日而之腎一日而之小腸一日而之心二日不已死冬雞鳴夏下晡⑩

氣厥論曰心移寒於肺肺消肺消者飲一溲二死不治○肝移熱於心則死○腎移熱於脾傳爲虛腸澼死不可治

陰陽別論曰死陰之屬不過三日而死生陽之屬不過四日而

巳所謂生陽死陰者肝之心謂之生陽心之肺謂之死陰肺之腎謂之重陰腎之脾謂之辟陰死不治

歲時死證 六

九宮八風篇曰太一移日天必應之以風雨以其日風雨則吉歲美民安少病矣因視風所從來而占之風從其所居之鄉來為實風主生長養萬物從其衝後來為虛風主殺主害者謹候虛風而避之故聖人曰避虛邪之道如避矢石然邪弗能害此之謂也○風從西北方來名曰折風其傷人也內舍於小腸外在於手太陽脉脉絕則溢脉閉則結不通善暴死

○三虛相搏則為暴病卒死

歲露論帝曰其有卒然暴病暴死者何也少師曰三虛者其死暴疾也得三實者邪不能傷人也帝曰願聞三虛曰乘年之衰逢月之空失時之和因為賊風所傷是為三虛故論不知

三虛工反為粗帝曰願聞三實曰逢年之盛遇月之滿得時之和雖有賊風邪氣不能危之也○故諸逢其風而遇其雨者命曰遇歲露焉因歲之和而少賊風者民少病而少死歲多賊風邪氣寒溫不和則民多病而死矣○帝曰虛邪之風其所傷貴賤何如候之奈何曰正月朔日太一居天留之宮其日西北風不雨人多死矣正月朔日平旦北風春民多死正月朔日平旦北風行民病多者十有三也正月朔日日中北風夏民多死正月朔日夕時北風秋民多死終日北風大病死者十有六○正月朔日風從南方來命曰旱鄉從西方來命曰白骨將國有殃人多死亡○正月朔日風從東方來發屋揚沙石國有大災也○正月朔日風從東南方來春有死亡○正月朔日天和溫不風[11]糴賤民不病天寒而風糴貴民多病此所以候歲之風殘傷人者也○二月丑不風民多

心腹痛三月戌不溫民多寒熱四月巳不暑民多痺病[illegible]⑫
中不寒民多暴死○諸所謂風者皆發屋折樹木揚沙石起
毫毛發腠理者也

本神篇曰心怵惕思慮則傷神神傷則恐懼自失破䐃脫肉毛
悴色夭死於冬○脾憂愁而不解則傷意意傷則悗亂四肢
不舉毛悴色夭死於春○肝悲哀動中則傷魂魂傷則狂忘
不精不精則不正當人陰縮而攣筋兩脇骨不舉毛悴色夭
死於秋○肺喜樂無極則傷魄魄傷則狂狂者意不存人皮
革焦毛悴色夭死於夏○腎盛怒而不止則傷志志傷則喜
忘其前言腰脊不可以俛仰屈伸毛悴色夭死於季夏○恐
懼而不解則傷精精傷則骨痠痿厥精時自下○是故五臟
主藏精者也不可傷傷則失守而陰虛陰虛則無氣無氣則
死矣○是故用鍼者察觀病人之態以知精神魂魄之存亡

得失之意五者以傷鍼不可以治之也
玉機真藏論曰大骨枯槀大肉陷下胸中氣滿喘息不便其氣動形期六月死真藏脉見乃予之期日○大骨枯槀大肉陷下胸中氣滿喘息不便內痛引肩項期一月死真藏脉見乃予之期日○大骨枯槀大肉陷下胸中氣滿喘息不便內痛引肩項身熱脫肉破䐃真藏見十月之內死○大骨枯槀大肉陷下肩髓內消動作益衰真藏來見期一歲死見其真藏乃予之期日○大骨枯槀大肉陷下胸中氣滿腹內痛心中不便肩項身熱破䐃脫肉目眶陷真藏見目不見人立死其見人者至其所不勝之時則死○急虛身中卒至五臟絕閉脉道不通氣不往來譬於墮溺不可為期其脉絕不來若人一呼五六至其形肉不脫真藏雖不見猶死也
三部九候論曰寒熱病者以平旦死○熱中及熱病者以日中

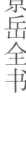

死○病風者以日夕死○病水者以夜半死

平人氣象論曰肝見庚辛死○心見壬癸死○脾見甲乙死○肺見丙丁死○腎見戊巳死○是謂眞藏見皆死

氣交變大論曰歲木太過風氣流行脾土受邪上應歲星衝陽絶者死不治○歲火太過炎暑流行肺金受邪上應熒惑星太淵絶者死不治○歲土太過雨濕流行腎水受邪上應鎭星太谿絶者死不治○歲金太過燥氣流行肝木受邪上應太白星太衝絶者死不治○歲水太過寒氣流行邪害心火上應辰星神門絶者死不治

六元正紀大論帝曰六位之氣盈虚何如岐伯曰太少異也太者之至徐而常少者暴而亾○水鬱之發甚則耳鳴眩轉目不識人善暴僵仆○火鬱之發甚則瞀悶懊憹善暴死

六微旨大論曰天符爲執法歲位爲行令太一天符爲貴人帝

曰邪之中也奈何岐伯曰中執法者其病速而危中行令者其病徐而持中貴人者其病暴而死○帝曰位之易也何如曰君位臣則順臣位君則逆逆則其病近其害速順則其病遠其害微所謂二火也

本病論帝曰人氣不足天氣如虛人神失守神光不聚邪鬼外干致有夭亡可得聞乎岐伯曰人之五臟一臟不足又會天虛感邪之至也○人憂愁思慮即傷心又或遇少陰司天天數不及此即天氣人氣同虛也又遇驚而奪精汗出於心因而三虛神明失守邪遇火不及之歲有黑尸鬼犯之令人暴亡○人飲食勞倦即傷脾又或遇太陰司天天數不及此即人虛而天虛也又遇飲食飽甚汗出於胃醉飽行房汗出於脾因而三虛脾神失守邪遇土不及之年即有青尸鬼犯之令人卒亡○人久坐濕地强力入水即傷腎因而三虛腎神

失守却遇水不及之年有黃尸鬼見令人暴亡○人或恚怒氣逆上而不下卽傷肝又遇厥陰司天天數不及此謂天虛人虛也又遇疾走恐懼汗出於肝神位失守神光不聚又遇木不及之年有白尸鬼犯之令人暴亡也○巳上五失守者天虛而人虛也神遊失守其位卽有五尸鬼干人令人暴亡也謂之曰尸厥○此謂得失者生失守者死得神者昌失神者亡

諸經死證七

經脉篇曰手太陰氣絕則皮毛焦太陰者行氣溫於皮毛者也故氣不榮則皮毛焦皮毛焦則津液去皮節津液去皮節則爪枯毛折毛折者則毛先死丙篤丁死火勝金也○手少陰氣絕則脉不通脉不通則血不流血不流則髦色不澤故其面黑如漆柴者血先死壬篤癸死水勝火也○足太陰氣絕

者則脉不榮肌肉脣舌者肌肉之本也脉不榮則肌肉軟肌肉軟則舌萎人中滿人中滿則唇反唇反者肉先死甲篤乙死木勝土也○足少陰氣絶則骨枯少陰者冬脉也伏行而濡骨髓者也故骨不濡則肉不能著也骨肉不相親則肉軟却肉軟却故齒長而垢髮無澤髮無澤者骨先死戊篤己死土勝水也○足厥陰氣絶則筋絶厥陰者肝脉也肝者筋之合也筋者聚於陰器而脉絡於舌本也故脉弗榮則筋急筋急則引舌與卵故脣青舌卷卵縮則筋先死庚篤辛死金勝木也○五陰氣俱絶則目系轉轉則目運目運者為志先死志先死則遠一日半死矣○六陽氣絶則陰與陽相離離則腠理發泄絶汗乃出故旦占夕死夕占旦死

診要經終論帝曰願聞十二經脉之終奈何岐伯曰太陽之脉其終也戴眼反折瘛瘲其色白絶汗乃出出則死矣○少陽

終者耳聾百節皆縱目瞏絕系絕系一日半死其死也色先青白乃死矣○陽明終者口目動作善驚妄言色黃其上下經盛不仁則終矣○少陰終者面黑齒長而垢腹脹閉上下不通而終矣○太陰終者腹脹閉不得息善噫善嘔嘔則逆逆則面赤不逆則上下不通不通則面黑皮毛焦而終矣○厥陰終者中熱嗌乾善溺心煩甚則舌卷卵上縮而終矣○

此十二經之所敗也

諸病死證 八

脉要精微論曰五臟者中之守也言而微終日乃復言者此奪氣也衣被不斂言語善惡不避親疎者此神明之亂也倉廩不藏者是門戶不要也水泉不止者是膀胱不藏也得守者生失守者死○夫五臟者身之强也頭者精明之府頭傾視深精神將奪矣背者胸中之府背曲肩垂府將壞矣腰者腎

之腑轉搖不能腎將憊矣膝者筋之腑屈伸不能行則僂附筋將憊矣骨者髓之腑不能久立行則振掉骨將憊矣得强則生失强則死

玉版篇帝曰諸病皆有逆順可得聞乎岐伯曰腹脹身熱脈大是一逆也腹鳴而滿四肢清泄其脈大是二逆也衄而不止脈大是三逆也欬且溲血脫形其脈小勁是四逆也欬脫形身熱脈小以疾是五逆也如是者不過十五日而死矣〇其腹大脹四末清脫形泄甚是一逆也腹脹便血其脈大時絕是二逆也欬溲血形肉脫脈搏是三逆也嘔血胸滿引背脈小而疾是四逆也欬嘔腹脹且飧泄其脈絕是五逆也如是者不過一時而死矣

五禁篇帝曰何謂五逆岐伯曰熱病脈靜汗已出脈躁盛是一逆也病泄脈洪大是二逆也著痹不移䐃肉破身熱脈偏絕

是三逆也溜而奪形身熱色夭然白及後下血衃血衃篤重是四逆也寒熱奪形脉堅搏是謂五逆也

玉機眞藏論曰五實死五虛死帝曰願聞五實五虛岐伯曰脉盛皮熱腹脹前後不通悶瞀此謂五實○脉細皮寒氣少泄利前後飲食不入此謂五虛○帝曰其時有生者何也岐伯曰漿粥入胃泄注止則虛者活身汗得後利則實者活此其候也

保命全形論曰夫鹽之味鹹者其氣令器津泄絃絶者其音嘶敗木敷者其葉發病深者其聲噦人有此三者是謂壞腑毒藥無治短鍼無取

五色篇雷公曰人不病卒死何以知之帝曰大氣入於臟腑者不病而卒死矣○雷公曰病小愈而卒死者何以知之帝曰赤色出兩顴大如拇指者病雖小愈必卒死黑色出於庭大

如母指者必不病而卒死

奇病論帝曰有癃者一日數十溲此不足也身熱如炭頸膺如格人迎躁盛喘息氣逆此有餘也太陰脉細微如髮者此不足也其病安在名爲何病岐伯曰病在太陰其盛在胃頗在肺病名曰厥死不治此所謂五有餘二不足也帝曰何謂五有餘二不足曰所謂五有餘者五病之氣有餘也二不足者亦病氣之不足也今外得五有餘內得二不足此其身不表不裏亦正死明矣

陽明脉解篇曰陽明厥則喘而惋惋則惡人帝曰或喘而死者或喘而生者何也岐伯曰厥逆連藏則死連經則生

厥論曰三陰俱逆不得前後使人手足寒三日死○少陽厥逆機關不利腰不可以行項不可以顧發腸癰不可治驚者死○手心主少陰厥逆心痛引喉身熱死不可治詳厥逆門

通評虛實論帝曰消癉虛實何如岐伯曰脈實大病久可治脈懸小堅病久不可治○帝曰癲疾何如曰脈搏大滑久自已脈小堅急死不治帝曰癲疾之脈虛實何如曰虛則可治實則死○帝曰腸澼便血何如曰身熱則死寒則生腸澼下白沫何如曰脈沉則生脈浮則死帝曰腸澼下膿血何如曰脈懸絕則死滑大則生

癲狂篇曰癲疾者癲發如狂者死不治

厥病篇曰風痺淫濼病不可已者足如履冰時如入湯中股脛淫濼煩心頭痛時嘔時悗眩已汗出久則目眩悲以喜恐短氣不樂不出三年死也○真心痛手足清至節心痛甚旦發夕死夕發旦死○真頭痛頭痛甚腦盡痛手足寒至節死不治

痺論帝曰痺其時有死者或疼久者或不已者若其故何也岐伯

曰其入臟者死其留連筋骨間者疼久其留皮膚間者易已

傷寒死證九　俱詳列傷寒　瘟疫二門

熱病篇曰三陰三陽五臟六腑皆受病營衛不行五臟不通則死矣

誤治死證

六元正紀大論曰大積大聚其可犯也衰其大半而止過者死

診要經終篇曰凡刺胸腹者必避五臟中心者環死中脾者五日死中腎者七日死中肺者五日死中膈者皆爲傷中其病雖愈不過一歲死

刺禁論曰臟有要害不可不察肝生於左肺藏於右心部於表腎治於裏脾爲之使胃爲之市膈肓之上中有父母七節之傍中有小心從之有福逆之有咎○刺中心一日死其動爲噫○刺中肝五日死其動爲語○刺中腎六日死其動爲嚏○刺中肺三日死其動爲欬○刺中脾十日死其動爲吞○

刺中膽一日半死其動爲嘔○刺跗上中大脉血出不止死○刺面中溜脉不幸爲盲○刺頭中腦戸入腦立死○刺陰股中大脉血出不止死○刺膺太陰脉出血多立死

小鍼解曰取五脉者死言病在中氣不足但用鍼盡大瀉其諸陰之脉也○取三陽之脉者唯言盡寫三陽之氣令病人恇然不復也○奪陰者死言取尺之五里五往⑬者也○奪陽者狂正言也○所謂五臓之氣已絶於内者脉口氣内絶不至反取其外之病處與陽經之合有留鍼以致陽氣陽氣至則内重竭重竭則死矣其死也無氣以動故静○所謂五臓之氣已絶於外者脉口氣外絶不至反取其四末之輸有留鍼以致其陰氣陰氣至則陽氣反入入則逆逆則死矣其死也陰氣有餘故躁

玉版篇曰夫鍼之與五兵其孰小乎能殺生人不能起死者也

帝曰：願卒聞之。岐伯曰：經隧者，五臟六腑之大絡也，迎而奪之而已矣。帝曰：上下有數乎？曰：迎之五里，中道而止，五至而已，五往而藏之氣盡矣，故五五二十五⑭而竭其輸矣，此所謂奪其天氣者也。帝曰：願卒聞之。曰：闚門而刺之者，死於家中；入門而刺之者，死於堂上。

癰疽死證

癰疽篇、玉版篇等義，俱詳列外科。

絕穀死證 十二

平人絕穀篇帝曰：願聞人之不食，七日而死，何也？伯高曰：神者，水穀之精氣也。故腸胃之中，常留穀二斗，水一斗五升，故平人日再後，後二升半，一日中五升，七日五七三斗五升，而留水穀盡矣。故平人不食飲七日而死者，水穀精氣津液皆盡故也。

乳子死證十三

通評虛實論帝曰乳子而病熱脈懸小者何如岐伯曰手足溫則生寒則死○帝曰乳子中風熱喘鳴肩息者何如岐伯曰喘鳴肩息者脈實大也緩則生急則死

論疾診尺篇曰嬰兒病其頭毛皆逆上者必死

熱病篇曰老人嬰兒熱而腹滿者死

述古十四

華元化曰不病而五行絕者死○不病而性變者死○不病而暴語妄者死○不病而暴不語者死○不病而喘息者死○不病而強中者死○不病而暴目盲者死○不病而暴腫滿者死○不病而大便結者死○不病而暴無脈者死○不病而暴昏冒如醉者死○此內外先盡故也逆者即死順者年無有生者也

校注

①行立常聽：恐惧多疑貌。
②恇（kuāng）：怯弱，虚弱。
③早食：早于食时，卯正之时。
④膂：脊梁骨。
⑤入定：申后二十五刻。
⑥晏食：寅后十五刻。
⑦日昳（dié）：太阳偏西。
⑧大晨：寅后九刻，大明之时。
⑨晏晡：申后九刻，向昏之时。
⑩下晡：申时。
⑪糴（dí）：买进粮食。
⑫□□：藜照楼本此处模糊，四库本作『十月』，可从。
⑬徃：『往』的异体字。
⑭闚：『窥』的异体字。

景岳全書婦人規目錄人集

卷之三十八婦人上

總論類

婦人九證一　論難易二

經脉類

經脉之本三　經脉諸臟病因四
經不調五　血熱經早六
血熱經遲七　血寒經遲八
血虚經亂九　腎虚經亂十
經期腹痛十一　崩淋經漏不止十二
殺血心痛十三　熱入血室十四

辨血色十五　血枯經閉十六
經脉類論列總方十七

胎孕類

胎脉十八　胎候十九
安胎二十　惡阻二一
胎氣上迫二二　胎漏二三
妊娠卒然下血二四　胎動欲墮二五
數墮胎二六　胎不長二七
鬼胎二八　妊娠藥禁二九
妊娠寡慾三十　胎孕類論列總方三一

卷之三十九婦人下

產育類

滑胎 三二　催生 三三
穩婆 三四　產要 三五
六逆產 三六　胞破難產 三七
胞衣不出 三八　氣脫血暈 三九
兒初生 四十　子死腹中 四一
產門不開子宮不收 四二　小產 四三
下胎斷產 四四　產育類論列總方 四五

產後類

論產後大補氣血 四六　論產後三禁 四七
產後腹痛 四八　產後發熱 四九
產後乍寒乍熱 五十　蓐勞 五一
產後喘促 五二　產後惡露不止 五三

産後發痓 五四　産後大便秘澁 五五
産後雜證方 五六　産後類論列總方 五七

帶濁夢遺類

帶下 五八　白濁遺淋 五九
婦人夢與鬼交 六十　帶濁類論列總方 六一

乳病類

乳少 六二　乳出 六三
吹乳妬乳 六四　乳癰乳巖 六五
乳病類論列總方 六六

子嗣類

宜麟策十二段 六七　盈虛吟 六八
辨古五條 六九　述古 七十
子嗣類論列總方 七一

癥瘕類

論證 七二　血癥 七三
食癥 七四　氣瘕 七五
癥瘕類論列總方 七六

前陰類

陰挺 七七　陰腫 七八
陰瘡 七九　陰癢 八十
陰冷 八一　交接出血而痛 八二

前陰類論列總方八三

會稽　張介賓　會卿著
會稽　魯　超　謙菴訂

總論類

婦人九證一

婦人諸病本與男子無異而其有異者則惟經水胎產之屬故本門亦止列此九證曰○經脈類○胎孕類○產育類○產後類○帶濁類○乳病類○子嗣類○癥瘕類○前陰類○凡此九者乃其最切之病不得不另詳方論此外雜證但與男子相同者自有各門論治之法故不以男女分而資贅於此

論難易二

諺云寧治十男子莫治一婦人此謂婦人之病不易治也何也
不知婦人之病本與男子同而婦人之情則與男子異蓋以
婦人幽居多鬱常無所伸陰性偏拗①每不可解加之慈戀愛
憎嫉妬憂恚罔知義命每多怨尤或有懷不能暢遂或有病
不可告人或信師巫或畏藥餌故染着堅牢根深蒂固而治
之有不易耳此其情之使然也然尚有人事之難如寇宗奭
引黃帝之論曰凡治病察其形氣色澤形氣相得謂之可治
色澤以浮謂之易已形氣相失色夭不澤謂之難治又曰診
病之道觀人勇怯骨肉皮膚能知其虛實以爲診法故曰治
之要極無失色脉此治之大則也今富貴之家居奧室之中
處帷幔之內復有以綿帕幪其手者既不能行望色之神又
不能盡切脉之巧使脉有弗合未免多問問之覺繁必謂醫
學不精往往并藥不信不知問亦非易其有善問者正非醫

之善者不能也望聞問切欲於四者去其三吾恐神醫不神矣世之通患若此最多此婦人之所以不易也故凡醫家病家皆當以此爲意

經脉類

經脉之本 三

上古天眞論曰女子二七天癸至任脉通太衝脉盛月事以時下故有子蓋天癸者言後天之陰氣陰氣足而月事通是即所爲月經也正以女體屬陰其氣應月月以三旬而一盈經以三旬而一至月月如期經常不變故謂之月經又謂之月信夫經者常也一有不調則失其常度而諸病見矣然經本陰血何臟無之惟臟腑之血皆歸衝脉而衝爲五臟六腑之血海故經言太衝脉盛則月事以時下此可見衝脉爲月經

之本也然血氣之化由於水穀水穀盛則血氣亦盛水穀衰則血氣亦衰而水穀之海又在陽明考之痿論曰陽明者五臟六腑之海主潤宗筋宗筋主束骨而利機關也衝脈者經脈之海也主滲灌谿谷與陽明合於宗筋陰陽總宗筋之會會於氣街而陽明爲之長是以男精女血皆由前陰而降此可見衝脈之血又總由陽明水穀之所化而陽明胃氣又爲衝脈之本也故月經之本所重在衝脈所重在胃氣所重在心脾生化之源耳其他如七情六淫飲食起居之失宜者無非皆心脾胃氣之賊何者當顧何者當去學者於此當知所從矣

經脈諸臟病因四

女人以血爲主血王則經調而子嗣身體之盛衰無不肇端於此故治婦人之病當以經血爲先而血之所主在古方書皆

言心主血肝藏血脾統血故凡傷心傷脾傷肝者均能為經脉之病又曰腎為陰中之陰腎主閉藏肝為陰中之陽肝主踈泄二藏俱有相火其系上屬於心故心火一動則相火翕然從之多致血不靜而妄行此固一說然相火動而妄行者有之由火之盛也若中氣脫陷及門户不固而妄行者亦有之此由脾腎之虚不得盡言為火也再如氣道逆而不行者有之由肝之滯也若精血敗而不行者亦有之此由真陰之枯竭其證極多不得誤以為滯也是固心脾肝腎四臟之病而獨於肺臟多不言及不知血之行與不行無不由氣如經脉别論曰飲入於胃游溢精氣上輸於脾脾氣散精上歸於肺通調水道下輸膀胱水精四布五經並行合於四時五行陰陽揆度以為常也此言由胃達脾由脾達肺而後傳布諸經故血脫者當益氣血滯者當調氣氣主於肺其義可知是

皆諸經之當辨者如此然其微甚本末則猶有當辨者蓋其病之肇端則或由思慮或由鬱怒或以積勞或以六淫飲食多起於心肺肝脾四臟及其甚也則四臟相移必歸脾腎蓋陽分日虧則飲食日減而脾氣胃氣竭矣陰分日虧則精血日涸而衝任腎氣竭矣故子曰陽邪之至害必歸陰五臟之傷窮必及腎此源流之必然即治療之要着故凡治經脉之病或其未甚則宜解初病而先其所因若其已劇則必計所歸而專當顧本甚至脾腎大傷泉源日涸由色淡而短少由短少而斷絶此其枯竭已甚也昧者無知②由云積血而通之破之禍不旋踵矣

經不調　五

經血爲水穀之精氣和調於五臟灑陳於六腑乃能入於脉也凡其源源而來生化於脾總統於心藏受於肝宣布於肺施

泄於腎以灌溉一身在男子則化而爲精婦人則上爲乳汁下歸血海而爲經脉但使精氣無損情志調和飲食得宜則陽生陰長而百脉充實又何不調之有苟不知慎則七情之傷爲甚而勞倦次之又或爲慾不謹強弱相陵③以致衝任不守者亦復不少此外則外感內傷或醫藥誤謬但傷營氣無不有以致之凡人有衰弱多病不耐寒暑不勝勞役雖先天禀弱者常有之然有以氣血方長而縱情虧損或精血未滿而早爲斲喪致傷生化之源則終身受害此未病之先所當深察而調之者也○若欲調其既病則惟虛實陰陽四者爲要丹溪曰先期而至者血熱也後期而至者血虛也王子亨曰陽太過則先期而至陰不及則後時而來其有乍多乍少斷絶不行崩漏不止皆由陰陽盛衰所致是固不調之大略也然先期而至雖曰有火若虛而挾火則所重在虛當以養

營安血爲主矧亦有無火而先期者則或補中氣或固命門皆不宜過用寒凉也後期而至者本屬血虛然亦有血熱而燥瘀者不得不爲清補有血逆而留滯者不得不爲疏利總之調經之法但欲得其和平在詳察其脉證耳若形氣脉氣俱有餘方可用清用利然虛者極多實者極少故調經之要貴在補脾胃以資血之源養腎氣以安血之室知斯二者則盡善矣若營氣本虛而不知培養則未有不日枯而竭者不可不察也○凡經行之際大忌寒凉等藥飲食亦然

初虞世曰經以月至有常也其來過與不及皆謂之病若榮血虧損不能滋養百骸則髮落面黄羸瘦燥熱燥氣盛則金受邪金受邪則爲欬爲嗽爲肺癰爲肺痿必矣但助胃壯氣則榮血生而經自行若果怒氣逆經閉不行當用行氣破血之劑

褚氏遺書精血篇曰男子精未通而御女以通其精則五體有不滿之處異日有難狀之疾陰已痿而思色以降其精則精不出而內敗小便澁而爲淋精已耗而復竭之則大小便牽痛愈痛則愈便愈便則愈痛女人天癸既至踰十年無男子合則不調未踰十年思男子合亦不調不調則舊血不出新血誤行或漬而入骨或變而爲腫後雖合而難子合多則瀝枯虛人產衆則血枯殺人觀其精血思過半矣

產寶方序論曰婦人以血爲基本苟能謹於調護則血氣宜行其神自淸月水如期血凝成孕若脾胃虛弱不能飲食營衛不足月經不行肌膚黃燥面無光澤寒熱腹痛難於子息或帶下崩漏血不流行則成瘕證

薛立齋曰經云二陽之病發心脾有不得隱曲爲女子不月故心脾平和則百骸五臟皆潤澤而經候如常苟或心脾受傷

則血無所養亦無所統而月經不調矣是故調經者當理心
脾爲主丹溪先生亦曰先期而至者血熱也後期而至者血
虚也竊謂先期而至者有因脾經血燥有因脾經鬱火有因
肝經怒火有因血分有熱有因勞役動火過期而至者有因
脾經血虚有因肝經血虚有因氣虚血弱主治之法脾經血
燥者加味逍遥散脾經鬱滯者歸脾湯肝經怒火者加味小
柴胡湯血分有熱者加味四物湯勞役動火者補中益氣湯
○其過期而至者若脾經血虚宜人參養營湯肝經血少宜
六味地黄丸氣虚血弱宜八珍湯蓋血生於脾故云脾統無
凡血病當用苦甘之劑以助其陽氣而生陰血俱屬不足也
大凡肝脾血燥四物湯爲主肝脾血弱補中益氣湯爲主肝
脾鬱結歸脾湯爲主肝經怒火加味逍遥散爲主
又曰胃者衛之源脾者營之本營出中焦衛出上焦衛不足

盛之必以辛涼不足補之必以甘甘辛相合脾胃健而榮衛生是以氣血俱旺也或因勞心虛火妄動月經錯行宜安心補血瀉火此東垣先生治法也

又曰人之少有老態不耐寒暑不勝勞役四時迭病皆因氣血方長而勞心虧損或精血未滿而早年斲喪故其見證難以名狀若左尺脉虛弱或細數是左腎之眞陰不足也用六味丸右尺脉遲軟或沉細而數欲絶是命門之相火不足也用八味丸至於兩尺微弱是陰陽俱虛用十補丸此皆滋其化源也不可輕用黃栢知母之類設或六淫外侵而見證亦因其氣內虛而外邪湊集耳尤宜用前藥

調經論外備用方

加味八珍湯 婦九四 補虛調經　調衛養營湯 婦九五 退熱調經

金匱膠艾湯 婦九二 勞傷經血不止　良方當歸散 婦九六 妄行不止

四物二連湯婦百十三 血虛內熱　　補肝散婦九二 虛勞不調

益陰腎氣丸補一二五 血虛不調　　丹參散婦九七 調經止血

琥珀散婦百二 逐瘀通經　　白芷散婦一一六 固經

良方黃龍湯婦八五 經後外感　　良方人參湯婦七七 補虛調經

十全大補湯補二十 溫補氣血　　六物煎新因二十 虛補最妙

血熱經早六

凡血熱者多有先期而至然必察其陰氣之虛實若形色多赤或紫而濃或去多其脉洪滑其藏氣飲食喜冷畏熱皆火之類也

治血熱有火者宜清化飲主之若火之甚者如抽薪飲之類亦可暫用但不可以假火作真火以虛火作實火也○大都熱則善流而愆期不止者如續斷地榆丹參茜根梔子之屬皆可用○若微火陰虛而經多早者治宜滋陰清火用保陰

煎之類主之○所謂經早者當以每月大槩論所謂血熱者當以通身藏象論勿以素多不調而偶見先期者爲早勿以脉證無火而單以經早者爲熱○若脉證無火而經早不及期者乃其心脾氣虚不能固攝而然宜大營煎大補元煎或五福飲加杜仲五味子之類主之此輩極多若作火治必誤之矣○若一月二三至或半月或旬日而至者此血氣敗亂之證當因其寒熱而調治之不得以經早者並論

血熱論外方

良方續斷湯 婦二三　　四物二連湯 婦百十三

二黃散 婦二十　　一母丸 婦三七

良方當歸散 婦九六　　延年益嗣丹 婦一三五

奇效四物湯 婦百十一　　子芩散 婦一二二

血熱經遲 七

血熱者經期常早此營血流利及未甚虧者多有之其有陰火内爍血本熱而亦每過期者此水虧血少燥澀而然治宜清火滋陰以加味四物湯加減一陰煎滋陰八味丸之類主之

血寒經遲 八

凡血寒者經必後期而至然血何以寒亦惟陽氣不足則寒從中生而生化失期是即所謂寒也至若陰寒由外而入生冷由内而傷或至血逆或爲疼痛是又寒滯之證非血寒經遲之謂也當詳辨之

凡陽氣不足血寒經遲者色多不鮮或色見沉黑或澁滯而少其脉或微或細或沉遲弦澁其藏氣形氣必惡寒喜煖凡此者皆無火之證治宜溫養血氣以大營煎理陰煎之類加減主之○大約寒則多滯宜加薑桂吳茱萸蓽撥之類甚者須加附子

血寒論外方

五物煎 新因三　　烏雞煎丸 婦一四二

增損四物湯 婦百十　　四神散 婦七五

血虛經亂九

凡女人血虛者，或遲或早，經多不調，此當察臟氣，審陰陽，詳參形證脉色，辨而治之，庶無誤也。蓋血虛之候，或色淡，或澁少，或過期不至，或行後反痛，痛則喜煖喜按，或經後則困憊難支，腰膝如折，或脉息則微弱弦澁，或飲食素少，或形色薄弱。凡經有不調而值此不足之證，皆不可妄行剋削及寒凉等劑，再傷脾腎以伐生氣，則惟有日甚矣。○凡肝脾血虛，微滯微痛者，宜四物湯主之，或加肉桂，或加黃芩④，隨寒熱而用之，自無不可。○三陰虧弱，無熱無寒平臟者，宜小營煎、五福飲、六物煎之類主之，此常人最宜之劑。或八珍湯、十全大補湯之類皆宜擇用○三陰虧弱兼陽虛者宜大營煎理陰煎之類主之○憂思過度心脾受傷者七福飲歸脾湯之類主之○脾土不健飲食減少宜燥宜溫者溫胃飲理中湯之類主之○脾土虛陷不能統攝營氣而爲漏爲頻者宜五福飲歸脾湯壽脾煎秘元煎或四君子加芎歸主之○肝虛不能藏血或多驚惕或多小腹急痛宜三陰煎補肝散之類主之○若陰血虛水不制火而邪火盛者或爲夜熱盜汗或爲煩渴生痰是即勞損之漸速宜調治用一二三四五陰等煎擇宜治之否則恐成血枯也

腎虛經亂十

婦人因情慾房室以致經脉不調者其病皆在腎經此證最多所當辨而治之

凡慾念不遂沉思積鬱心脾氣結致傷衝任之源而腎氣日

消鬱則或早或遲重則漸成枯閉此宜兼治心脾腎以逍遙飲秘元煎之類主之○若或慾火熾盛以致真陰日潰者宜保陰煎滋陰八味丸之類主之○若房室縱肆不慎者必傷衝任之流而腎氣不守治須⑤扃固命門宜固陰煎秘元煎之類主之○若左腎真陰不足而經脈不調者宜左歸飲左歸丸六味地黃丸之類主之○若右腎真⑥陰不足而經有不調者宜右歸飲右歸丸八味地黃丸之類主之○若思鬱不解致病者非得情舒願遂多難取效房室不慎致病者使非勇於節慾亦難全恃藥餌也

經期腹痛十一

經行腹痛證有虛實實者或因寒滯或因血滯或因氣滯或因熱滯虛者有因血虛有因氣虛然實痛者多痛於未行之前經通而痛自減虛痛者於既行之後血去而痛未止或血去

而痛益甚大都可按可揉者爲虛拒按拒揉者爲實有滯無滯於此可察但實中有虛虛中亦有實此當於形氣禀質兼而辨之當以意察言不能悉也

凡婦人經期有氣逆作痛全滯而不虛者須順其氣宜調經飲主之甚者如排氣飲之類亦可用○若血瘀不行全滯無虛者但破其血宜通瘀煎主之○若氣血俱滯者宜失笑散主之○若寒滯於經或因外寒所逆或素日不慎寒涼以致凝結不行則留聚爲痛而無虛者須去其寒宜調經飲加薑桂吳茱萸之類主之或和胃飲亦可酌用○若血熱血燥以致滯澀不行而作痛者宜加味四物湯或用保陰煎去續斷加減主之○以上五證但察其有滯無虛方是真實若或兼虛弗得任行尅伐

凡婦人經行作痛挾虛者多全實者少即如以可按拒按及

經前經後辨虛實固其大法也然有氣血本虛而血未得行者亦每拒按故於經前亦常有此證此以氣虛血滯無力流通而然但察其形證脈息凡涉虛弱不足而經滯作痛者惟用決津煎五物煎加減主之其效如神或用四神散之類亦可○若痛在經後者多由血虛當用大小營煎隨宜加減治之或四物八珍俱可用然必察其寒熱虛實以為佐使自無不效其有餘滯未行者惟決津煎為妙○凡婦人但遇經期則必作痛或食則嘔吐肢體困倦或兼寒熱者是必素稟氣血不足止宜八珍湯大營煎之類若虛而寒甚者宜理陰煎漸加培補久必自愈有因帶濁多而虛痛者亦宜大小營煎隨其寒熱加佐使主之

立齋曰前證若風寒傷脾者六君加炮薑思慮傷血者四物加參朮思慮傷氣者歸脾加柴梔鬱怒傷血者歸脾逍遙兼服

經痛論外方

溫經湯 婦百三 寒痛　交加散 婦百 結聚作痛

醋附丸 婦百七 行滯止痛　牛膝散 婦九九 通經止痛

蒲黃散 婦百一 逐瘀止痛　當歸沒藥丸 婦百六 血瘀作痛

玄胡當歸散 婦九八 血逆作痛　琥珀丸 婦一三四

崩淋經漏不止 十二

崩漏不止經亂之甚者也蓋亂則或前或後漏則不時妄行由漏而淋由淋而崩總因血病而但以其微甚耳陰陽別論曰陰虛陽搏謂之崩百病始生篇曰陽絡傷則血外溢陰絡傷則血內溢故凡陽搏必屬陰虛絡傷必致血溢知斯二者而崩淋之義及治療之法思過半矣惟是陰虛之說則但傷營氣無非陰虛而五臟之陰皆能受病故神傷則血無所主病在心也氣傷則血無所從病在肺也意傷則不能統血攝血

病在脾也魂傷則不能畜血藏血病在肝也志傷則不能固閉真陰病在腎也所以五臟皆有陰虛五臟皆有陽搏故病陰虛者單以臟氣受傷血因之而失守也病陽搏者兼以火居陰分血得熱而妄行也凡治此之法宜審臟氣宜察陰陽無火者求其臟而培之補之有火者察其經而清之養之此不易之良法也然有火者不得不清但元氣既虛極多假熱設或不明真假而誤用寒凉必復傷脾胃生氣日見殆矣先賢有云凡下血證須用四君子輩以收功又云若大吐血後毋以脈診當急用獨參湯救之厥旨深矣故凡見血脫等證必當用甘藥先補脾胃以益發生之氣蓋甘能生血甘能養營但使脾胃氣强則陽生陰長而血自歸經矣故曰脾統血

一治崩淋經漏之法○若陰虛血熱妄行者宜保陰煎加減一陰煎○若火盛迫血妄行而無虛證者宜徒薪飲黃芩散加

續斷丹參○若血熱兼滑者宜保陰煎槐榆散生地黃湯○若肝經怒火動血者加味四物湯○若肝經怒火動血逆氣未散者化肝煎或保陰煎加減主之○若血有滯逆而妄行者四物湯丹參散○若營氣不足血不能調而妄行者五福飲四物湯四君子湯八珍湯擇宜用之○若脾氣虛陷不能收攝而脫血者壽脾煎歸脾湯四君子加芎歸再甚者舉元煎○若脾腎虛寒兼嘔兼溏泄而畏寒者理陰煎五君子煎理中湯○若陽氣大虛脫陷者四維散○若脾腎陰氣不固者固陰煎五陰煎秘元煎○若肝膽氣虛不能藏血者必多驚恐畏怯宜五福飲七福飲八珍湯兼陽虛者仍加薑桂○若去血過多血脫氣竭者當速用獨參湯提握其氣以防脫絕或用當歸補血湯○若崩淋既久血滑不禁宜澀宜固者龍骨散如聖散七灰散之類同人參兼用之○凡血淋治法

大約如前但其臟臭脉滑者多火宜從清涼若腥臭清寒脉細者多寒必須溫補其或久病則精去無窮尾閭易竭非大加培補不可惟固陰煎及十全大補湯之類爲宜

一崩淋之病有暴崩者有久崩者暴崩者其來驟其治亦易久崩者其患深其治亦難且凡血因崩去勢必漸少少而不止病則爲淋此等證候未有不由憂思鬱怒先損脾胃次及衝任而然者崩淋既久眞陰日虧多致寒熱欬嗽脉見弦數或豁大等證此乃元氣虧損陰虛假熱之脉尤當用參地歸朮甘溫之屬以峻培本源庶可望生但得胃氣未敗受補可救若不能受補而日事清涼以苟延目前則終非吉兆也

一崩淋病治有五臟之分然有可分者有不可分者可分者如心肺居於膈上二陽臟也肝脾腎居於膈下三陰臟也治陽者宜治其氣治陰者宜治其精此可分之謂也然五臟相移

精氣相錯此又其不可分者也即知病本於心君火受傷必移困於脾土故治脾即所以治心也病本於肺治節失職必殘及於腎水故治腎即所以治肺也脾爲中州之官水穀所司餉道不資必五路俱病不究其母則必非治脾良策肝爲將軍之官鬱怒是病勝則伐脾敗則自困不知強弱則攻補不無倒施不獨此也且五臟五氣無不相涉故五臟中皆有神氣皆有肺氣皆有胃氣皆有肝氣皆有腎氣而其中之或此或彼爲利爲害各有互相倚伏之妙故必悟臟氣之大本其強弱何在死生之大權其緩急何在精氣之大要其消長何在攻補之大法其先後何在斯足稱慧然之明哲若謂心以棗仁遠志肺以桔梗麥冬脾以白术甘草肝以青皮芍藥腎以獨活玄參之類是不過膚毛之見又安知性命之道也諸證皆然不止崩淋者若此

一婦人於四旬外經期將斷之年，多有漸見阻隔經期不至者。當此之際，最宜防察。若果氣血和平，素無他疾，此固漸止而然，無足慮也。若素多憂鬱不調之患，而見此過期阻隔，便有崩決之兆。若隔之淺者，其崩尚輕；隔之久者，其崩必甚。此因隔而崩者也。當預服四物、八珍之類以調之，否則恐其鬱久而決，則爲患滋大也。○若其既崩之後，則當辨其有火無火。有火者因火逼血，宜保陰煎主之；無火者因隔而決，或其有滯，當去其故而養其新，宜調經飲先以理之，然後各因其宜，可養則養，用小營煎；可固則固，用固陰煎之類主之。

王叔和曰：五崩何等？曰：白崩者形如涕，赤崩者形如絳津，黄崩者形如爛瓜，青崩者形如藍色，黑崩者形如衃血也。

立齋曰：前證治法⑦，因脾胃虧損不能攝血歸源者，用六君加芎歸柴胡。○若因肝經之火而血下行，用奇效四物湯或四物加柴梔苓术○若肝經風熱而血妄行用加味逍遥散或小柴胡加梔芎丹皮○若怒動肝火而血沸騰亦用前藥○若脾經鬱結而血不歸經用歸脾加柴梔丹皮○若悲傷胞絡而血下崩用四君加柴梔升麻

附按　大尹王天成之内久患崩自服四物凉血之劑或作或徹因怒發熱其血不止服前藥不應乃主降火更加脇腹大痛手足俱冷余曰此脾胃虚寒所致先用附子理中湯熱退痛止又用濟生歸脾湯補中益氣湯崩血頓愈若泥痛無補法則誤矣

血崩簡易方

一方　治風熱血崩用荆芥穗燈火燒焦爲末每服一二錢童便調服

一方　治血崩用陳槐花一兩百草霜半兩爲末每服一二

錢燒紅秤錘焠酒服

崩漏論外方

增損四物湯 婦百十 虛不固攝　一味防風散 婦百十五 肝經風熱血崩

防風黄芩湯 婦一二三 風熱血崩　柏葉散 婦一二二 虛弱久崩

棕灰散 和二一五 固澁崩漏　龍腦雞蘇丸 和三七二 虛火崩淋下血

殺血心痛 十三

陳臨川良方云婦人血崩而心痛甚名曰殺血心痛由心脾血虛也若小產去血過多而心痛甚者亦然用烏賊魚骨炒爲末醋湯調下失笑散亦效

立齋曰前證若陰血耗散用烏賊丸收歛之若瘀血不散用失笑散行散之若心血虛弱用芎歸湯補養之若鬱結傷血用歸脾湯調補之

附按　一婦人血崩兼心痛三年矣諸藥不應每痛甚虛證

悉具面色痿黃余曰心主血蓋由去血過多心無所養以致作痛宜用十全大補湯參朮倍之三十餘劑稍愈百餘劑全愈

愚謂殺血心痛既由血去過多而心痛甚明屬心無所養但當專用甘溫以養營氣如十全大補湯大營煎小營煎五福飲之類爲宜若失笑散者惟氣滯血逆而用以行之散之則可必不可以治血虛也再如烏賊丸乃內經腹中論用治血枯者亦恐於血虛心痛未必即效用者審之

熱入血室　十四

婦人傷寒或勞役或怒氣發熱適遇經行以致熱入血室或血不止或血不行令人晝則明了安靜夜則譫語如見鬼狀者是也○若熱因外邪由表而入者宜一柴胡飲或三柴胡飲或四柴胡飲或良方黃龍湯加生地酌而用之○若或怒或

勞火由內生，其人多汗而無表證者，宜保陰煎、清化飲、當歸六黃湯之類加減主之。○若病雖漸愈，但元氣素弱而熱有未退，血未止者，宜補陰益氣煎，或補中益氣湯。○若脾氣素弱，宜歸脾湯；血氣俱弱者，宜十全大補湯，庶無誤矣。○若血熱多滯者，宜小柴胡湯加丹皮、紅花、當歸。

辨血色　十五

凡血色有辨，固可以察虛實，亦可以察寒熱。若血濃而多者，血之盛也；色淡而少者，血之衰也，此固人聚之易知者也。至於紫黑之辨，其證有如冰炭，而人多不解，誤亦甚矣。蓋紫與黑相近，今人但見紫色之血，不分虛實，便謂內熱之甚，不知紫赤鮮紅，濃而成片成條者，是皆新血妄行，多由內熱；紫而兼黑，或散或薄，沉黑色敗者，多以真氣內損，必屬虛寒。由此而甚，則或如屋漏水，或如腐敗之宿血，是皆紫黑之變象也。此肝脾大損陽氣大陷之證當速用甘溫如理陰煎理中湯歸脾湯四味回陽飲補中益氣湯之類單救脾土則陷者舉脫者固元氣漸復病無不愈若盡以紫色作熱證則無不隨藥而斃矣凡腸澼便血之屬無不皆然學者於此最有不可忽者

血枯經閉　十六

評熱病論曰月事不來者胞脉閉也胞脉者屬心而絡於胞中今氣上迫肺心氣不得下通故月事不來也

陰陽別論曰二陽之病發心脾有不得隱曲女子不月其傳爲風消其傳爲風息奔者死不治

邪氣臟腑病形篇曰腎脉微濇爲不月

血枯之與血隔本自不同蓋隔者阻隔也枯者枯竭也阻隔者因邪氣之隔滯血有所逆也枯竭者因衝任之虧敗源斷其

流也凡婦女病損至旬月半載之後則未有不閉經者正因陰竭所以血枯枯之爲義無血而然故或以羸弱或以困倦或以欬嗽或以夜熱或以食飲減少或以亡血失血及一切無脹無痛無阻無隔而經有久不至者即無非血枯經閉之候欲其不枯無如養營欲以通之無如充之但使雪消則春水自來血盈則經脉自至源泉混混又孰有能阻之者奈何今之爲治者不論有滯無滯多兼開導之藥其有甚者則專以桃仁紅花之類通利爲事豈知血滯者可通血枯者不可通也血既枯矣而復通之則枯者愈枯其與榨乾汁者何異爲不知枯字之義耳爲害不小無或蹈此弊也此之治法當與前血虚腎虚二條參而用之

寇宗奭曰夫人之生以血氣爲本人之病未有不先傷其血氣者若室女童男積想在心思慮過多多致勞損男子則神色

消散女子則月水先閉蓋憂愁思慮則傷心而血逆氣竭神色先散月水先閉且心病則不能養脾故不嗜食脾虚則金虧故發嗽腎水絶則木氣不榮而四肢乾痿故多怒鬢髮焦筋骨痿若五臟傳徧則必至於死此一種於勞中最難治蓋病起於五臟之中無有已期藥力不可及也若或自能改易心志然後用藥扶接如此則可得九死一生舉此爲例其餘諸方可按脉與證而治之

張氏云室女月水久不行切不可用青蒿等凉藥醫家多以爲室女血熱故以凉藥解之殊不知血得熱則行冷則凝養生必用方言之甚詳此說大有理不可不知若經候微少漸漸不通手足骨肉煩疼日漸羸瘦漸生潮熱其脉微數此由陰虚血弱陽往乘之少水不能滅盛火火逼水涸耗亡津液治當養血益陰愼毋以燥藥通之宜用柏子仁丸澤蘭湯

立斋曰：夫经水，阴血也，属冲任二脉，主上为乳汁，下为月水。其为患，有因脾胃虚不能生血而不行者，调而补之；有因脾郁伤血耗损而不行者，解而补之；有因胃火血消烁而不行者，清而补之；有因劳伤心血少而不行者，静而补之；有因怒伤肝血少而不行者，和而补之；有因肾水亏不能生肝血而闭者，补脾肺；有因肺气虚不能行血而闭者，补脾胃。经曰：损其肺者益其气，损其心者调其荣卫，损其脾者调其饮食、适其寒温，损其肝者缓其中，损其肾者益其精，审而治之，庶无误矣。○五谷入胃，化以为血，以荣四末，内养五脏六腑。若服苦寒之剂，复伤胃气，必致不起。

经闭论外方

通经散　攻四五

经脉类论列总方　十七

四君子湯 補一
五君子煎 新熱六
六君子湯 補五
四物湯 補八
八珍湯 補十九
十全大補湯 補二十
歸脾湯 補三二
小營煎 新補十五
加味四物湯 補九
壽脾煎 新熱十六
大營煎 新補十四
補中益氣湯 補三一
理陰煎 新熱三
理中湯 熱一
附子理中湯 熱二
保陰煎 新寒一
五福飲 新補六
補陰益氣煎 新補十六
五物煎 新因三
七福飲 新補七
人參養營湯 補二一
六物煎 新因二十
五陰等煎新補八起至三十止
加減一陰煎 新補九
舉元煎 新補十七
秘元煎 新固一

四味回陽飲 新熱一
固陰煎 新固二
逍遥散 補九三
加味逍遥散 補九四
左歸飲 新補二
右歸飲 新補三
當歸補血湯 補四五
左歸丸 新補四
右歸丸 新補五
當歸六黄湯 寒六五
六味丸 補一二一
八味丸 補一二二
滋陰八味丸 新寒十七
獨參湯 補三六
十補丸 熱一七四
奇效四物湯 婦百十一
温胃飲 新熱五
和胃飲 新和五
狼黄龍湯 婦八五
一柴胡飲 新散一
三柴胡飲 新散三
加味小柴胡湯 散二十
四柴胡飲 新散四
小柴胡湯 散十九
生地黄湯 固五七
補肝散 婦九二

化肝煎 新寒十　調經飲 新因四
决津煎 新因二　通瘀煎 新因五
丹參散 婦九七　芎歸湯 婦四一
如聖散 婦百十七　失笑散 婦百四
四維散 新熱十二　四神散 婦七五
排氣飲 新和六　抽薪飲 新寒三
徙薪飲 新寒四　清化飲 新因十三
黄芩散 婦一二三　槐榆散 婦百十八
龍骨散 婦百十六　七灰散 婦百十九 附綿花子方
烏賊丸 婦百九　栢子仁丸 婦百八
澤蘭湯 婦百五

胎孕類

胎脉　十八

平人氣象論曰：婦人手少陰動甚者，任子也。○陰陽別論曰：陰搏陽別，謂之有子。○腹中論曰：何以知懷子之且生也？曰：身有病而無邪脉也。○脉經曰：尺中之脉，按之不絕，法妊娠也。○滑伯仁曰：三部脉浮沉正等，無他病而不月者，妊也。

凡婦人懷孕者，其血留氣聚，胞宮内實，故脉必滑數倍常，此當然也。然有中年受胎，及血氣羸弱之婦，則脉見細小不數者亦有之，但於微弱之中，亦必有隱隱滑動之象，此正陰搏陽別之謂，是即妊娠之脉有可辨也。○又胎孕之脉數，勞損之脉亦數，大有相似。然損脉之數，多兼弦澁；胎孕之數，必兼和滑。此當於幾微中辨其邪氣、胃氣之異，而再審以證，自有顯然可見者。

凡辨男女之法，自古及今，無不以陰陽二字爲綱領，然言多矛盾悉屬疑似兹余以坎離之象定之庶得其要蓋坎爲天一之卦坎中滿陽在內也離爲地二之卦離中虚陰在內也得坎象者爲男得離象者爲女所以男脉多沉實沉實者中滿之象女脉多浮虚浮虚者中虚之象無論人之老少强弱脉之部位大小但因象察象無不如響之應然尤於兩尺爲最也足稱捷法

脉訣云欲産之婦脉離經沉細而滑也同名夜半覺痛應分旦來日日午定知生○盾疑謂離經之脉卽歇至者是也

啓蒙曰欲産之婦脉離經離經之脉認分明其來小大不調匀或如雀啄屋漏應腰疼腹痛眼生花産在須臾却非病

胎候十九

巫方氏顱顖經云一月爲胞胎精血凝也二月爲胎形始成胚也三月陽神爲三魂四月陰靈爲七魄五月五形分五臟也

六月六律定六腑也七月睛開竅通光明也八月元神具降真靈也九月宮室羅布以定生人也十月受氣足萬象成也

五臟論有耆婆論曰一月如珠露二月如桃花三月男女分四月形象具五月筋骨成六月毛髮生七月遊其魂男能動左手八月遊其魄兒能動右手九月三轉身十月受氣足

孫真人曰凡兒在胎一月胚二月胎三月有血脈四月形體成五月能動六月諸骨具七月毛髮生八月臟腑具九月穀入胃十月百神備則生矣○生後六十日瞳子成能咳笑應和人百五十日任脈成能自反覆百八十日髖骨成能獨坐二百一十日掌骨成能扶伏三百日臏骨成能行也若不能依期者必有不平之處

巢氏病源論曰妊娠一月名胎胚足厥陰脈養之二月名始膏足少陽脈養之三月名始胎手心主脈養之當此之時血不

流行形象始化未有定儀因感而變欲子端正莊嚴常口談正言身行正事欲子美好宜佩白玉欲子賢能宜看詩書是謂外象而內感者也四月始成其血脈手少陽脈養之五月始成其氣足太陰脈養之六月始成其筋足陽明脈養之七月始成其骨手太陰脈養之八月始成膚革手陽明脈養之九月始成毛髮足少陰脈養之十月五臟六腑關節人神皆備此其大畧也

陳臨川曰嘗試推巢氏所論云妊娠脈養之理若足厥陰肝脈也足少陽胆脈也爲一臟一腑表裡之經餘皆如此且四時之令必始於春木故十二經之養始於肝胆所以養胎在一月二月手心主心胞絡脈也手少陽三焦脈也屬火而夏旺所以養胎在三月四月手少陰手太陽乃心脈也以君主之官無爲而尊也足太陰脾脈也足陽明胃脈也屬土而旺長

夏所以養胎在五月六月手太陰肺脉也手陽明大腸脉也屬金而旺秋所以養胎在七月八月足少陰腎脉也屬水而旺冬所以養胎在九月又况母之腎藏繫於胎是母之真氣子之所賴也至十月兒於母復之中受足諸臟氣脉所養然後待時而生此論誠有至理世更有明之者亦未有過於巢氏之論矣余因述其説

一胎有男女之辨易曰乾道成男坤道成女顱顖經曰三陽所會則生男三陰所會則生女葛仙翁曰男從父氣女從母氣聖濟經曰天之德地之氣陰陽之至和流薄於一體因氣而左動則屬陽陽資之則成男因氣而右動則屬陰陰資之則成女是以胎有男女則成有遲速體有陰陽則懷有向背故男動在三月陽性早也女動在五月陰性遲也女胎背母而懷故母之腹軟男胎面母而懷故母之腹鞕此皆得理之談

所當察也至若褚氏以精血之先後言男女道藏經以一日三日五日得者爲男等說總屬億度渺茫非有確見也余不敢遵信故别有微論列子嗣類

安胎二十

凡妊娠胎氣不安者證本非一治亦不同蓋胎氣不安必有所因或虚或實或寒或熱皆能爲胎氣之病去其所病便是安胎之法故安胎之方不可執亦不可泥其月數但當隨證隨經因其病而藥之乃爲至善若謂白术黄芩乃安胎之聖藥執而用之鮮不誤矣

胎氣有寒而不安者其證或吞酸吐酸或嘔惡脹滿或喜熱畏凉或下寒泄瀉或脉多沉細或絶無火證而胎有不安者皆屬陽虚寒證但温其中而胎自安矣宜用温胃飲理陰煎之類加減主之亦當以平素之臟氣察其何如酌而用之

一胎氣有熱而不安者其證必多煩熱或渴或躁或上下不清或漏血溺赤或六脉滑數等證宜涼胎飲保陰煎之類主之〇若但熱無虛者如枳殼湯母丸黃芩散之類皆可擇用清其火而胎自安矣

一胎氣有虛而不安者最費調停然有先天虛者有後天虛者胎元攸係盡在於此先天虛者由於稟賦當隨其陰陽之偏漸加培補萬毋欲速以期保全後天虛者由於人事凡色慾勞倦飲食七情之類皆能傷及胎氣治此者當察其所致之由因病而調仍加戒慎可也然總之不離於血氣之虛皆當以胎元飲為主〇若心脾氣虛於上者宜逍遙飲歸脾湯壽脾煎之類主之〇若肝腎不足於下者宜左歸飲右歸飲固陰煎主之〇若氣血俱虛者宜五福飲八珍湯十全大補湯之類主之〇若脾腎氣虛而兼帶濁者宜秘元煎菟絲煎之類主之〇若多嘔惡者當隨前證前方各加二陳湯之類以

和之○凡治虚證貴在隨機應變誠有不可以鑿執言者
一胎氣有實滯氣滯凡爲惡阻爲脹滿而不安者惟其素本不
虚而或多鬱滯者乃有之但察其所由而開之導之諸治實
者固無難也○嘔吐不止者二陳湯加枳殼砂仁主之或用
人參橘皮湯亦妙○食滯脹滿不安者小和中飲加減主之
○肝氣滯逆脹滿不安者解肝煎主之○怒動肝氣兼火者
化肝煎主之○脾肺氣滯上攻作痛者紫蘇飲主之○氣滯
兼痰者四七湯二陳湯加當歸主之○氣滯兼火爲脹爲煩
者枳殼湯束胎丸之類主之
一王節齋曰調理妊婦在於清熱養血白朮補脾爲安胎君藥
條實黄芩爲安胎聖藥清熱故也暑月宜加用之此一說者
雖若有理而實有大病不可不辨也夫孕之胎氣必隨母之
藏氣大都陰虚者多熱氣陽虚者多寒氣寒之則寒熱之則

熱者是爲平氣今以十八言之則寒者居其三熱者居其三平者居其四此大較也若謂受胎之後必增內熱自與常人不同則何以治惡阻者必用二陳六君生薑半夏之屬而後效其果增熱否乎故治熱宜黃芩寒則不宜也非惟寒者不宜即平氣者亦不宜蓋凡今之胎婦氣實者少氣虛者多氣虛則陽虛而再用黃芩有即受其損而病者有用時雖或未覺而陰損胎元暗殘母氣以致產婦羸困或兒多脾病者多由乎此奈今人不能察理但以聖藥二字認爲胎家必用之藥無論人之陰陽強弱凡屬安胎無不用之其害蓋不少矣至若白朮雖善安胎然或用不得善則其性燥而氣閉故凡陰虛者非可獨用氣滯者亦當權宜是以用藥之難當如盤珠有不可膠柱而鼓瑟也

立齋曰妊娠若元氣不實發熱倦怠或胎氣不安用當歸散因

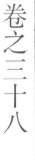

氣滯加枳殼胸膈痞悶再加蘇梗或作痛加柴胡○若飲食不甘或欲嘔吐用六君加紫蘇枳殼○若惡阻嘔逆頭眩體倦用參橘散未應用六君子湯○若惡阻嘔吐不食煩悶亦用參橘散之類○若頓仆胎動腹痛下血用膠艾湯未應用八珍加膠艾○若頓仆毒藥腰痛短氣用阿膠散未應煎送知母丸○若頓仆胎傷下血復痛用佛手散未應用八珍送知母丸○若心驚胆怯煩悶不安名子煩用竹葉湯未應血虛佐以四物氣虛佐以四君○若下血不止名胎漏血虛用二黃散血去多用八珍湯未應用補中益氣湯○若因事而動下血用枳殼湯加生熟地黃未應或作痛更加當歸血不止八珍加膠艾○若不時作痛或小腹重墜名胎痛用地黃當歸湯未應加參朮陳皮或因脾氣虛用四君加歸地中氣虛用補中益氣湯○若面目虛浮肢體如水氣名子腫用全

生白朮散未應用六君子湯下部腫甚用補中益氣倍加茯苓○或因飲食失宜嘔吐泄瀉此是脾胃虧損用六君子湯○若足指發腫漸至腿膝喘悶不安或足指縫出水名水氣用天仙藤散脾胃虛弱兼以四君子未應用補中益氣兼以逍遙散○若胎氣上攻心腹脹滿作痛名子懸用紫蘇飲飲食不甘兼四君子內熱晡熱兼逍遙散○若小便澁少或成淋瀝名子淋用安營散不應兼八珍湯腿足轉筋而小便不利急用八味丸緩則不救○若項強筋攣語澁痰盛名子癇用羚羊角散○或飲食停滯腹脹嘔吐此是脾胃虛弱而不能消化用六君子湯不應用⑧平胃散加參苓○或胎作脹或腹作痛此是脾胃氣虛不能承載用安胎飲加升麻白朮不應用補中益氣湯○或臍腹作脹或小便淋閉此是脾胃氣虛胎壓尿胞用四物加二陳參朮空心服後探吐藥出氣定

又服又吐數次必安○或因勞役所傷或食煎炒小便帶血此是血得熱而流於胞中宜清膀胱用逍遥散○或遺尿不禁或爲頻數此是肝火血熱用加味逍遥散○若胸滿腹脹小便不通遍身浮腫名胎水不利用鯉魚湯脾胃虚佐以四君子○病名同而形證異形證異而病名同聊見本方凡用見證之藥不應當分月經治之

徐東臯曰胎有不安而腰疼腹痛甚則至於下墜者未必不由氣血虚無所營養而使之然也夫胎之在腹如果之在枝枝枯則菓落固理之自然婦人性偏恣慾火動於中亦能致胎不安而有墮者大抵不外乎屬虚屬火二者之間清熱養血之治盡之矣此外有二因動胎者又不可不知也有因母病動胎者但療母病則胎自穩有因觸傷動胎者當以安胎藥二三劑而胎自安

安胎論外方

茯苓丸 婦三九 溫胃安胎
黃芪湯 婦九 氣虛胎動
七味阿膠散 婦八 胎動腹痛
太山磐石散 婦二
千金保孕丸 婦三六
良方白朮散 婦十一 胎熱
三味白朮湯 婦十二 胎熱心痛
益母地黃湯 婦十七 跌墜腹痛
鈎藤散 婦十 胎動腹痛
醋附丸 婦百七 胎滯不安
獨聖散 婦十八 順氣安胎
探胎飲 婦十五
腎著湯 熱百三十 妊娠腳腫
當歸黃芪湯 婦九八 妊娠不利
滑胎枳殼散 婦十四 瘦胎

惡阻 二十一

妊娠之婦每多惡心嘔吐脹滿不食巢氏病源謂之惡阻此證惟胃氣弱而兼滯者多有之或嗜酸擇食或肢體困倦或煩悶脹滿皆其候也然亦有虛實不同所當辨而治之

凡惡阻多由胃虛氣滯然亦有素本不虛而忽受胎妊則衝任上壅氣不下行故為嘔逆等證及三月餘而嘔吐漸止者何也蓋胎元漸大則臟氣僅供胎氣故無暇上逆矣凡治此者宜以半夏茯苓湯人參橘皮湯之類隨宜調理使之漸安必俟及期方得帖然也○若中脘多痰者用二陳湯加枳殼或用半夏茯苓湯○若飲食停滯作脹者宜小和中飲加減主之○若氣逆作脹者宜半夏茯苓湯加枳殼蘇梗香附○若脾胃氣虛者宜五味異功散六君子湯人參橘皮湯之類主之○若胃虛兼寒多嘔者宜六味異功煎溫胃飲之類主之○若肝腎陽虛作嘔者宜理陰煎主之

立齋曰半夏乃健脾氣化痰滯之主藥也脾胃虛弱而嘔吐或痰涎壅滯飲食少思胎不安必用茯苓半夏湯倍加白朮以半夏白朮茯苓陳皮砂仁善能安胎氣健脾胃予常用驗矣

惡阻論外方

四味白术散 婦十三 胃虛吐水　茯苓丸 婦三九 養胃溫胃痞悶惡食

竹茹湯 婦三三 清痰止嘔　烏附湯 婦三五 和氣養胃

胎氣上逼 二十二

妊娠將理失宜或七情鬱怒以致氣逆多有上逼之證○若氣逆氣實而脹逼者宜解肝煎○若胃寒氣實而逼者宜和胃飲○若胃火兼滯者宜枳殼湯○若脾虛兼滯者宜紫蘇飲○如脾虛而氣不行者宜四君子湯甚者八珍湯○若脾氣虛而兼寒者宜五君子煎○若脾腎虛寒不行者宜理陰煎○若脾腎氣虛兼火者宜逍遙散或加黃芩枳殼砂仁○若胎死腹中冷氣上逼嘔惡面青者治如後胎動欲墮條

一方

治胎氣上逼熱痛下血或煩悶困篤用葱二十莖水濃煮飲之胎未死即安胎已死即下未效再服若胎動煩躁唇

口青黑手足厥冷須用當歸湯

胎漏 二三

妊婦經血不固者謂之胎漏而胎漏之由有因胎氣者有因病氣者而胎氣之由亦有二焉余嘗診一婦人脉見滑數而別無風熱等病問其經脉則如常不斷而但較前略少耳余曰此必受妊者也因胎小血盛有餘而然後於三月之外經脉方止果産一男故胎妊之婦多有此類今常見懷胎七八個月而生子者人但以血止爲度謂之不足月然其受胎於未止之前至此而足而實人所不知也第此等胎氣亦有陰陽盛衰之辨如母氣壯盛蔭胎有餘而血之溢者其血雖漏而生子仍不弱此陰之强也不必治之若父氣薄弱胎有不能全受而血之漏者乃以精血俱虧而生子必萎小此陽之衰也而亦人所不知也凡此皆先天之由若無可以爲力者然

栽培根本豈果無斡旋之道乎第見有於無之目及轉謀於弱之手爲不易得是烏可以尋常語也至若因病而漏者亦不過因病治之而已耳

妊娠血熱而漏者保陰煎清化飲擇而用之○怒動肝火漏血者保陰煎甚者化肝煎主之○脾虛不能攝血者壽脾煎四君子之類主之○脾虛血熱氣滯者四聖散主之○脾腎兼虛者五陰煎主之○三焦氣血俱虛者五福飲七福飲之類主之○勞倦傷而動血者壽脾煎歸脾湯主之○偶因傷觸動血者五福飲安胎散主之○衝任氣虛不能約制血滑易動者固陰煎秘元煎主之

立齋曰前證若因氣熱用防風黄芩丸○若因血熱用加味逍遥散○若因血虛用二黄散○若因血去太多用八珍湯未應補中益氣湯○若因肝火用柴胡清肝散○若因脾火用

加味歸脾湯○若因事下血作痛用入珍湯加阿膠熟艾○若因脾胃虛弱用補中益氣湯加五味子○若因脾胃虛陷用前湯倍用升麻柴胡○若晡熱內熱宜用逍遙散

胎漏論外方

安胎寄生湯婦十九 下血腰痛　當歸芍藥湯婦十六 血痛去血

妊娠卒然下血二四

妊娠忽然下血其證有四或因火熱迫血則妄行或因鬱怒氣逆則動血或因損觸胎氣胞宮受傷而下血或因脾腎氣陷命門不固而脫血凡此皆動血之最者也不速爲調理則必致墮胎矣然治此者必先察其血去之多少及於血去之後尤當察其邪之微甚如火猶未清仍當清火氣猶未順仍當順氣若因邪而動血血去而營虛則速當專顧元氣以防脫陷此中或當治標或當救本或當兼標本而調理之倘不知

先後緩急將恐治標未已而救本無暇也當詳察之

若火盛迫血妄行者當察其火之微甚火之微者凉胎飲稍甚者徙薪飲再甚者保陰煎子芩散○若肝經有風熱而血下者宜防風黄芩丸○若怒氣傷肝氣逆血動而暴至者宜保陰煎若氣有不順而脹滿者四七湯二陳湯或加芎歸之類若兼肝火者宜化肝煎○若觸損胎氣胞宫受傷而血下者宜安胎散膠艾湯去血多者倍加人參○若從高墮下傷動胎氣而下血者宜益母地黄湯安胎散若因驚氣虚而陷者仍加人參○若脾胃素弱或偶因傷脾下血者宜壽脾煎歸脾湯或中氣下陷者補中益氣湯○若血虚微熱漏血尿血者續斷湯○以上諸動血證若去血未多血無所積胎未至傷而不止者宜凉則凉宜補則補惟以安之固之爲主治

若血已離位蓄積胞宫爲脹爲痛而餘血未出者欲與留之

有不可得欲去其血而不傷營氣則惟四物湯大加當歸爲最宜也若察其胎氣已動勢有難留則五物煎決津煎皆切要之藥

一方　治頓仆胎動用川芎末二錢酒下二三服胎生卽安胎死卽下

又方　治同前用砂仁和皮炒爲末每服二錢米飲下腹熱卽安

胎動欲墮二五

妊娠胎氣傷動者凡跌撲怒氣虛弱勞倦藥食誤犯房室不愼皆能致之若因母病而胎動但治其母若因胎動而母病但安其胎輕者轉動不安或微見血察其不甚速宜安之用前安胎及卒然下血等法○若腹痛血多腰痠下墜勢有難留者無如決津煎五物煎助其血而落之最爲妥當○若其勢

甚而舌青面赤脹滿嘔惡或冷氣上逼者兒已死矣若面青吐沫舌赤是母死也若面舌唇吻俱青口中沫出是母子俱死也○若胎已死當速去其胎以救其母氣血虛者惟用决津煎最妙如不應而脹痛上逼勢不容緩者急用平胃散一兩酒水各半煎投朴硝五錢熱服之或用朴硝一兩以童便調服則逐而下矣下後隨證調補之如無脹急則但用决津煎加朴硝則死胎自下

一凡氣血衰弱無以滋養其胎或母有弱病度其終不能成者莫若下之以免他患宜桂心散或用下胎小品方

數墮胎 二六

夫胎以陽生陰長氣行血隨營衛調和則及期而產若或滋養之機少有間斷則源流不繼而胎不固矣譬之種植者津液一有不到則枝枯而果落藤萎而花墜故五常政大論曰根

於中者命曰神機神去則機息根於外者命曰氣立氣止則化絶正此謂也凡妊娠之數見墮胎者必以氣脉虧損而然而虧損之由有禀質之素弱者有年力之衰殘者有憂怒勞苦而困其精力者有色慾不慎而盜損其生氣者此外如跌撲飲食之類皆能傷其氣脉氣脉有傷而胎可無恙者非先天之最完固者不能而常人則未之有也且胎孕十月經養各有所主所以屢見小産墮胎者多在三個月及五月七月之間而下次之墮必如期復然正以先次傷此一經而再值此經則遇闕不能過矣况婦人腎以繫胞而腰爲腎之府故胎妊之婦最虚腰痛痛甚則墜不可不防故凡畏墮胎者必當察此所傷之由而切爲戒慎凡治墮胎者必當察此養胎之源而預培其損保胎之法無出於此若待臨期恐無及也

凡胎孕不固無非氣血損傷之病盖氣虚則提攝不固血虚

則藿溉不周所以多致小產故善保胎者必當專顧血虛宜以胎元飲爲主而加減用之其次則芎歸湯再次則泰山磐石散或千金保孕丸皆有奪造化之功所當酌用者也○又凡胎熱者血易動血動者胎不安故墮於内熱而虛者亦常有之若脾氣虛而血熱者宜四聖散○肝腎虛而血熱者宜凉胎飲○肝脾虛而血熱者宜固胎煎○又立齋法治血虛血熱數墮胎者於調補之外時值初夏教以濃煎白术湯下黄芩末二錢與數十貼得保而生亦可法也○此外凡有他證而胎不安者當於安胎條中酌而治之

胎不長 二七

妊娠胎氣本乎血氣胎不長者亦惟血氣之不足耳故於受胎之後而漏血不止者有之血不歸胎也婦人中年血氣衰敗者有之泉源日涸也婦人多脾胃病者有之倉廩薄則化源

景岳全書 卷之三十八

虧而衝任竭也婦人多鬱怒者有之肝氣逆則血有不調而胎失所養也或以血氣寒而不長者陽氣衰則生氣少也或以血熱而不長者火邪盛則真陰損也凡諸病此者則宜補宜固宜溫宜清但因其病而隨機應之則或以及期或以過月胎氣漸充自無不長惟是年邁血衰而然者數在天矣有非可以人力為也

鬼胎 二八

婦人有鬼胎之說豈虛無之鬼氣果能襲人胞宮而遂得成形者乎此不過由本婦之氣質蓋或以邪思蓄注血隨氣結而不散或以衝任滯逆脈道壅瘀而不行是皆內因之病而必非外來之邪蓋即血癥氣瘕之類耳當即以癥瘕之法治之詳見本條此外如狐魅異類之遇者則實有所受而又非鬼胎之謂亦當由於癥瘕類求法下之○又凡鬼胎之病必以血

氣不足而兼凝滯者多有之但見經候不調而預爲調補則必無是病若其既病則亦當以調補元氣爲主而繼以去積之藥乃可也然用補之外而欲於補中兼行者無如决津煎欲去其滯而不至猛峻者無如通瘀煎既加調補而欲直收其病者則奪命丹廻生丹皆可酌用或以當歸紅花煎濃湯送赤金豆亦妙

妊娠藥禁二九

蚖班水蛭及虻虫烏頭附子配天雄野葛水銀并巴豆牛膝薏苡與蜈蚣稜莪代赭芫花射大戟蛇蜕雄黄雌黄牙硝芒硝牡丹桂槐花牽牛皂角同半夏南星與通草瞿麥乾薑桃仁通硇砂乾漆蟹甲爪地膽茅根莫用好 出便産須知

妊娠寡慾三十

妊娠之婦大宜寡慾其在婦人多所不知其在男子而亦多有

不知者近乎愚矣凡胎元之强弱産育之難易及産後崩淋經脉之病無不悉由乎此其爲故也蓋以胎神鞏固之日極宜保護宮城使不知慎而多動慾火盗泄陰精則藩籬由不固而傷血氣由不聚而亂子女由元虧而夭而陰分之病亦無不由此而百出矣此婦人之最宜慎者知者不可不察

胎孕類論列總方三一

四君子湯 補一　　五君子煎 新熱六
六君子湯 補五　　四物湯 補八
八珍湯 補十九　　十全大補湯 補二十
五物煎 新因三　　五陰煎 新補十一
補中益氣湯 補三一　　五福飲 新補六
七福飲 新補七　　五味異功散 補四
溫胃飲 新熱五　　和胃飲 新和五

六味異功煎　新熱七
壽脾煎　新熱十六
歸脾湯　補三三
加味歸脾湯　補三四
逍遥飲　新因一
逍遥散　補九三
加味逍遥散　補九四
左歸飲　新補二
右歸飲　新補三
地黄當歸湯　婦四
凉胎飲　新因八
固胎煎　新因七
全生白术散　婦十四
安胎散　婦二
安胎飲　婦一
泰山磐石散　婦三
胎元飲　新因六
安營散　婦一二九
千金保孕丸　婦三六
理陰煎　新熱三
固陰煎　新固二
茯苓半夏湯　和十二
保陰煎　新寒一
秘元煎　新固一
半夏茯苓湯　婦三四
當歸散　婦九六

當歸湯 婦五　益母地黄湯 婦十七
八味丸 補一二三　參橘散 婦三二
人參橘皮湯 婦三二　續斷湯 婦二二
兎絲煎 新固三　柴胡清肝 ⑩ 寒五九
阿膠散 婦六　膠艾湯 婦七
防風黄芩丸 婦一二三　佛手散 婦四一
决津煎 新因二　芍藥芎歸湯 婦四六
束胎丸 婦三八　鯉魚湯 婦二六
通瘀煎 新因五　化肝煎 新寒十
解肝煎 新和十一　枳殻湯 婦二三
竹葉湯 婦二七　二黄散 婦二十
清化飲 新因十三　子芩散 婦一二三
一母丸 婦三七　知母丸 婦三七

黄芩散　婦一二三　　徙薪飲　新寒四
平胃散　和十七　　廻生丹　婦六六
奪命丹　婦六五　　二陳湯　和一
四聖散　婦一二　　四七湯　和九七
紫蘇飲　婦一一八　　天仙藤散　婦三十
羚羊角散　婦三二　　桂心散　婦五四
赤金豆　新攻二　　小和中飲　新和八
下胎小品方　婦五六

景岳全書卷三十八終

校注

①拘：同「拘」，固执，不变通。四库本作「拗」，「拗」为「拗」的异体字，形容脾气固执，义胜。
②由：通「犹」，尚且，还。
③陵：通「凌」。
④岑：当为「芩」之误。
⑤扃（jiōng）：关闭。
⑥陰：据文义，疑当作「阳」。
⑦固：据文义，疑当作「因」。
⑧□：藜照楼本此处模糊，四库本作「平」，可从。
⑨蚖（wán）：毒蛇。
⑩肝：据本书五十七卷相关内容，其下当有「饮」字。